中村あづさアネルズの

誰も
教えてくれなかった

精油のブレンド学

BAB JAPAN

はじめに

「お店に精油を買いに行った時に、店員さんに、『苦手な香りも、身体には必要なことも多いですよ』と言われたんです。でも、その香りが嫌で……」と、お客様からお話を伺ったことがあります。

そこで私は、こんなアドバイスをさせていただきました。

「苦手な食べ物を、本当に無理して食べなければいけないわけではなく、『他の食材で補えないか』『自分に合った食べ方や味を工夫できないか？』という観点から選択していく方が、楽しいですよね。精油も同じです。苦手な香りをそのまま使うのではなく、それを想像させないブレンドをしたり、まずは好みの香りの精油から選択していくという方法をとった方が、感覚に触れて継続していけると思いますよ」。

すると、お客様は「今サーッと腑に落ちました。何だか、感覚で理解できました。そうですよね。薬でもないのに、『苦手な香りだけど使いなさい』って言うのは、なんか納得できない感覚もあったんですよ」と、緩んだ笑顔でお話されていました。

精油と料理は似ていると、私は常々思っています。もし店員さんがそのような観点を持っていたら、お客様に苦手な香りを無理強いすることなく、その方に合った〝楽しく継続できる香り〟を提案できたのではないでしょうか。

精油の働きについて、未だ完全には解明されていません。そんな中で、ある一定の情報だけで薬と同じようにとらえ、体にとって必要かどうかだけを重要視してしまうことは、時として「芳香療法」であるアロマセラピーの感覚を全く削いでしまう結果につながることもあります。

本来は、〝文字や目では見えない部分〟をカバーする目的の一つとして、アロマセラピーを活用したいと始める方が多いはずなのですが、実際に始めてみると目に見える文字が先に立ってしまいます。皆さんは文字ではなく、香り・色・組み合わせでどれだけ精油をイメージできますか？

「アロマセラピーの勉強を始めた時に、最初にアロマセラピーに期待したものは何ですか？」

すでに国際資格などを有している卒業生や、アロマセラピーを職業としている人たちに、私は授業でこのような質問をすることがあります。多くの人は、「アロマセラピストは精油を扱う専門家であり、その人に合った香りや精油を提案したり、それを使ってケアをしたりする人」だと期待して学校の門を叩きます。しかし卒業してからしばらく経つと、精油の把握や創造性、化学、そして精油を選定できても、その後の混ぜるバランスが分からないという意見を多く聞きます。

私は、生産者や植物に触れ、買い付けやその撮影、そして商品開発をしている一人として、できる限りのことを伝えていきたいと考えています。また、精油を知りたいと考えている方々、すでに学んでいる皆さんが、本来アロマセラピーに期待していたものを感じ直すきっかけとなること、またそれを少しでも埋め、克服する機会として、この書籍を読んでいただけると嬉しいです。

２０１３年４月吉日　中村あづさアネルズ

Contents

※本書に掲載している植物の写真は、全て著者本人が撮影したものです。

精油ブレンディングの魅力

初めて精油をブレンドする方も、すでに取り組んでいる方も、精油を組み合わせる第一歩として、香りについてさまざまな観点から整理してみましょう。

そうすることで、「なぜ精油を混ぜるのか」そして「混ぜることは自分にとってどんな意味を持つのか」を考えるきっかけにもなりますし、お客様やクライアントに対しても、目的をもったアプローチをすることが可能になります。

①私たちの生活で、精油だけが「香り」や「匂い」ではない

多くの人は、アロマセラピーという枠の中で精油を考える際に、思わず精油ばかりに意識が集中してしまい、身の回りにも香りが存在していることを見失いがちです。「香りがどのように、私たちに影響を与えているのか」ということは、その経路などを含めて精油を学ぶ上で通る道です。では、同じように私たちの鼻や呼吸に取り込まれる、日常生活にあるカレーやスープ、合成芳香剤や消臭剤、香水などは精油とは違う種類の香りなのでしょうか?

私は精油を扱う前提として、「嗅覚の働きや、日常に存在する香りとは、一体何なのか」を学んだり、探ることの必要性に気づいてから、自分の中にたくさんの引き出しができました。

四六時中、集中して精油の香りを嗅いでいる場面は、日常生活はおろかアロマセラピーでもなか

なかありません。では逆に、常に無臭の空間で生活することはできるでしょうか？　答えはもちろんＮＯです。ということは、何かを強制的かつ急激に、大量に嗅ぐ場面というのは非常に限定的だと言えますし、日常生活レベルで、香りを取り込むことによって、すぐに体調が悪化し大事に至るということは、考えにくいのです。

カレーの素材にも、精油の原料と同じものが含まれていて、おそらく嗅覚ではそれをとても強く捉えているはずです。アロマセラピーでの精油は、それよりもかなり優しく香ります。つまり、精油によって何らかの事故が起こる場合は、アロマセラピーの範疇を逸脱した精油の量や、普段使用しないような精油を選択した場合に生じていると言えます。

また、書籍などを読んだ時、手に取ったこともない精油について「危険性がある」と明記されているのを見かけた経験はありませんか？　私にはまるで、「危険」という言葉をあえて載せるために、その精油が集められているように感じてしまいます。

もちろん「危険」の文字を軽視してはいけませんし、そのために専門の教育を受け、危険性や注意事項を把握するのも大変重要なことです。しかし、それだけに頼るのではなく、天然香料と合成香料における香りの分子量の大小や、嗅覚から取り込まれる際の阻まれ方にも違いはあるものの、まず私たち自身から出る香りや、生活全般に存在する香りについて考えたりすることも、精油のことを考える新たなるヒントになるのではないかと思います。

パン屋さんに入って香ばしい匂いに心地よさを感じたり、コーヒーを飲んだ時に感じる安心感など、全てがその人にとっての「香りの働き」であり、香りを学ぶ上でのスタートなのです。そう考えると、香りには、さまざまな環境や状況、好き嫌いによっても違いが生じることが理解できるはずです。だから私たちアロマセラピストは、それをお客様やクライアントから引き出す作業をしなければいけません。

②「アロマセラピーは芳香療法である」という原点

私も常にこの原点を忘れることがないように努めているのですが、「アロマセラピー＝マッサージケア」という印象があまりにも一般的に根づきすぎていて、スクールの現場においてもそういった流れがあるように感じます。私も、英国で学んだ際にそういった印象を受けたのは事実です。しかし現場に出ると、いろいろな矛盾とも向き合うことになります。

それは、私たちが本来目標とするはずのケアである「それぞれのクライアントに合った精油の選定」がメインとなるのではなく、「出来合いの香りを使っただけのマッサージ」を、「アロマセラピー」という名前で呼んでしまっている現実があるということです。そういった流れもあってか、マッサージケアの技術がどんどん上手くなっていくアロマセラピストは多く存在するのに、精油を良く知り、その選択や配合、また香りを、お客様に合わせて提案できるアロマセラピストは数少ないのが現状です。

この仕事を一般社会からも認めてもらうために、やむなくさまざまな要素を取り入れているアロマセラピストも世界中に大勢いると思います。しかし、軸がぶれてしまうと、本来アロマセラピーとして考えられてきた概念や方法と、ファッション性や簡易性が混ざり合い、一体何の専門家なのかわからなくなってしまいます。

「アロマセラピー＝芳香療法」を原点と考えると、お客様やクライアントは、専門家であるアロマセラピストに、何を期待し、何を求めるのでしょうか？　おそらくそれはマッサージケアではなく、自分のために香りを提案したり、選定してくれる専門家としての期待値の方が高いはずなのです。しかし、なぜか多くのアロマセラピストはスクールで学ぶうちに、他の科目や実技ばかりに意識が向いてしまい、この根本を忘れてしまいます。

マッサージケアは、あくまでアロマセラピーの活用法の中の一つであり、アロマセラピーの全てではありません。アロマセラピーには、その他の活用として、入浴時、スプレーを作る、基材に混ぜる、化粧品に加えるなど、芳香として精油を取り込むさまざまな方法が挙げられます。

精油を活用することと、タッチケアの2つの要素が結びついて初めて、アロマセラピーマッサージケアの有効性を説くことができます。精油がないがしろにされ、マッサージケアばかりが注目を集める状況は、アロマセラピー自体が広がっているとは言いがたいと感じています。

つまり、「アロマセラピー」という言葉を知っている人は多くても、「アロマセラピーとは何か？」ということが広まっているということはありませんので、その部分はクリアに把握しなければいけません。

③真似をして身につけることが第一歩

現在、さまざまな書籍やウェブサイトで、精油のブレンドレシピが公開されています。「人と違ったブレンドをしたい！」と思う方や、「自分のためにだけブレンドしたい！」というご要望も多くあります。しかし、誰かに作ってもらう時はワクワク感が高くなりますが、自分が作る側になると、途端に難しさを感じるようになりますよね。

料理でもそうですが、まず基本となる作り方や分量があり、それをマスターしてからアレンジが加わり、分量や素材を変えて独自の料理やレシピに変化していきます。どんな人でも、基軸の土台があってこそのオリジナリティーであると思いますし、実はその基軸にこそ、たくさんのヒントが含まれています。この過程を踏まずに、いきなり独自の料理を作り上げるのは、とても難しいことです。

そのため、まず香りのブレンドを行う場合には、基礎を学びながら、バランスよくブレンドされた、専門店などで販売されている精油を真似して、何種類も作ってみましょう。そうすると、どんな精油がどのくらいの割合で配合されると、どんな香りが出来上がるかを、感覚と共に判断することができるようになってきます。

さらに、すでに混ぜられている精油の匂いを嗅ぎ、ラベルなどを見ることなく、何の精油が含まれているかを嗅ぎ取る練習も、感覚を養う力となります。もちろん、そのためにはまず、シングルの精油を「素材」として覚えられているかが大変重要です。食材を理解していない人が、料理を作ろうとしても難しいことと一緒です。

私はこれまで授業の中でも、さまざまな資格を取得したり学校を卒業してきた生徒さんを対象に、この嗅ぎ分けテストを長年試してきましたが、最初に20種試して、感覚だけで精油を嗅ぎ分けられる平均的な割合は8〜12種前後です。全問正解した生徒さんは、これまで1人もいません。これが、素人さんではなく、すでに専門家として仕事をしている人たちの現実です。私がイギリスで上級者のブレンドの授業を受けていた時も、同じ状況であったことを覚えています。

精油を農家から買い付けている中で感じたことですが、私が嗅ぎ分けを重要視する理由は、本当にその精油を自分で判断してほしいからです。あってはいけないことなのですが、残念なことに、普通に販売されている精油でも、ラベルに書かれている名称と中身が違うことがあります。これは、私も幾度も経験してきていることで、ラベルと中身の精油が違うことを何社にもアドバイスさせていただいたことがあります。

買う側は、全く疑いもなくラベルを信用してしまいますが、明らかに香りが違う場合があるという現実を、皆さんに覚えておいてほしいと思います。そして、アロマセラピーの現場で使用する精油の質を判断するのは、最終的には選択する専門家である皆さん自身であり、常に「自分は確かな判断力を持って選択できているか？」ということを問いかけてください。

④精油のブレンドは、「アート性」「化学性」の二面から考える

「精油って、混ぜる決まりがあるんですか?」

とてもよくいただく質問の一つです。もちろん相性や揮発特性も含めて、決まりはあると言えばあるのですが、同時に決まりがないとも言えます。

精油を選択する場合には、まず目的が必要です。シングル精油(単品)やブレンド(複数)を使用する上で、無作為になんとなく感覚で選ぶことも、もちろん時には必要です。しかし、それは自分のために使用する場合であって、アロマセラピストとしてクライアントやお客様に選ぶ場合には、「なんとなく」という理由で精油を選択するわけにはいきません。

精油を選ぶ目的は、大きくわけて2つあり、そのどちらも考慮することが必要になります。一つは、「気持ち」や「感覚」を重要視し、心理的な働きを期待した「アート性」の選択。もう一つは、精油に含まれる化学成分を考慮し、さらに身体への働きを期待した選択である「化学性」です。

これまでも皆さんが経験したことがあると思われる「あまり魅力的な香りではないな……」という感覚や、自分で混ぜていても「何か足りない気がする」という場合は、アート性と化学性のバランスがどちらかに偏っていることが多く見受けられます。

化学性のカテゴリーの中で精油の大きな特徴でもある「揮発性」も、大切なポイントです。精油は、含有化学成分の種類や量によって揮発性に違いがあります。香りの揮発速度により、精油を分類したものを「ノート」といい、大きく分けて「TOP(トップ)」「TOP/MIDDLE(トップ・ミドル)」「MIDDLE(ミドル)」「MIDDLE/BASE(ミドル・ベース)」「BASE(ベース)」の5つがあります。

精油のNOTE《ノート》と分類

	揮発性	バランス	主な精油
TOP	高	20〜55%	オレンジスウィート (*Citrus sinensis*) レモン (*Citrus limonum*) グレープフルーツ (*Citrus paradisi*)
TOP/MIDDLE		10〜20%	ローズマリー1,8シネオール (*Rosmarinus officinalis ct cineole 1,8*) ペパーミント (*Mentha x piperita*) ユーカリ全般 (*Eucalyptus*)
MIDDLE		10〜30%	クラリセージ (*Salvia sclarea*) ラベンダー (*Lavandula angustifolia*) マージョラム (*Origanum majorana*) ゼラニウム (*Pelargonium x asperum*)
MIDDLE/BASE		10〜20%	ローズ (*Rosa damascena*) ネロリ (*Citrus aurantium var.amara*) イランイラン (*Cananga odorata*) ローマンカモミール (*Chamaemelum nobile*)
BASE	低	5〜20%	ベティバー (*Vetiveria zizanoides*) サンダルウッド (*Santalum album*) シダーウッド (*Cedrus atlantica*)

一つ試してみましょう。

ラベンダー（*Lavandula angustifolia*）、マージョラム（*Origanum majorana*）、ローズマリー1,8シネオール（*Rosmarinus officinalis ct cineole 1,8*）、クラリセージ（*Salvia sclarea*）の4種は全て同じシソ科です。ではそれぞれの香りの特性と揮発性を、嗅ぐ前に頭の中で想像できますか？　同じシソ科だからといって、香りの特徴や揮発性までが同じではないということは想像できそうですね。これがしっかりと頭でも把握できると、さらにどんな精油と相性がよく、それを混ぜた際にどういった香りに変化するかといったことまで、イメージできるようになります。

揮発性は、トップが最も高く、ベースにかけて低くなります。この違いは、実際にグラフとして示される成分分析表（ガスクロマトグラフ。次ページ参照）でも判断することができます。

テルペン類など揮発性の高い成分ほど、グラフの左側にピークが現れますので、テルペン類の成分を多く含む柑橘系の精油は、グラフの左寄りの波の形になります。

そのため、オレンジ、レモン、グレープフルーツなど、同じ揮発性を持った精油をいくつ混ぜても、香りに特徴が出ないばかりか、同じような時間で揮発してしまいますので、おすすめできません。純粋に柑橘系を混ぜると、「よりフレッシュ感も高まり、良い香りになるのではないか？」と想像してしまいがちですが、実際に混ぜてみると、思ったよりもそれぞれの特性が感じられないのです。

化学性は比較的、目に見えやすいものですが、アート性は見えにくいものです。イメージとして、

成分分析表の見方

Organic Essential oils

LAVENDER, Organic *Lavandula angustifolia*

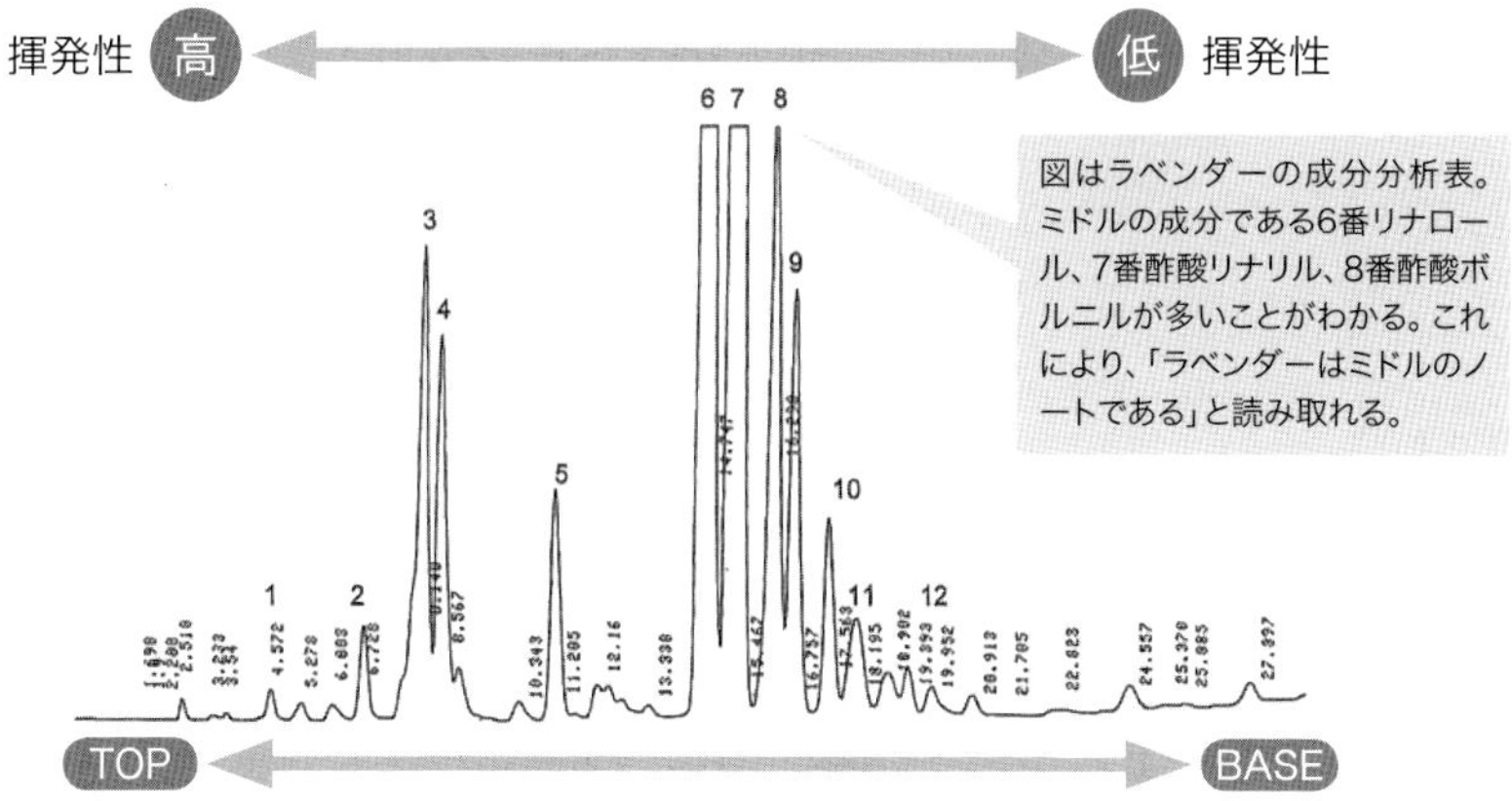

揮発性 高
低 揮発性
図はラベンダーの成分分析表。ミドルの成分である6番リナロール、7番酢酸リナリル、8番酢酸ボルニルが多いことがわかる。これにより、「ラベンダーはミドルのノートである」と読み取れる。
1 2 3 4 5 6 7 8 9 10 11 12

Refractive index 1.5011 (23.5℃)

Density 0.8883 (25.3℃)

pH 5.85 (24.6℃)

COMPOUNDS	%
1. Myrcene	0.22
2. Limonene	0.64
3. Cineol 1, 8	4.07
4. cis- β -Ocimene	3.27
5. Octanone 3	1.72
6. Linalol	27.41
7. Linalyl acetate	32.92
8. Bornyl acetate	5.20
9. Lavendulyl acetate	3.01
10. Terpinene 4 ol	1.63
11. β -Caryophyllene	1.29
12. trans- β -Farnesene	0.56
Total	81.94

TOP ↕ BASE

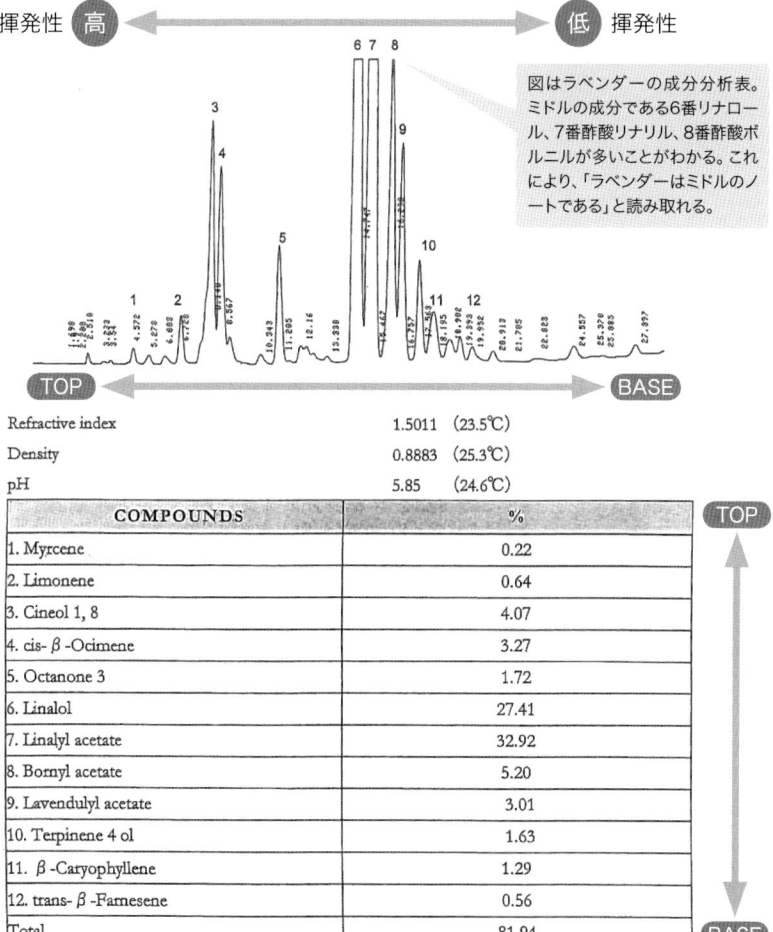

自分の中にパレットを持ってみましょう。そのパレットに落としていく一つずつの色がシングルの精油だとして、それぞれをどういった割合でどう混ぜるかにより自分の作りたい色を出します。〝たまたまできる〟のではなく、〝自分で意識して、目的を持って創造する〟ことが目標です。同じような色を混ぜても、色の変化や幅は期待できません。皆さんのパレットの中にはそれぞれに違った色が入り、そしてその混ぜ方によって、自分が得意とする色や他の人が出せない色を作る楽しさがあるのです。

⑤精油を混ぜることは、料理にも似ている

私たちが何気なく感じている香りは、何気なくとも私たちの生活にはなくてはならない存在であり、その中に香りの選択のヒントも含まれています。

アート性、化学性（＋揮発性）を考慮した精油を混ぜて香りを創造することは、料理を作ることによく似ています。よく、食事を楽しむと言いますが、もちろん香りも楽しくないと続きません。しかし、楽しく食事をする上で、料理は何でもいいというわけではありませんよね。健康に生活するために大切な食事は、栄養素などのバランスや、食材を組み合わせた際の特性も考慮されるべきです。

また、食事は嗅覚からも楽しんでいます。コーヒーを飲む際に、鼻をつまんでも味がしないですよね。嗅覚を解放することによって、コーヒーの匂いと共に味を感じることができるわけです。こ

のように、毎日皆さんが食べているさまざまな料理は、嗅覚にもとてもよく働きかけていることがわかりますし、「香り」が楽しさに大変重要であることが再認識できます。

次にデザートを食べるとして、お皿の上に、「オレンジ、レモン、グレープフルーツ」が盛られてきた場合と、「オレンジ、モモ、ブドウ」が盛られてきた場合をそれぞれ想像してみましょう。柑橘系ばかりの前者よりも後者の方が、食べた時に味や香りの違いを楽しむことができそうですね。精油のブレンドでも、こういった変化を楽しむことがとても大切です。

さらに、香りなどのバランスばかりに終始し、栄養素が全く損なわれた料理は好ましくありません。精油でも、香りのバランスを考慮しつつ、化学的な有効性や注意事項を考えた選択が必要なのです。料理でも、相性が悪い食材の組み合わせもたくさんありますよね。逆に大変相性の良い食材もあります。普段料理を作っている時や食事をしている時に、こういった感覚を思い出してみることも、ブレンドを行う際の糧となるでしょう。

⑥精油は「混ぜて消し合うのではなく、相乗し合う」ことが大切

皆さんは、精油を混ぜ合わせていく際に、一番気をつけていることは何ですか？　そして精油同士をブレンドすることによって、どんな香りとバランスを期待していますか？

いつも同じ精油を使ってしまったり、苦手に感じている精油、あまり手に取らずに箱の中に眠ったままの精油があることを、誰もが経験していると思います。では、どうして手に取る回数が少な

いのでしょうか。それはおそらく、その精油の香りが苦手だという意識や、精油同士を混ぜた場合に嫌な匂いになるのを恐れて、有効であるとわかっているのに、実際にブレンドして提供するところまでは至っていないからなのではないでしょうか。

精油は、それぞれの特徴や香りの特性を理解し、感じることはもちろん必要ですが、それと同時に、どの精油を組み合わせると、よりその精油が引き立つかということも大切なポイントです。シングルで使用する場合にはあまり活用する機会がない精油でも、組み合わせることによってバランス良く使える精油もたくさん存在します。

例えばジャーマンカモミール（*Matricaria chamomila*）もその一つ。カマズレンの青さを持ち、特徴的な香りを放ち、精油の香りが苦手な人も多くいます。私は、自分の手でジャーマンカモミールを収穫するようになってから、本当の姿が伝わっていないことを感じ、この精油の活用を考えるようになりました。一緒にブレンドする精油としては、ローズオットー（*Rosa damascena*）、サンダルウッド（*Santalum album*）、そしてティートリー（*Melaleuca alternifolia*）との相性が良いのでおすすめです。

精油を何本か組み合わせて、何かを数滴入れた後に、「あまりいい香りではないから、違う精油を多く入れて香りを隠そう」と思ったら、その時点でおそらく出口のない闇に入り込みます。「入れてみてダメだから他の精油でマスキングしよう」という方法は、あらかじめ使用する精油の特性が自分で理解できていないばかりか、それぞれの精油の特性を全く活用できていません。

料理に例えると、塩が多いからといって砂糖を入れて、それでも想像する味にならないので、他の調味料も加えて……とやっているようなもので、その料理は素材を引き出す味からは遠のいていきます。しかし、それぞれの素材の味や特性を考慮できていれば、素材と調味料の妥当な量は、ある程度想像できるものです。

さらに専門家であるならば、実際にクライアントやお客様にご提供するわけですから、相応の練習と経験を積んだ上でご提供する責任があります。出来上がりの料理の味を想像できないシェフのレストランには、人は集まりません。

しかし、想像することを忘れ、「まあまあ良い香りになればいい」という範囲の行動を繰り返しているアロマセラピストも少なくありません。少し厳しい提言かもしれませんが、ここでも「お客様がアロマセラピストに期待するものは何か？」を、忘れずに考えてみましょう。

⑦オーガニックとそうではない精油の違い

よく、オーガニックと通常栽培の精油は何が違うのかと質問を受けることがあります。

実は、単純に成分分析表などを比較しても、その差が大きく生じているわけではありません。また、学名が同じ植物の精油であれば、主要成分にも大きく差異は見られません。しかし同時に、全く同じ波を示す分析表が出ることもありません。それが、私たち人間が感じる〝香りの差〟として表れているのだと考えられます。

成分分析表が示す波や成分の違いは、精油の「色」と「香り」の違いと同時に、揮発性のバランスも示しています。

さまざまな農家を歩いてきて、私が実感してきたのは、オーガニックと通常栽培、さらに野生種を比べてみると、植物の背丈や色を含めた成長が、全く違うということです。野生種の植物は、オーガニックよりもさらに自然に近い栽培法で尊重されるべき姿ですが、現実的には管理と予測が大変難しく、農家にとってもビジネス的に継続が容易ではなく、辞めてしまう事も少なくありません。

私は、幸いにもアロマセラピーを学ぶ初期の段階で、こういった現実を体感できたため、今の私の、全ての活動における根本となっています。また、それを継続し、伝え続けることによって、一人でも多くの同じアロマセラピストが、質が良く香り高い純粋な精油をオーガニック（有機）もしくはワイルド（野生）で手に取ることができれば、それがまずアロマセラピーの根幹となる、「香りを楽しむこと」に必ずつながると信じています。

精油ブレンディング上達のコツ

精油のブレンディングスキルを上達させ、「自分らしく創造性のあるブレンド」を作るには、まず素材を理解し感じること、そして精油を使い何度も練習することです。

それでは具体的にブレンディングを上達させるポイントをご紹介していきます。

①精油を、文字だけではなく目で見て感じてみる

精油について、文字を読むことでその詳細や有効性、化学成分などいろいろと学ぶことができますが、私が学生時代に苦労していたのは、「文字で暗記しても香りのイメージと結びつきにくい」ということです。

さらに「実際の植物はどんな大きさや姿形、色をしているのか？」という疑問を持ちました。私はもともと性格的に、文字から全てを学ぶことが大変苦手で、勉強も得意な方ではありません。そのため、文字だけで精油を理解することはとても難しいと感じていました。そこで、それぞれの精油の本来の姿を知ることで、精油を理解していこうと思ったのです。

これがきっかけとなって、時間と機会があれば、実際の植物に触れられるグループツアーに参加したり、その後さまざまなつながりや農家同士のコミュニケーションによってご紹介をいただき、世界中の農家に足を運ぶことになります。

そこでは、農家の方がどんな想いで精油を届けたいのか、そこにはどういった現実があるのかも知ることになりました。そして、同じように感じている人や、スクールの生徒さんたちと画像を共有したいと思い、一つでも多くの植物を、そして精油がどこから生まれてくるのかを、カメラに収め続けてきました。

実際に見える植物の姿は、文字では決して学べないたくさんのことを、私に教えてくれます。そして、精油の授業を行う上でも〝生きた文字と言葉〟となって、生徒の皆さんに届くことを願い続けています。２００２年から本格的に始めたこの取り組みは、今でも大切な個人目標の一つとして続けていますし、さまざまな資料やカタログ、ウェブサイト、商品のパッケージなどで、これまで撮り溜めた写真を実際に活用し、〝素材感〟を見ていただけるように努めています。

②想像の香りと、実際にブレンドした香りの差を埋める力をつける

精油について、これまでにたくさんの書籍などで学んだり目にしてきたと思いますが、文字で覚えているということと、自分のスキルとして活用・実践できるということの間には壁があります。

仕事をしている多くの人が感じていると思いますが、「文字で書いてあることと実際は違う」ということが、多くの場面で生じます。何かを学んで、自分の中では〝できるような気〟になることは、実際にできるということではありません。それは、レシピだけ読んでシェフになった気になるようなものなのです。自分の言葉や感覚をスキルとして活用したり表現することは、全く別の作業

が伴います。

精油を混ぜることについて、想像と現実に隔たりがあることを、授業を受けて初めて実感する生徒さんが多くいます。私は精油を買い付けしている人間として、これに気づいていただくことによって、あらためて精油に対する気持ちや扱い方が変わるきっかけになると嬉しいなといつも感じていますが、なかなか自分だけで気づくのは難しいことでもあります。

このことを、「大げさな……」と思う人もいるかもしれませんが、私が教えている上級者向けの精油のブレンドの授業で、生徒さんがブレンド前に自分で想像したものと、実際にブレンドした結果を比べた場合に、完全に合致した精油を作ることができた場面を、まだ見たことがありません。そしてこの瞬間に、想像と現実の差を実感して感嘆する生徒さんがとても多いことも、また現実なのです。

私は、この差を埋めていく作業が、バランスの良い精油ブレンドを作るには大変重要であると考えています。そしてそれが、クライアントやお客様からの、言葉や文字による要望から、実際の香りとして形を作ることにつながるのです。自分でブレンドした香りの終着点を、しっかり意識しながらコントロールするためには、このスキルは必須となります。

③自分の判断で、精油を選定できるようになる

精油を選定し、ブレンドを行っていく上では、自分自身がしっかりと判断力を持つことが軸とな

ります。他人に聞いて、何かを見て選定した精油は、自分の感覚に沿って選ばれた精油ではないため、自分の感覚でブレンドする際には迷いが生じてきます。

学名、原産地、ロット番号（バッチ番号）、成分分析表などは確かに重要です。しかしそれらは、ブレンドして香りを創造する際に、どれだけ皆さんにとって大切な情報ですか？　それよりもまず、実際に香りを判断することから始めてみませんか？　そうすれば、それが何の精油で、学名が何なのか、主な産地など、自然に頭に描けるようになります。あとは、同じ精油でも抽出によって香りが違うものはその香りの特性を感じて、活用すればよいのです。文字に頼りすぎることなく、感覚で判断できるそのスキルこそが、創造性の高い精油のブレンドをサポートする力となります。

④精油のブレンドは、「精油の素材・質が80％、自分の技術は20％」と知る

ここまでの話からも、精油の「素材」をまず理解し、香りを感覚としてとらえると、ブレンドの可能性が大きく広がることを、ご理解いただけたと思います。「何か特別なテクニックを身に付けることで、精油のブレンドができるようになる」と想像する人もいるかもしれませんが、テクニックだけで何でもできるようになるわけでありません。根本として、素材の選び方によって出来上がりには大きな差が生じてきます。

私が長年精油と向き合い、ブレンドに挑戦してきている中で実感することは、さまざまな観点があったとしても、やはりこの「素材」としての精油の選定が、特に重要だということです。精油は、

野菜や果物などの農作物と同じように、自然から得られる産物ですから、時々によって色や香りに変化が生じるのは仕方のないことであり、常に全く同じという場合、それは純粋な精油ではないでしょう。ワインが好きな方であれば、土地や収穫年などの違いを楽しむといった部分も理解していただけるのではないかと思います。

また、〝素材が引き立つこと〟は、精油をブレンドすることの醍醐味の一つです。わかりやすい例を挙げると、オーガニックの精油5種と、通常栽培で全く同じ名前の5種を選んで同じようにブレンドしても、全く同じ香りには仕上がりません。そして、5種全てを別の精油ブランドにすると、その差はさらに大きくなってしまいます。単に同じ名前の精油を混ぜたからといって、同じ香りを創造することは簡単なことではありませんし、それが素材によって変化することを、練習や経験の中で知っておきましょう。

ブレンドのスキルを上げるために、例えばある一つの精油を決め、それをブランド別、栽培方法別で香りを比べたり、3種類前後の精油を、同じブランドごと、違うブランドごとで同じ割合でブレンドをして香りを比較するといったことを、今日からでもぜひ試していただきたいと思います。これは、ブランドごとの比較というより、自分のスキルのために行うことですし、そのための教材費です。精油を手元に持たずに、頭や文字だけでブレンドの技術が身につくというのは、「理想」であって、決して現実ではありません。たくさんの素材と向き合いましょう。

今でも私は、ブレンドして香りを仕上げる時は、「精油の素材・質が80％、自分の技術が20％」

であると感じながら、精油と向き合っています。だからこそ、精油本来の姿から理解し、それを尊重できる活用法を、自分自身の中に積み上げていくことが必要だと感じ続けています。

⑤精油を選択する時の目的と、そのアプローチ方法を探る

香りは記憶との関連性が深く、ある香りが一定の場面や人を思い出させたり、物語や記憶とリンクさせることがあります。それは、これまでの経験や出来事が大きく関係しているため、その香りがその人にとって、どういった作用を起こすのかということを、コンサルテーションを行う中で判断していかなければいけません。これらを考慮すると、アロマセラピストはクライアントの話の中に、「香りのヒントが見える話や言葉」が見つかるようになり、ブレンディングには大切な要素となります。

目に見えるものだけを追って、そこからヒントを得ようとすると、身体的なものに起因した選択に終始し、後になってから辻褄を合わせるように精油を混ぜる作業になってしまいます。事前に精油の香りの特性なども想像しながら精油を選択できるようになると、目に見えるものばかりを追って選択しても、バランスを整えられるようにはなります。

しかし、ブレンドを目的とした精油の選定には、目に見えない裏側にあるものがヒントになることがあります。ちょっと分かりづらいかもしれませんので、いくつか例を挙げたいと思います。

1．クライアントやお客様を対象にブレンドする場合

この場合は、心身の状態などを直接聞くことができ、実際にいただく言葉や雰囲気、これまでの環境や経過なども含めて、比較的ヒントが得やすいと言えます。しかし、身体的・心理的の両面の要素を把握し、判断する基礎力も必要となるため、それを網羅できるアロマセラピストとしての学びが土台にはなります。

特に心理的な状態は判断しづらいこともあるため、つい目に見える身体的な指標で精油を選択することが多くなってしまいがちです。そうした場合、「選択した精油で、メンタルなサポートもできているだろうか」と不安に感じてしまいます。結果として、何とかしようと無理やりなブレンドになってしまったり、いつも同じ精油ばかりを選択してしまうことにもなるので、注意が必要です。

2．物やシーンなどのイメージを、香りで表現するためにブレンドする場合

この場合には、誰かが言葉で情報をくれることはありません。ですから、自分で何らかのヒントを得て、依頼していただいたクライアントに対してご提案しなくてはなりません。

私がこれまでの経験で難しいと感じたテーマは、「『コットン（綿）』のイメージで香りをブレンドしてほしい」というご要望や、ある商品の春夏秋冬という季節ごとのテーマ、また映画『パフューム』（2008年公開のハリウッド映画）のイメージの香りをご依頼いただいた時でした。

特に『パフューム』に関しては、NHKホールでの3000人のプレミア試写会にて、天井から

ブレンドした精油を噴霧して、オーケストラの楽曲と共に画面に映るシーンを演出するという試みがありました。この経験は、後に私がアロマセラピーという枠組みの中で、さまざまな要因を総合的に捉え、精油をブレンドするということを何より重要視する、大きなきっかけとなりました。

ブレンドの方法としては、まず何をヒントにしてその精油を選定するか、それが何と結びついているか、またなぜその精油なのか、そしてその香りのバランスと働き、流れを全て網羅して、ブレンドの最終形を作ります。ブレンドのヒントは、テーマの中に必ず含まれていますので、テーマに関する歴史や背景などに触れるなど、テーマの掘り下げ方を学ぶことも大切です。

3.商品などの香り付けをする場合

従来商品の香り付けとなると、「何の香りシリーズにするか?」「何の香りが一般受けしやすく、今のトレンドにあっているか?」などが重要視されます。

しかし、「アロマセラピー」という枠組みを持った精油を使って香り付けを行う場合には、「誰が?」「どういった時に?」「どういった方法で?」「何を目的として?」さらに「どういった気分を与えるために?」という要素もプラスしつつ、精油を選択することになります。こうした要素がそのまま、商品として香り付けを行う根拠になるため、仕事としてご依頼をいただく際には、こういった内容を企画書に落とし込みます。

さらに、精油は人間が作る合成香料とは違い、不純物（自然な成分で、人間が解明できていないさまざまなもの。成分分析表では小さい波として表示される部分）が含まれていることから、「商品の基材（基となる成分）に対して、どんな化学反応や経時変化が起こるか」「揮発性の高い精油の香りを保てる製造法を採用するか」など、さまざまな留意点が同時に生じてくるのも特徴です。

このような懸案事項を一つずつクリアしてこそ、本来純粋な精油を活用し、その有効性を期待できる商品が完成するのです。精油は純粋な自然からの抽出物なので、化粧品などの基材がそれに近ければ近いほど、より精油との相性も良く、香りも引き立ちます。ただ、その処方は決して簡単ではありませんので、熟慮を重ねた長年の構築が結果として花開きます。

「単なる商品の香り付け」の枠を超え、精油が商品の大切な要素の一つとなるためには、挑戦と努力の繰り返しですが、私はこの過程が大変重要だと感じてきました。

⑥マニアックになりすぎないこと

皆さんもご存知の通り、「香り」の感じ方には個人差があります。アロマセラピーの勉強を始めると、どんどん精油や香りを知り、一般社会の尺度で見るととても〝マニアック〟な存在になっていきます。専門家として深く追求していくのは大変重要なことで、良いことであると思うのですが、そこに一つだけ落とし穴が存在します。それは、クライアントやお客様は、その〝マニアックな感覚〟を最初から共有することができないということです。

お客様は、アロマセラピストのことを「自分に合った精油や香りを提案してくれる専門家」と思って来てくださるのであり、「香りを楽しみたい」と思っています。ですから、急に難しい話や化学や成分の話をしても、「なんかもっともらしいけど、わからないな……」という印象を与えてしまいます。

そのため、アロマセラピストが専門性を追求してマニアックになったとしても、絶対に自分で選んだ香りをお客様に押し付けないこと、知識ばかりに頼らないことを心がけてください。そして、精油を知らない方に「楽しんでいただく」目線を常に忘れずに、精油の選定やブレンドをしていただきたいと願っています。

時々、アロマセラピストなど専門の方々がお客様やクライアントとしていらっしゃる場合もありますが、その場合はとてもマニアックな会話や香りのお話にもなります。これはこれで、とても楽しい部分でもありますよね。私たちは、目の前にいるクライアントやお客様に合わせて、精油をご紹介する扉をたくさん持っておく必要があると思います。

⑦専門家になるための道のりを理解する

アロマセラピー、そして精油をブレンドする専門家を定義し、現在の職業区分に当てはめようとすると、とても難しいのが現状です。しかし少なくとも、「専門家であることを名乗るために必要なこと」は、あると感じています。この定義をどこに置くかというのは、それぞれに違いがあると思いますので、こういったご質問に関しては、想像しやすいように同じお答えをしています。

それは、「調理学校を出たばかりの人が、すぐに一人前のシェフとしてレストランを開業したり、充分な収入を得られるかどうか？」ということです。特殊なスキルや技術を伴う職業は、学校を卒業しただけで専門家としてすぐに位置づけられるほど、簡単ではないと私は考えていますし、皆さんも同じく感じていると思います。すぐに独立することは全く反対ではありませんが、ある一定期間を、修業であると覚悟して挑むことが必要だと思います。

しかし、この指標と判断は、あくまで個人差が関係してくるため、一概には言えません。専門家として独立していくならば、他人との差別化や自分の強みとしての「スキル」を考えてみましょう。この振り返りをすることによって、自分がさらに何を学び、どうなっていくことが近道であるかが想像できるようになります。特別なことをすることが目標ではなく、まず自分自身が何を必要とし、達成していくべきかを自分で理解することが目標となります。

⑧アロマセラピスト自身が「香りの楽しさ」を忘れないこと

精油や香りは、決して「我慢する必要」はありません。ですから、香りを嗅ぐことを強制される場面はあってはいけないと思うのですが、精油を提案されて「あまりこの香りは好きじゃない……」さらにアロマセラピーケアを受けて「あまり気持ち良くないな……」と言うことができるクライアントやお客様は、日本では多くありません。大部分の方が、「良かったです」といってお帰りになります。

不快感を与えてしまう結果になることに関して、クライアントやお客様からの意見や言葉は、さらなる改善や学びのきっかけになります。専門家になってしまうと、他人やお客様から注意されるという場面はそんなに多くないものです。

一見、何も問題がないように見える現場でも、単にお客様が言えない、もしくは言わない状況があるだけなのかもしれません。そのため、注意やクレームをくださるお客様は、私たちにとって大切なメッセージでもありますし、対応力が試されます。誰もがあまり得意とはしないことですし、できれば避けて通りたいものです。

しかし、アロマセラピストは、いつでもお客様やクライアントからの「心の声」をお伺いして、一喜一憂する職業であることを忘れてはいけません。そして何よりも、どんな時でも私たち自身が精油の「香りの楽しさ」を忘れずに提供することが、クライアントやお客様にも「楽しさ」が伝わる最大の要素になるのです。

さあ皆さん。深呼吸をして、精油の香りを楽しみましょう！

精油の化学を覗いてみる

アロマセラピーを深く学び始めると、その中には「精油の化学」という科目が含まれてきます。しかし、「化学」と名前がつくだけで、「苦手だな……」と感じる人が多いのが事実であり、素通りして、逃げてしまいたくなる科目でもあります。

私自身も、できれば避けて通りたいと感じていますし、得意ではない部分ですので、留学時から今でも、何度も何度も繰り返し勉強を続けています。そして疑問を一つずつクリアにし「わかりやすく学ぶ」ことが、何よりも自分の中の理解度を高める一番の方法であることにも気づきました。精油の化学は、疑問に思っても初歩的なことを含めて、なかなか質問できる環境にない場合、そのまま苦手意識となって残ってしまうことが多いのです。

①精油の化学構造は、100%解明されているわけではない

精油は天然物であり、多くの香り成分が集まって構成されています。そのため、この精油と全く同じ香りを化学の力で合成することができないことはすでにわかっていることです。

また、人間が感じる香り成分について「反応性、構造どちらから見ても、化学的データからは香りに関する諸条件を合理的にかつ量的に説明することはできない」とされています。これは、化学的に似たような構造を持っているのに、「全く異なる香り」であったり、逆に全く違う構造でも「ほ

とんど同じ香り」に感じることもあるということを示しています。すなわち、香りというのは、見た目だけでは判断や把握ができないのです。

多くの人が精油を詳しく学ぼうとするのは、精油が香りだけではなく、その成分として薬理作用を含めたさまざまな働きが期待されているからです。しかし、自然界から得られる純粋な精油は、現代の私たちの化学を持ってしても、１００％解明することは不可能です。

これは、精油と全く同じものを人工的に作ることができないということを意味していますので、もし精油を分析した際の成分分析表が完全に明確になっている場合は、どこかの成分で数合わせが行われているか、その精油自体が合成成分で構成されていることを示しています。

精油は、それに含まれる、まだ化学的に解明されていない未知の成分が有効性を示している可能性があります。そのため、化学的な説明ができない部分が常に存在することを念頭に置くと、ある一定の働きを〝絶対〟と示したり、〝効く〟と定義するのは、精油を扱う以上大変難しいことだとわかります。そのため、そういった精油の覚え方は、わかりやすいので学ぶ側としては重宝しますが、実際には活用段階で壁となって応用しづらくなることもありますので、あくまで幅を大きくもって精油の働きを化学的に理解する必要もあります。

②精油の化学は、アロマセラピストの幅を拡げる

アロマセラピストとして活動を希望する場合は、化学に紐づく内容を理解することによって、そ

の選択や判断の幅が、より広がることは間違いありません。化学を学べば必ず良いバランスのブレンドができるとは限りませんが、精油の色や香りは化学成分によって違いが表れますので、より創造的にブレンドしようと考えた場合には、化学知識は必須です。例えば、「植物からどのような抽出方法を選択して精油を抽出するか」についても、化学の分野です。

ここでは、ハイドロゾル（蒸留水）について考えてみましょう。

私たちが普段手にする多くの精油は、水蒸気蒸留法で抽出され、精油の他に分離された水（ハイドロゾル）にも香りがついています。精油は疎水性の成分であり、植物から蒸留段階で抽出される水溶性の成分は、水に溶けた状態で残るので、精油にその成分は香りとして含まれません。

そして、植物の中でも水溶性分が「良い香り」を持つ種類（代表格がラベンダーやローズ、ネロリなど）がハイドロゾルとして商品化されています。香りの良し悪しは別として、基本的には全ての蒸留法で抽出される植物のハイドロゾルが存在しています。

その他の圧搾法、溶剤抽出法、ＣＯ$_2$法などの精油の抽出方法、化学成分の分類や精油の生合成に関しては、すでにたくさんの書籍で示されています。

③「化学」というだけで、苦手意識を持たない

アロマセラピーを学ぶ際、まずは学問的に精油の区分を学ぶことからスタートしますが、最近の書籍を見ると、この学び方に疑問を呈している専門家もいます。それは「同じ分類であっても、個々

の成分の働きと香りが異なるため、グループ分けをすることに無理があるのではないか?」という点です。しかし最初のステップとして、精油の主な成分や分類を理解することで、精油に対する理解が深まることは確かです。

アロマセラピーをこれから学んでいく上で、まだ確固たるものがない限りは、さまざまな要素を吸収することが重要だと私は考えています。そうしておくことで、後に情報を選択できる能力が身に付いた際、精油の活用精度が上がるのです。

しかし、「化学者になる」ことが目的ではないため、どの程度までの精油の化学を理解すべきかという判断は、それぞれの現場によって違いが生じることも覚えていてください。

「化学」と言うと苦手意識を持つ方も多いと思いますが、化学だけを学ぶのではなく、化学がどんな目的で存在し、精油を扱うために何の知識が必要なの

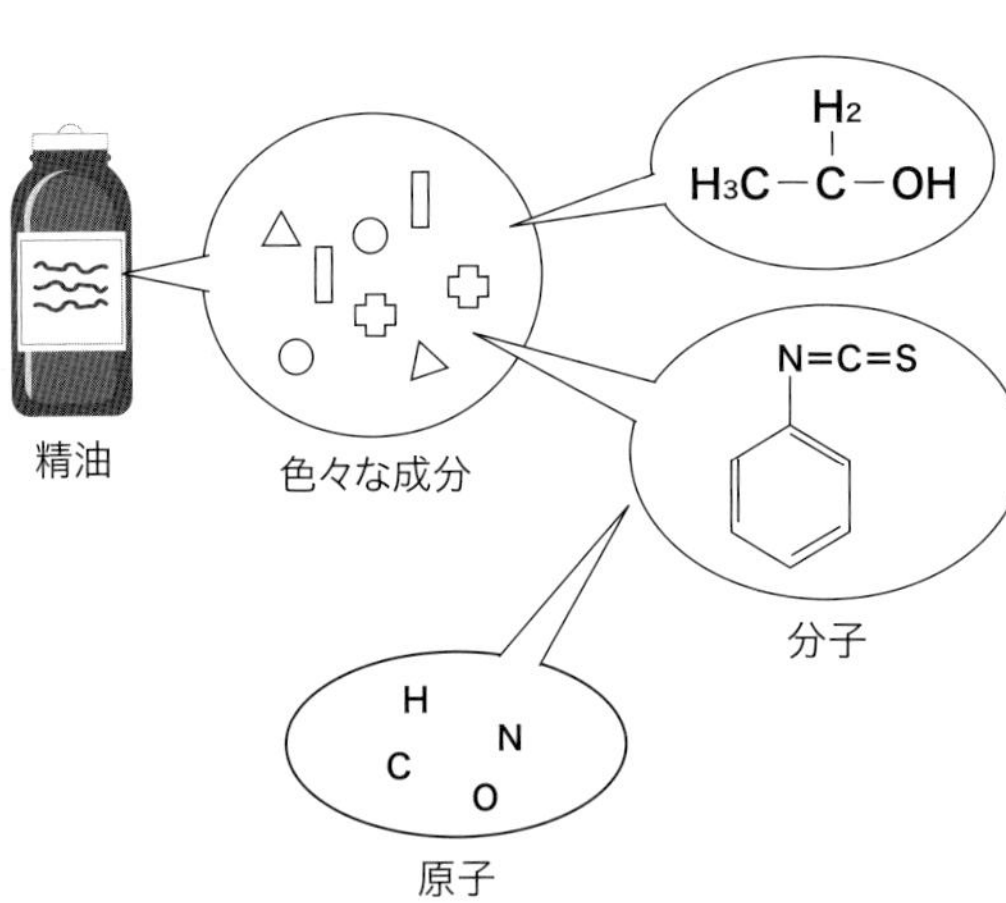

どんどん細かな成分に分けていくことで、それぞれの成分の性質を理解しやすくなる。

か、さらに安全性を理解するという視点ではどう大切かということを、「楽しく」体感しながら学ぶことを目標としたいですね。

④精油の化学のキホン「原子」と「分子」

精油を細かく分けて簡単に図（前ページ）でイメージしてみましょう。

化学記号と化学式に分けて、まず「原子」と「分子」を考えてみます。

「原子」は、HやOといったパーツの姿で世の中に存在することはできないもので、これらが組み合わさって「分子」となり、世の中に存在しています。つまり、HやOとしては単体で存在できないのですが、H_2Oとしてであればこの世に存在できるということです。

そして、さらにこの「分子」がブロックとしてさらにさまざまな形で集まり、混ざり合って一つの精油という形になっているのです。そのため、精油の成分を理解する場合に、その「分子となってさまざまな形が混ざり合っているもの」を、一つずつ学んでいくことが、それぞれの精油の特性を知る手がかりとなりますし、それぞれのブロックの組み合わせや違いが、精油の色や香りの変化をもたらしています。

さまざまな精油の本を読むと、一つの精油にたくさんの作用が記されていますが、それは、精油に含まれている成分の数だけ作用があると言えるからです。そして、私たちはその中でも含まれている成分の多い順番から精油の作用を理解しようとしているのです。

精油の主な成分分類

■テルペン類（TERPENES GROUP）

テルペン類は、主にモノテルペン（MONO TERPENES）とセスキテルペン（SESQUI TERPENES）に分類されます。

▼モノテルペン（MONO TERPENES）

・炭素数10（イソプレン単位2個）をもち、少なくとも一つの二重結合を有します。
・長い無極性の炭素鎖をしているため、水に溶けません。
・モノテルペンに水酸基がつくとモノテルペノールになり、分類が変わります。
・エタノールにはよく溶けます。
・揮発性が高く、酸化しやすいのも特徴です。また、香りを弱く感じるものが多いです。
・皮膚への浸透度が比較的高く、皮膚や粘膜への刺激に注意が必要です。

※主な成分
「リモネン（Limonene）」……血流量の増加、発汗促進作用、鎮静作用、鎮痛作用、神経強壮作用
「シメン（Cymene）」……抗感染作用、鎮痛作用

▼セスキテルペン（SESQUI TERPENES）

・炭素数15（イソプレン単位3個）をもちます。（Sesquiはラテン語で「1.5」の意味）

・水には溶けない性質で、他の油にはよく溶けます。
・モノテルペンほど揮発性は高くありません。
・モノテルペンよりも粘性が高いです。
・空気中の酸素と反応しやすく、この酸化により香りが変わります。
・皮膚や粘膜への刺激がありますが、モノテルペンほど強くはありません。
・主に鎮静作用、抗炎症作用としての特性があり、低い割合で含有されていても、抗ウイルス作用があるのも特徴と言えるでしょう。また、弱い降圧作用があると言われています。

※主な成分
「カマズレン（Chamazulene）」……抗炎症作用
「サンタレン（Santalene）」……抗炎症作用

■アルコール類（ALCOHOLS GROUP）

・炭素原子に少なくとも一つの水酸基（-OH）をもちます。
（フェノールも炭素原子に水酸基が結合していますが、性質が異なるため別分類です）
・長い炭素鎖を持っているものは水に溶けませんが、エタノールや他のオイルにはよく溶けます。
・刺激作用および強壮作用がありますが、毒性、皮膚刺激は低く安全性が高いです。
・強い殺菌、抗真菌、抗ウイルス作用、抗アレルギー作用、抗炎症作用、免疫力強化作用も持ちます。

・さらに、モノテルペノール、セスキテルペノール、ジテルペノールに分類されます。
※主な成分
「テルピネン4オール（Terpinene-4-ol）」……強い殺菌作用、強壮作用、鎮静作用、鎮痛作用、消炎作用
「ゲラニオール（Geraniol）」……鎮痛作用、鎮静作用、抗鬱作用、強い殺菌力、皮膚軟化作用
「リナロール（Linalol）」……抗鬱作用、鎮静作用、降圧作用、抗菌作用、他成分の経皮吸収を促進

■アルデヒド類（ALDEHYDES GROUP）

・若干水に溶けやすく、エタノール、他のオイルにも溶けます。
・揮発性はアルコール同様に高くとても酸化しやすい特性があり、酸化に伴い酸となります。
・多量使用は、皮膚や粘膜への刺激があるとされているので、注意が必要です。
・鎮静作用、抗炎症作用、降圧作用、また昆虫の忌避作用があります。
※主な成分
「シトラール（Citral）」……抗真菌作用、抗ウイルス作用、抗バクテリア作用、抗ヒスタミン作用、鎮静作用
「シトロネラール（Citronellal）」……優れた抗炎症作用、抗ウイルス作用、抗バクテリア作用

■エステル類（ESTERS GROUP）

・水にあまり溶けません。

・アルコールに比べて揮発性は高くありません。
・少量でも鼻腔の上皮細胞を刺激するため、強く香りを感じ、熱と光に弱くアルコールと酸に分解されます。
・温和で安全な成分であり、主に殺菌、鎮静、鎮痛、鎮痙作用があります。
・精神高揚作用があり、甘くて優しい幸福感を与える香りが特徴です。
※主な成分
「酢酸リナリル（Linalyl acetate）」……強い鎮静作用、鎮痙作用、抗鬱作用、自律神経調整作用

■ケトン類（KETONS GROUP）

・水にわずかに溶け、エタノール、他のオイルには溶けます。
・結晶化しやすい傾向があり、比較的安定性が高いです。
・とても刺激が強いとされているため、使用には大変注意が必要です。
・使用方法や目的によって神経毒性が懸念されています。カンファー、ツヨン、ピノカンフォンなどの使用は、注意が必要です。
・癲癇《てんかん》を持つ人への使用には注意しましょう。
・ケトンは危険な成分ばかりではありません。安全なケトン類として、ベルベノン、フェンコン、カルボン、メントン、ピペリトンなどが挙げられます。

・ステロイド系ホルモンに類似しているとされているため、使用の際には目的によって注意が必要です。

※主な成分

「カンファー（Camphor）」……去痰作用、喘息、気管支炎に有効。筋肉弛緩作用、自律神経活性作用

「メントン（Menthone）」……体温調節作用、解熱作用、去痰作用

■フェノール類（PHENOLS GROUP）

・芳香環あるいはベンゼン環についた水酸基（-OH）を有しています。

・アルコールのような炭化水素よりも水に溶けやすく、エタノール、他のオイルにも溶けます。

・一般に室温で結晶化し、反応性が高く毒性も強いとされています。

・皮膚及び粘膜へ最も刺激があるとされているため、低い濃度で使用し、長期または長時間の使用は避けるべきです。

・妊娠中は注意が必要な成分の代表格です。

・強力な抗菌作用を特性とし、消毒成分としても活用されています。

※主な成分

「オイゲノール（Eugenol）」……強い抗感染作用、鎮痛作用、部分的麻酔作用、瘢痕形成作用、強い粘膜刺激

「ティモール（Thymol）」……強力な殺菌作用、抗感染作用、刺激性が強い

精油はさまざまな成分の集合体

テルペン類

●モノテルペン
(MONO TERPENES)

アルファピネン
(α-Pinene)

ベータピネン
(β-Pinene)

リモネン
(Limonene)

ミルセン
(Myrcene)

●セスキテルペン
(SESQUI TERPENES)

ベルガモテン
(Bergamotene)

カリオフィレン
(Caryophyllene)

カマズレン
(Chamazulene)

サンタレン
(Santalene)

アルコール類

●モノテルペノール
(MONO TERPENOLS)

シトロネロール
(Citronellol)

ゲラニオール
(Geraniol)

メンソール
(Menthol)

●セスキテルペノール
(SESQUI TERPENOLS)

ビサボロール
(Bisabolol)

セドロール
(Cedrol)

ファルネソール
(Farnesol)

ケトン類

カンファー
(Camphor)

カルボン
(Carvone)

クリプトン
(Cryptone)

フェンコン
(Fenchone)

アルデヒド類

シトラール
(Citral)

シトロネラール
(Citronellal)

ゲラニアール
(Geranial)

ネラール
(Neral)

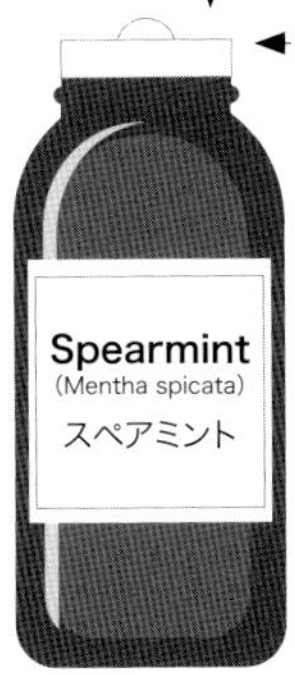

精油はさまざまなグループに属する成分が1つに集まり、1つのブロックとなって「働き」「香り」「色」を構成している。そして、含まれている成分の数だけ「作用」として示す可能性がある。
例えばスペアミントは、テルペン類のαピネン、アルコール類のメンソール、ケトン類のカルボン、アルデヒド類のシトラール、オキサイド類の1.8シネオールなどが集まって構成されている。

フェノール類

カルバクロール
(Carvacrol)

オイゲノール
(Eugenol)

ティモール
(Thymol)

エステル類

酢酸ボルニル
(Bornyl acetate)

酢酸シトロネリル
(Citronellyl acetate)

イソアミルアンゲリカ
(Isoamyl angelate)

酢酸リナリル
(Linalyl acetate)

オキサイド類

1,8シネオール
(1,8-Cineole)

リナロールオキサイド
(Linalol oxide)

スクラレオールオキサイド
(Sclareol oxide)

ラクトン・クマリン類

ベルガモチン
(Bergamottin)

ベルガプテン
(Bergapten)

ソラレン
(Psoralen)

■オキサイド類（OXIDES GROUP）

・水にわずかに溶け、エタノール、他のオイルにはよく溶けます。
・揮発性がかなり高く、最も強い芳香をもち、熱と光の条件下で、アルコールに分解されます。
・強力な去痰作用があり、使用方法によっては皮膚刺激になる場合があります。

※主な成分
「1,8シネオール（1,8-cineole）」……去痰作用、代謝促進作用、循環促進作用

■ラクトン・クマリン類（LACTONES AND CUMARINS GROUP）

・クマリンは光毒性の原因物質であり、皮膚に塗布して紫外線を浴びると細胞の染色体（DNA）に障害を与えます。
・鎮静作用、体温低下作用、抗カタル作用があります。

※主な成分
「ベルガプテン（Bergapten）」……光毒性を持つ
「ソラレン（Psoralen）」……皮膚に水泡を発症させる危険性がある

成分分析表は、本当に正確なのか？

成分分析表をとても重要視する方がいますが、私は現在一般に配布されている成分分析表が、その精油の質を的確に表しているとは思っていません。

その理由の一つとして、以前分析表を見ていると、入っているはずのない成分が表示されているのを見つけたことがあったからです。この時は、メーカーに問い合わせても、「それは入っているものです」というお答えしかありませんでした。溶剤抽出法でしか見られない成分が、水蒸気蒸留法の分析表に表示されていたので、もしそれがメーカーの方の言う通り「入っている」としたら、「水蒸気蒸留法ではない、他の抽出法で作られた精油」ということになりますし、分析表自体が偽りだと言っていることになります。しかし、この食い違いには答えていただけませんでした。

また、ある方から「精油の中身を調べてほしい」というご依頼をいただいたことがあります。同種の精油3本で、名称も価格も違って販売されており、添付されている精油の分析表も、それぞれ違うものでした。しかし分析をかけてみたところ、なんと「中身は全て同じ」という結果が出たのです。中身が一緒でも、ラベルが違うだけで「違うもの」と感じてしまう、人間の感覚も恐ろしいものですし、依頼された方はがっかりしていました。

メーカーはこれを知って販売しているのか、それとも輸出元だけが知っているかはわかりませんが、尊重する人も多い成分分析表の意義は、そこに限って言えば全く存在しないことになります。

成分分析表ばかりを気にしてしまう日本人

精油の成分分析表を実際に判断できる（読める）人は、世界でも数名と言われています。実際にイギリスのカンファレンスに参加した際、精油の化学の発表を行った学者の方にそのことを聞きしました。すると、逆にこう質問されたのです。「僕も日本向けに精油を販売しているんだけど、日本人はどうしてきちんと読めないのに、成分分析表ばかり欲しがるの？　それを読んで実際に活用できているの？」と。

ブランドによっては、成分分析表のグラフ添付もなく、文字だけの成分明記もあります。しかし、その文字を裏付けるグラフがない以上、それが正確であることを示すのは難しいことです。「成分分析表が付いているから良い精油である」という概念が絶対に正しいのであれば、先ほど挙げたような滑稽なことは起こらないはずです。

抽出と、バッチによる成分分析を、細かく毎回かけていると、もちろん相当なコストがかかりますが、私は買い付けを行い精油をご提供する立場として、学会発表や研究などで必要な方には、その都度分析をかけてます。しかし、単に手元においておきたいという場合には、学名と照らし合わせると指標となる精油の化学成分は、書籍やインターネット上の公開情報で把握することができますので、まずそちらを参考にしていただくようにお願いしています。

また、農家で懸命に精油を抽出している人が、私たちにどんな気持ちで精油を活用してほしいと思っているかということも、大事にするべきです。私は、話す相手によって見せる農場や場所を分けている農家さんにもお会いしたことがあります。つまり、〝大量生産や混ぜ物をする〟とわかっている業者には見せない「上質の精油を抽出するために栽培している農場」があるということです。その時は私もびっくりしましたが、実際に見せていないという業者の社名まで教えてくれました。

多くの農家の方が、こだわりをもって栽培と抽出をしています。そのため、「ビジネスとして見せる顔」と、「専門家として見せてくれる顔」のどちらでお付き合いができるかは、私にとって大変重要なポイントとなっていますし、手に入れられる精油の質にもつながると思っています。

農薬の有無などに関しても、相当な量で検査をしなければ、残留農薬の検出なども容易ではありませんので、オーガニックではない精油でも、「オーガニックの精油」として販売されていることもあります。オーガニック精油を購入したい場合は、「オーガニック」とラベルに書いているかどうかではなく、オーガニックの第3者機関のロゴがラベルに明記され、認証を得ているもの（各会社で作った自称ロゴは不可）をおすすめします。認証のシステムとして毎年必ず査察が入り、配布番号が与えられますので、オーガニック認証を確認するための一つの目安となります。

それでは、ここまで紹介してきた「アート性（バランス・組み合わせ・感性）」と「化学性（揮発性・安全性・成分特性）」の知識を、可能な限り融合させたブレンドに挑戦するために、次の章からそれぞれの素材をさらに深く理解してみましょう。

ブレンドの配分率

精油の揮発性は、ブレンドの配分を考える上での1つの指標になります。以下を参考に、合計で100%になるように配分しましょう。目安として5%単位で計算するのがわかりやすいですが、何種類も精油を使用する場合は、0.1%～1%単位で計算しても良いでしょう。

●TOP（トップ）	20～55%
●TOP/MIDDLE（トップ・ミドル）	10～20%
●MIDDLE（ミドル）	10～30%
●MIDDLE/BASE（ミドル・ベース）	10～20%
●BASE（ベース）	5～20%

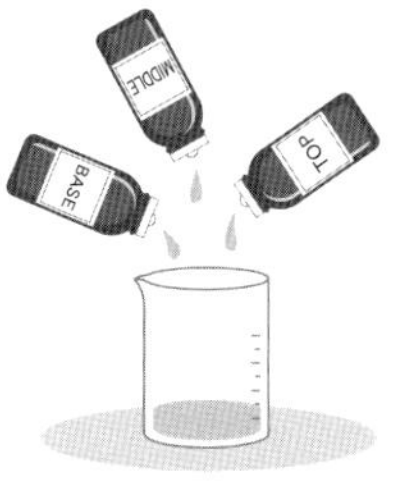

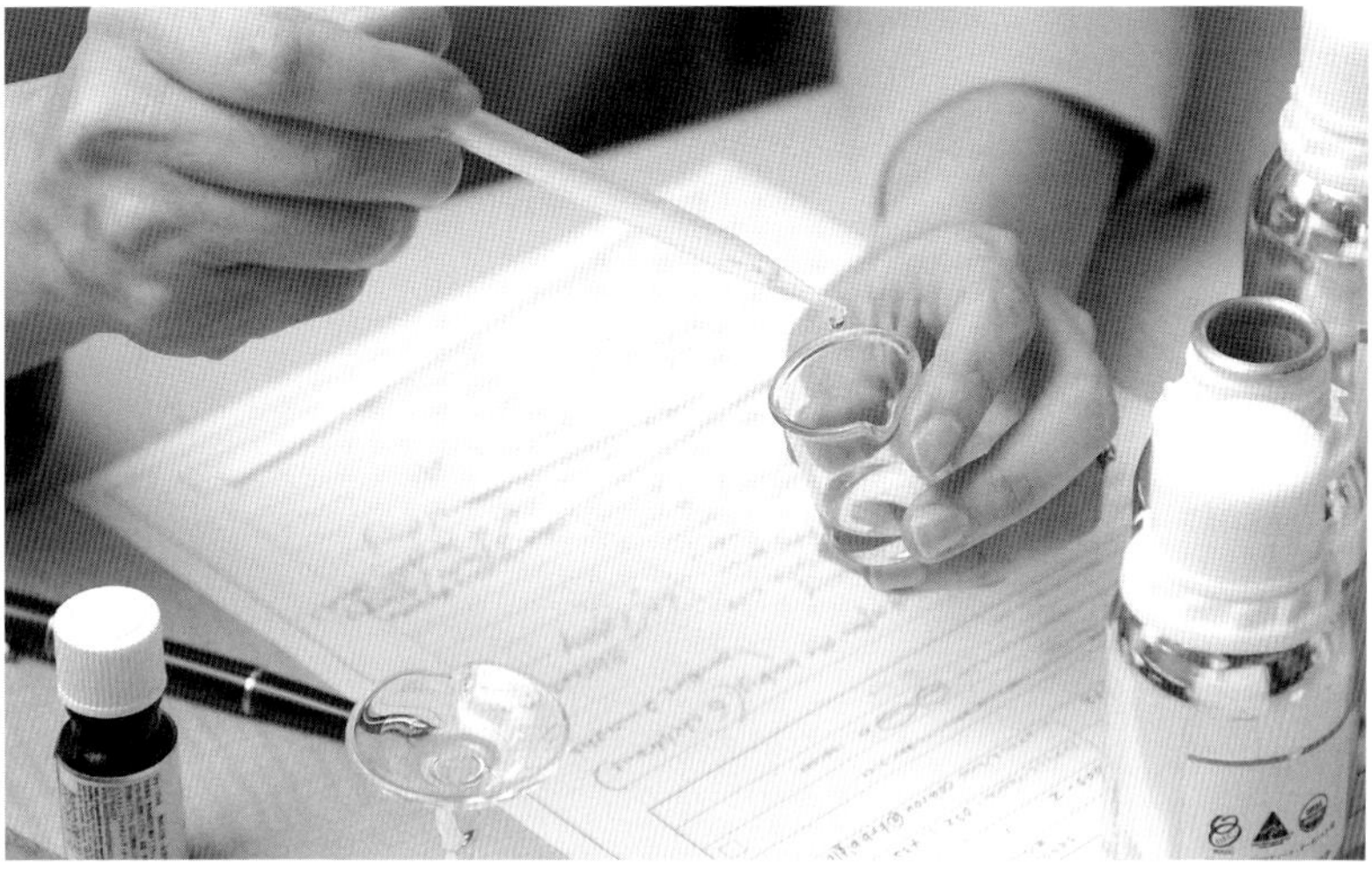

Chapter 1
Lavender《ラベンダー》

Lavandula angustifolia

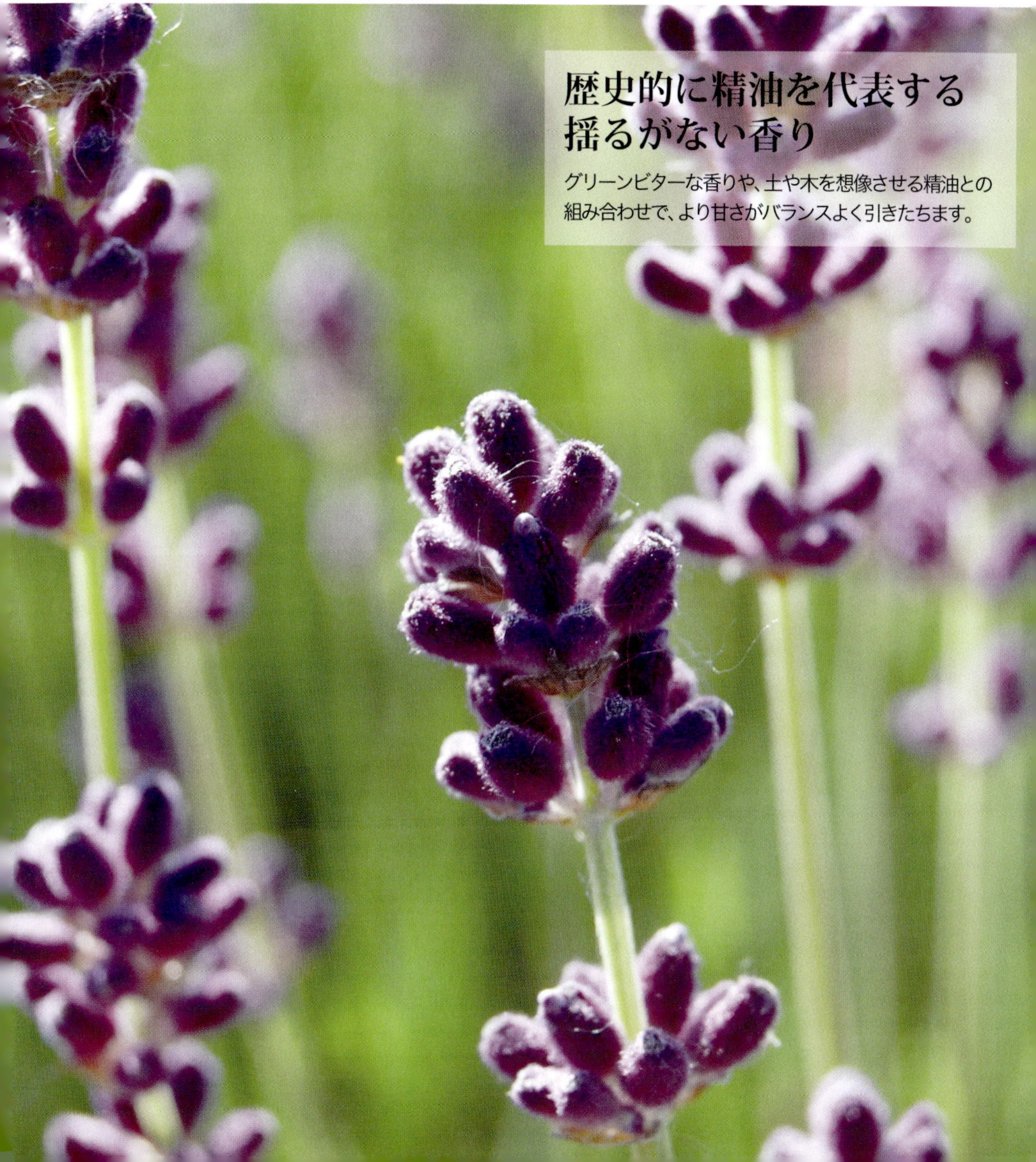

歴史的に精油を代表する揺るがない香り

グリーンビターな香りや、土や木を想像させる精油との組み合わせで、より甘さがバランスよく引きたちます。

世界のラベンダーと、北海道の有機栽培ラベンダー

ラベンダー（*Lavandula angustifolia*）の産地として真っ先に思い浮かぶのはフランスのプロバンス地方だと思いますが、栽培は世界各国で行われています。２００７年、私たちが世界中の有機栽培および野生種栽培農家から仕入れることができたラベンダーの精油は、７種類以上に上ります。プロバンスのアプト地方、ソー地方、バノン地方、オーストラリアのタスマニア地方、アメリカのカリフォルニア、ブルガリアのソフィア、そして「ジャスミンアロマティーク」が保持する北海道の契約地域などです。同じラベンダーでも、海外のそれぞれの農家から届けられる精油の色と香りが驚くほど違うことに、自然の素晴らしさを改めて感じます。

もっとも価値のある野生種のラベンダーは、日本に届けられる量も限られており、数キロ単位でしか入荷できないこともあります。それは少量であっても必ず手に入れたいと思うほどに、その香りの素晴らしさは有機栽培種（オーガニック）よりも力強く、ある意味宝石のような存在です。

海外の有機栽培種は、年間数十トン規模での生産が行われることが多いです。私たちの北海道の契約農家は、年間の抽出が少量ですが、徐々に生産体制を拡大していく準備をしています。私も毎年収穫と精油の抽出作業を行っていますが、手摘みで収穫を行うため手間がかかるだけでなく、収穫以外の肥料や土壌調整、雑草の除去など、オーガニック農場としてのさまざまな管理労力は大変なものであり、常に現地の契約農家のスタッフの皆さんの想いによって支えられています。

２０１２年には、北海道の農場としてオーストラリアＯＦＣのオーガニック認証の査察も終了し、原料そして精油としても、オーガニック認証を受ける正式な手続きを行っています。私は、精油を扱う上でこういった土台を作ること、そして農家のラベンダーに触れる機会をお客様や生徒の皆さんに提供することも、アロマセラピーの貴重な一部分だと感じています。

アロマセラピーでよく活用する３種の違い

ラベンダーはシソ科に属する植物です。近くでよく見ると、「繊毛《せんもう》」と呼ばれる細かい毛のようなもので覆われていて、これは水分を一定に保つためなどに役立ちます。肉眼でもこの細かい毛を見ることができ（49ページ）、プックリとした穂と愛らしい姿には思わず顔がほころびます。

この穂を指で潰すと、新鮮な精油の香りが感じられます。私たちが通常「ラベンダー」と呼んでいるのは、日本名で「真正ラベンダー」、学名が「*Lavandula angustifolia*」です。さまざまな文献で、真正ラベンダーの学名は *Lavandula officinalis* や *Lavandula vera* と記されていますが、実は全て同じラベンダーを示しています。学名が違うように見えても、実は同じ植物を示していることは、時によって学ぶ側を混乱させますが、こうした部分は根気よく調べていくしかありません。

また、通常使用する精油として抽出されるラベンダーは *Lavandula angustifolia* だけではなく、アロマセラピーで活用する精油として、主にスパイクラベンダー（*Lavandula latifolia*）や、ラバ

Lavender

Lavandula angustifolia

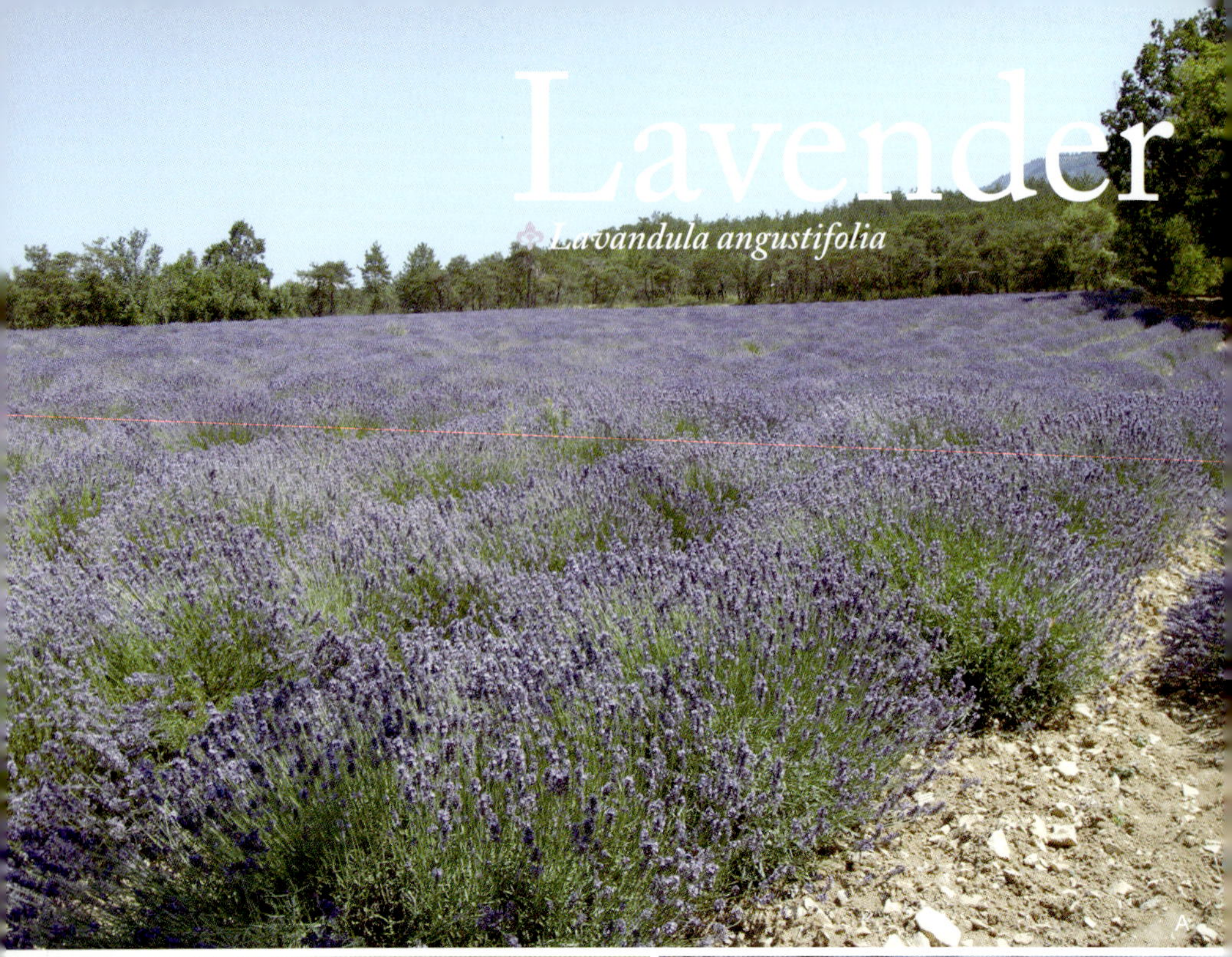

A

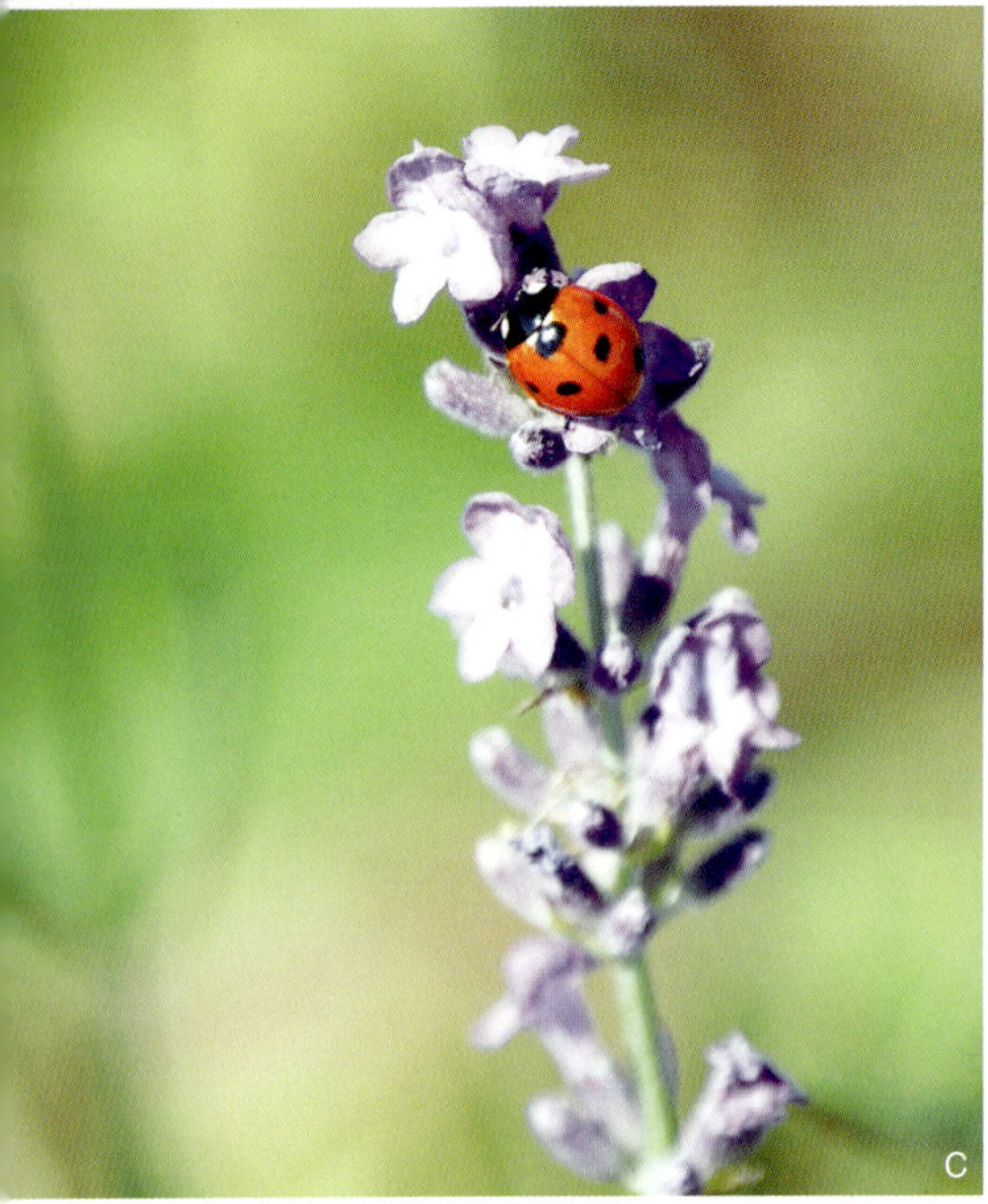

C

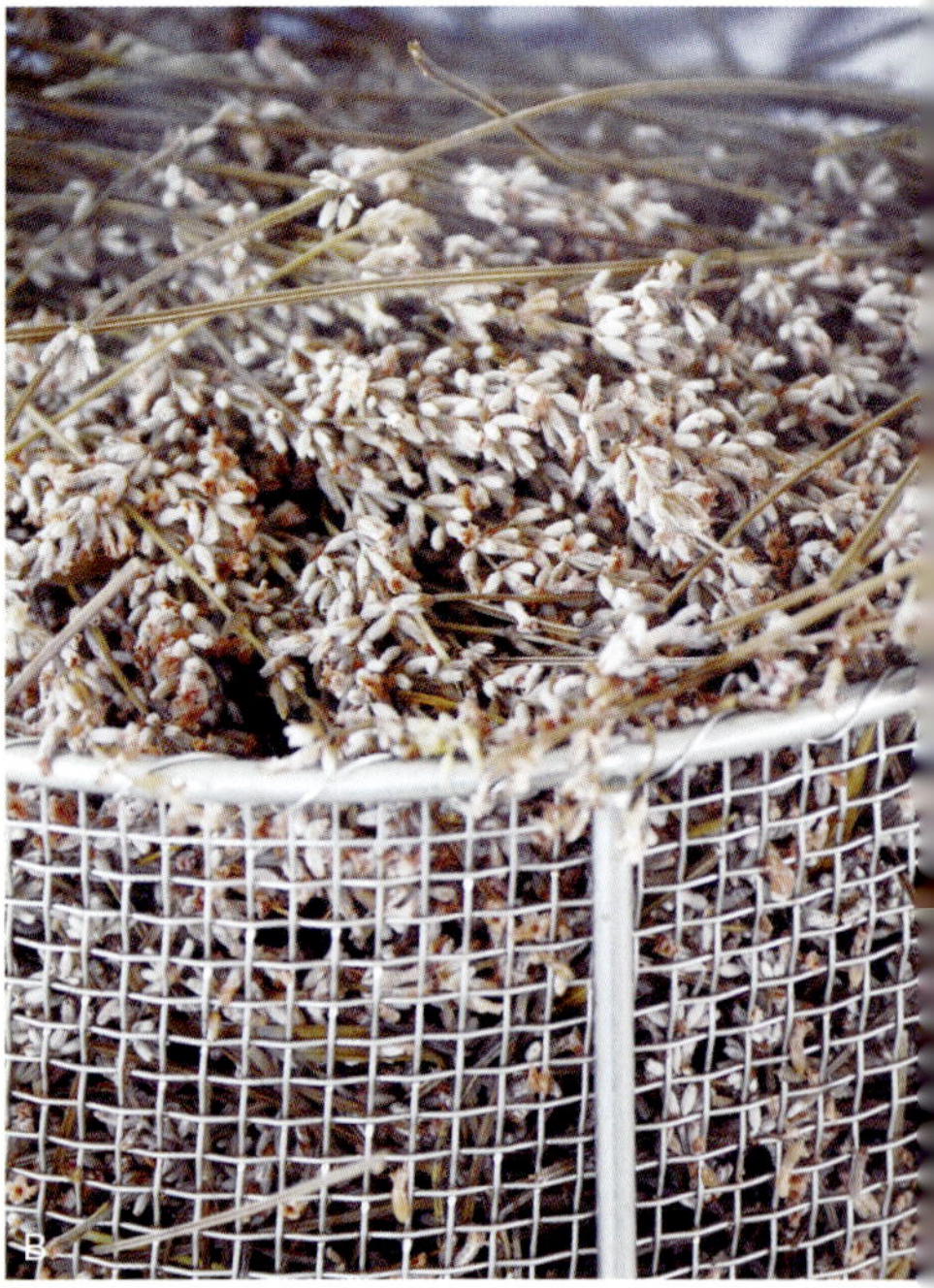

B

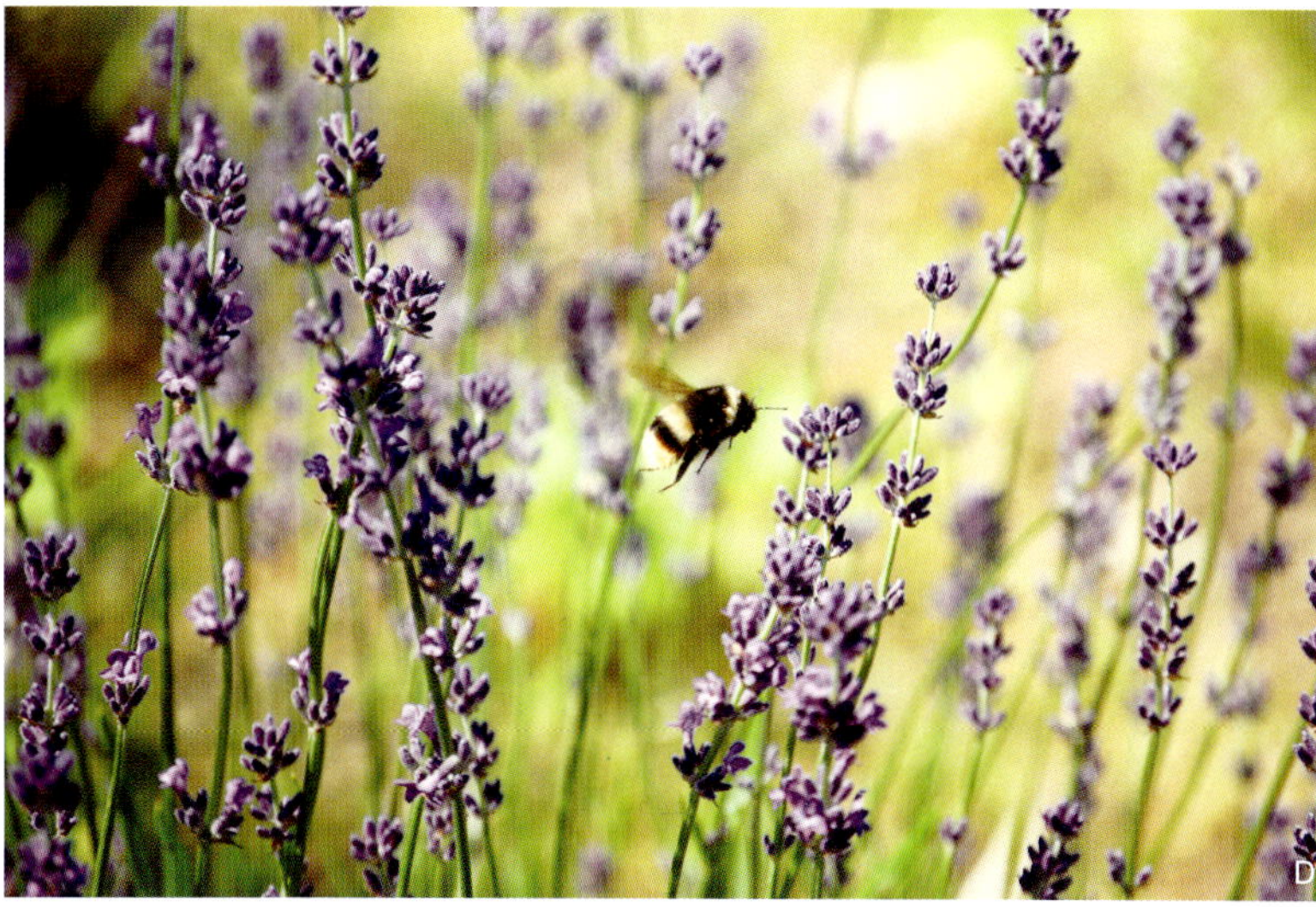

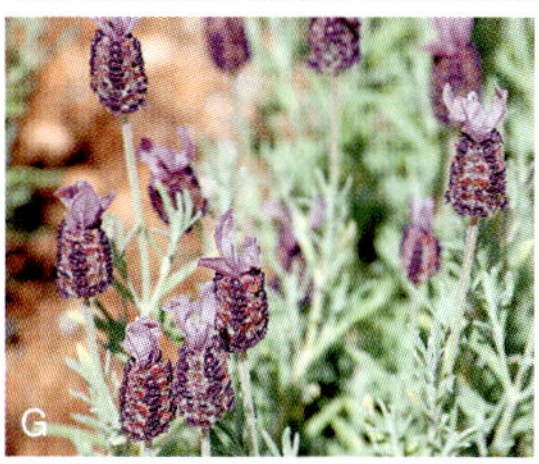

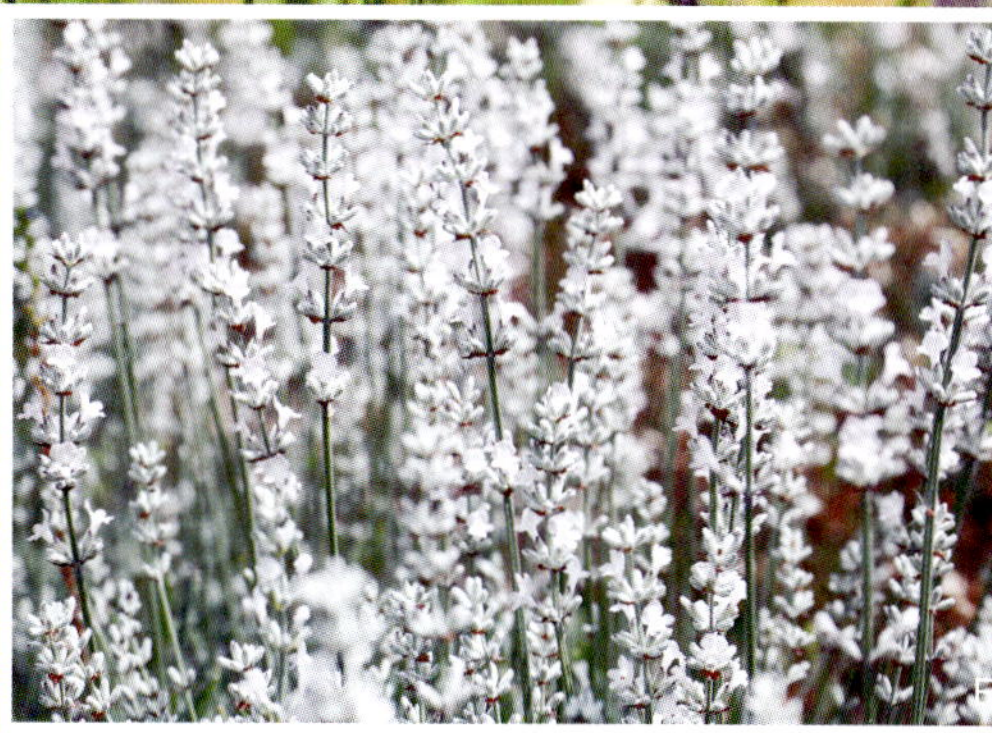

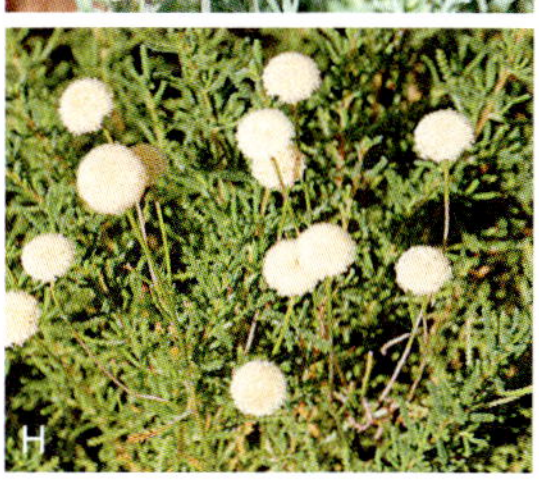

A：南フランスオーガニックラベンダー農場　B：抽出後のラベンダーの穂は、色が抜けてしまう
C：ラベンダーとテントウムシ
D：ラベンダーとラベンダーの間を、ミツバチが行き来する
E：自社契約農場で栽培している、ホワイトラベンダー
F：産地によって色と香りの違うラベンダー（*L.angustifolia*）
G：一般的に使用されることが少ない、ラベンダーストエカス
H：毒性が懸念されるコットンラベンダー

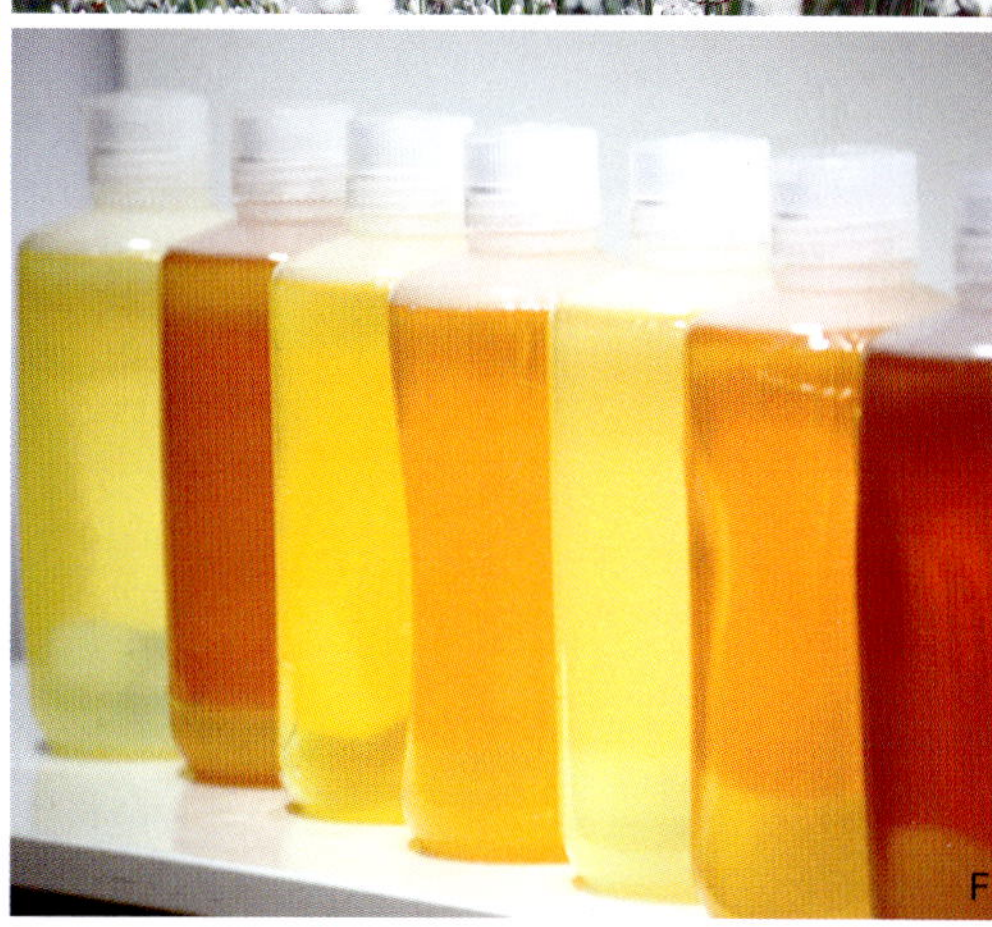

ンディン（*Lavandula hybrida*）が挙げられます。ボトルに書かれている名前や学名で植物を特定できるため、精油を使用する前に確認してみましょう。

また、活用する上ではそれぞれの植物にどんな違いがあるのかを知ることも大切です。もし皆さんがラベンダーらしき植物を見た時、それがどの種類のラベンダーなのか、通常活用するラベンダーの精油とは違う種類なのか、見分けられますか？　精油とは、アロマセラピーを知らない人にとっては謎だらけです。もしお客様からこういった質問を受けた場合、どう答えますか？

まず真正ラベンダーは、1本の茎に等間隔でたくさんの穂がついており、枝分かれしていません。スパイクラベンダーは、3本に枝分かれしているのが特徴です。つぼみのような小さい穂をつけ、色は強い紫色ではなく、見たことがない人は、「これがラベンダー？」と見落としがちな種類です。

そしてラバンディンは、真正ラベンダーとスパイクラベンダーの交配種です。自生できないため、クローニングの技術によって栽培が行われていますので、背丈も色も香りも全て均一です。前述した2つの種の特徴を同時に併せ持ち、3本に枝分かれし、その穂は先から下にかけて山なりに穂が広がるのが特徴的で、一番安価です。

そのボトルの中身は、本当に真正ラベンダー？

見間違いや嗅ぎ分けの間違いが多い真正ラベンダーとラバンディンですが、身長155センチの私と比べると、真正ラベンダーは膝上ぐらいの丈で、ラバンディンは腰の高さまで丈があります。このため、農場での見た目や色の揃った壮大さは、ラバンディンの方が迫力があるため、ポストカードや写真にはラバンディンが使われることが多いのです。そのため、ラベルに「真正ラベンダー」と明記されていても、本当に中身が真正ラベンダーかどうかも確認が必要です。

実際に、私はあるメーカーのラベンダーの精油で、ラベルと中身が違ったという残念な経験があります。原因は出荷時にすでに生じているのか、それともメーカーに原因があるのかはわかりませんが、最後はやはり自分で判断する力が求められるということを実感しました。

さらに興味深いのは、通常栽培種と、有機栽培種（オーガニック）、また野生種のそれぞれによって、同じラベンダーでも、香りの印象や芳醇さに大きな開きがあることです。これは専門家ではなくても、充分に違いを感じることができますし、産地による香りの違いを楽しむことも、アロマセラピーの一つの要素でもあります。

また他の種類として、ラベンダーストエカスやコットンラベンダーなどがありますが、抽出量が少ないだけでなく、コットンラベンダーは毒性が懸念される種類です。いずれも通常のアロマセラピーで使うことはないので、53ページで紹介している写真を参考にしていただければと思います。

真正ラベンダーは、主成分としてアルコール類のリナロール（Linalol）や、エステル類の酢酸リナリル（Linalyl acetate）が代表に挙げられますが、ラベンダースパイクはケトン類のカンファー（Camphor）や、オキサイド類の1,8シネオール（1,8-cineole）が特徴です。そして交配種であるラバンディンは、これら全ての成分を保持しています。こういった特徴を考えると、同じラベンダーでも、それぞれの化学成分から、使用方法や注意事項が異なることが理解できるでしょう。

通常、リラクゼーションを目的として選択するラベンダーは、真正ラベンダーであることが多いのですが、スポーツの後や筋肉痛緩和などのサポート、また呼吸器系のサポートや爽快感のある香りを考えると、その成分特性からも、ラベンダースパイクを選択する方が良いでしょう。またラバンディンはどちらの成分要素も持っていて香りもよく、さらに安価に購入できるということから、芳香剤や雑貨、化粧品などにも多く含有されていますし、もちろん通常のアロマセラピーワークで活用されている方もいます。

このように、特徴や用途の違いを含め、さまざまな角度からラベンダーの姿を捉えることで、アロマセラピストとして、より多くのイメージと情報を合わせた活用ができるようになります。

ラベンダーは、本当に万人が好むのか

ラベンダーは、最も名前が知られている精油、香りの一つであり、さまざまな商品の香りづけに活用されています。しかし、ラベンダーについて「本当に好きな香りなのか」という部分まで深くは考えないまま、ラベンダーという名前の響きや印象だけで使っている人も少なくありません。

私の経験の中でも、ラベルを見せずに香りだけ嗅いでもらうと、ラベンダーを選択する人は、日

ラベンダーの歴史

History of Lavender

ラベンダー(Lavender)は「洗う」というラテン語から名づけられ、はるか昔の時代からたくさんの用途に使用されてきました。また、ローマ時代の医師で、"薬学の祖"と言われるディオスコリデスによっても、とても大切な植物として紹介され、医学的な活用のほかに、美容や衛生目的としても長年活用されてきました。

"Aromatherapie（アロマテラピー）"の言葉を作り出したフランス人化学者ルネ・モーリス・ガットフォセが、ラベンダーの栽培や研究に情熱を傾けたのと同様に、今日まで多くの化学者や研究者、そして農家の人々がそれぞれにこの植物に魅了され、引き継がれています。

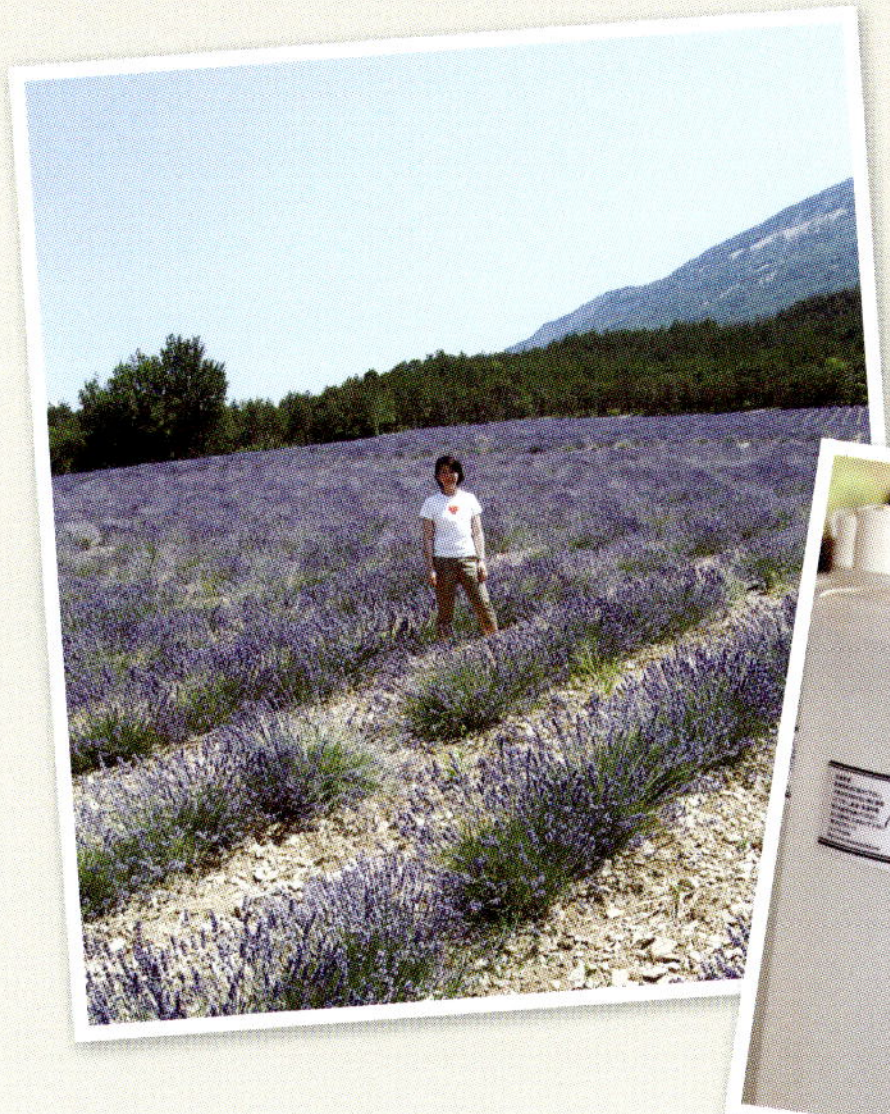

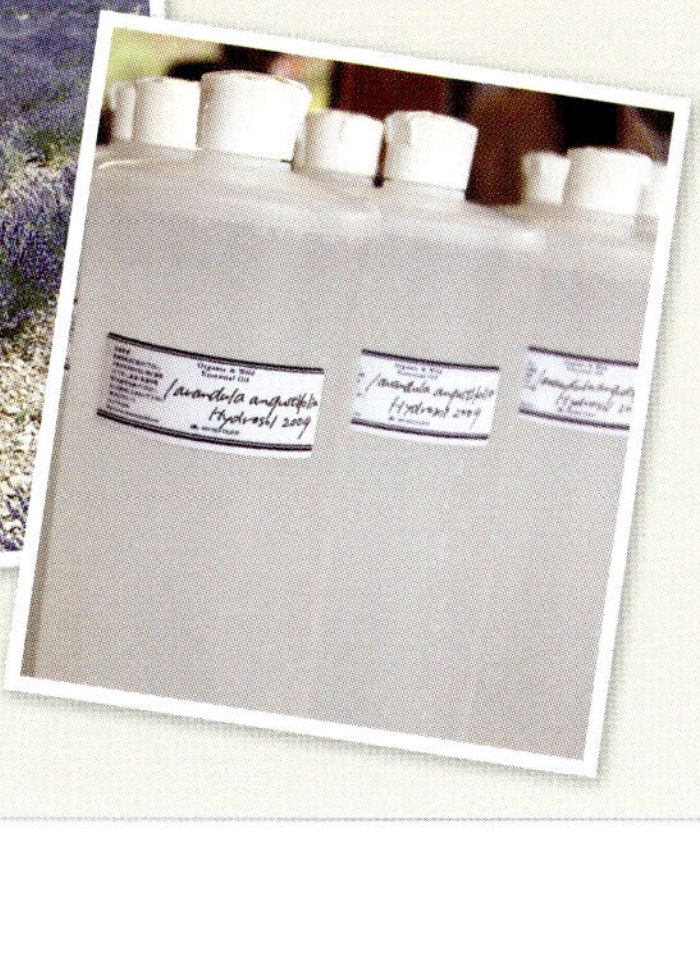

本ではあまり多く見かけません。どちらかというとイメージが先行し、感覚よりもまずその働きや名前が優先されている状況にあると言えますが、皆さんがブレンドに活用する上では、まず「ラベンダーの香りは万人に好まれるわけではない」ということを頭の片隅に置きながら、精油の選定をしていきましょう。そのためにも、ラベンダーの香りが感覚的に受け入れられるかどうかは、最初に何の精油かを知らせずに、試香紙などで香りを感じてもらい、クライアントの感想を引き出してみると良いでしょう。

ブレンディングは、甘さの調整がポイント

精油のノートとしては、真正ラベンダーはミドルに位置しています。また、スパイクラベンダーは、カンファーや1,8シネオールの含有率を考えると、トップ・ミドルに位置していることがわかります。そしてラバンディンは、2つの要素を保持しているため、これもトップ・ミドルの要素があります。精油をブレンドする際には、香りの嗜好やバランスに加えて、偏った化学成分にならないように考えることも大切なポイントです。

真正ラベンダーが保持している香りと化学成分は、比較的どんな精油とも相性が良く、安全性も高い精油です。しかし、多くのセラピストが「リラックス」という目的で選ぶシソ科の精油の中では、時間が経過するほどに甘さが引き立ってくる特性があるため、フローラルな香りやウッディな

香りで甘さを強く保持する精油とブレンドすると、想像以上に強い甘さとなることがあり、不快感を与えてしまう可能性も高くなりますので注意してください。

一般的にリラックス目的で使用する精油には、アルコール類やエステル類に分類されるものが含まれることが多く、化学成分としても、香りとしても同じ分類の集合体となるため、一定の香りしか感じないといった偏りを感じる結果になることもあります。

また、頭でブレンドを考えても、実際にやってみると「ラベンダーの香りが強すぎた」という感想を、授業内でもよく耳にします。精油を選ぶ際にイメージが先行してつい入れ過ぎてしまい、実際にそのイメージがどういった精油と組み合わせた場合に完成するかという創造性まではなかなか到達していないのです。

そういったことを解消するためにも、まず甘さを保持する真正ラベンダーと、さまざまな精油を一つずつ組み合わせてみて、どんな香りに変化するかを感覚でつかめるように、たくさん練習してみましょう。その中で、あらかじめ自分でイメージした通りの配分にするための組み合わせを覚えておくことも、ラベンダーの精油を活用する上では糧となってくるでしょう。ぜひ、一つひとつの精油の香りの特性も捉えてからブレンドを考えるようにしてください。

Recipe ラベンダーを使ったおすすめブレンド

※(　)内は学名、【　】内はノートを示す

＊ リラックス・ブレンド ＊

甘さの中にも、グリーンな深みを感じる、気持ちを穏やかに導くブレンドです。ラベンダーの香りをあまり強く感じることなく、スムーズに使っていただけるバランスになっています。ラベンダーが少し苦手だと感じる人にも提案しやすく、ラベンダーのイメージが変わるブレンドです(苦手な人には強要しないでください)。

オレンジスウィート Orange,Sweet (*Citrus sinensis*)	35%【TOP】
ベルガモット Bergamot (*Citrus aurantium ssp bergamia*)	15%【TOP】
ラベンダー Lavender (*Lavandula angustifolia*)	15%【MIDDLE】
ペティグレン Petitgrain (*Citrus aurantium subsp. amara*)	20%【MIDDLE】
サンダルウッド Sandalwood (*Santalum album*)	15%【BASE】

＊ リフレッシュ・ブレンド ＊

特に朝に使用していただきたい、スッキリ爽快なブレンドです。朝にラベンダーを率先して使うイメージはあまりないかもしれませんが、とても爽やかな印象を与えてくれるブレンドバランスです。ペパーミントは5%以上配合すると、途端にその香りの主張が強くなりますので、注意してください。

グレープフルーツ Grapefruit (*Citrus paradisi*)	45%【TOP】
バジル Basil (*Ocimum basilicum*)	5%【TOP/MIDDLE】
ペパーミント Peppermint (*Mentha x piperita*)	5%【TOP/MIDDLE】
ラベンダー Lavender (*Lavandula angustifolia*)	20%【MIDDLE】
ペティグレン Petitgrain (*Citrus aurantium subsp. amara*)	10%【MIDDLE】
フランキンセンス Frankincense (*Boswellia carterii*)	15%【BASE】

※上記2つのブレンドは、高血圧や糖尿病だったり、妊娠している場合は避けましょう。循環の悪さや頭痛、肩や腰の疲れを常に感じている人へのブレンドとしては、ラベンダー(*Lavandula angustifolia*)よりも、ラベンダースパイク(*Lavandula latifolia*)を使用することもおすすめします。

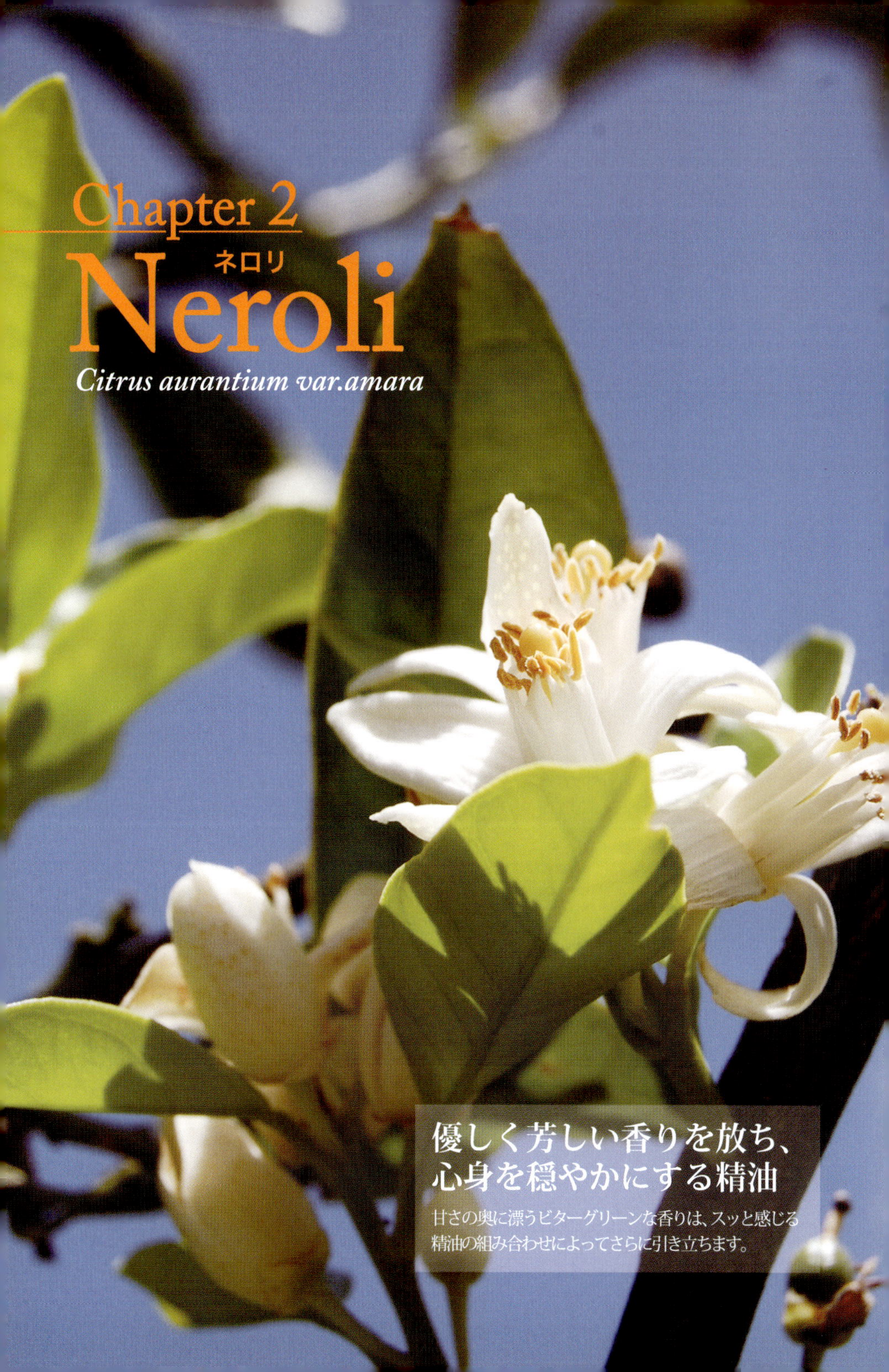

Chapter 2

Neroli《ネロリ》

Citrus aurantium var.amara

優しく芳しい香りを放ち、心身を穏やかにする精油

甘さの奥に漂うビターグリーンな香りは、スッと感じる精油の組み合わせによってさらに引き立ちます。

生産農家で感じた、小さな花の確かな香り

「ネロリと言えば……あの高い精油ですね！」という声は、お客様からよくお聞きする言葉です。しかしネロリは、価格が高いというだけではなく、香り高く素晴らしい芳香を持ち、これまで多くの人を魅了し、包み込むような心地よさを与えてくれます。

私は実際に農家に足を運ぶまで、ネロリに対して〝可愛らしいお花〟というイメージばかりが先攻し、「生きたネロリ」を伝える方法を知りませんでした。しかし、どうにかしてこの愛される精油をしっかりと知りたいと感じていました。

一番はじめに、南フランスにあるネロリの生産農家を訪れたのは、通常のネロリの収穫時期である、4月下旬〜5月の時期を少し過ぎた頃でした。代々に渡り手摘みの完全有機栽培農法で、ネロリの花が咲くビターオレンジの木を栽培しているこの農主は、地域でこの農法を守り続けている最後の1人という、貴重な存在でした。

その日はとても天気がよく、農主とたわいもない話をしながら農園をどんどん進んで歩いていくと、白い小さな花をいっぱいに咲かせた木々が、目の前に現れました。説明を受ける必要もなく、確かに漂うネロリの香り――。離れた場所からでもこんなに強く感じるほどにこの小さな花は香り高く、多くの精油を空気中に発散しているのだと感動し、今でもその瞬間を鮮明に覚えています。有機栽培のため、決してきれいな木ばかりとは言えませんが、虫と一緒に共存しているその姿が、

本来の木の姿なのだと、改めて思い知らされた気がします。こうした経験からも、私は精油の本質を捉えたいならば、生産農家を訪ね、そしてお互いに理解し合うことが大事だと強く感じています。

ネロリのさまざまな種類

ネロリは、*Citrus aurantium*という学名の木の花の部分から抽出されますが、これはビターオレンジの木を表します。もともとビターオレンジ（*Citrus aurantium*）の木は原種ではなく、ポメロ（*Citrus grandis*）とマンダリン（*Citrus reticulata*）の交配種です。また、名前にある*aurantium*は、〝GOLD〟という言葉に由来していると言われています。

ネロリという名称を持つ精油はいくつか種類があり、ビターオレンジの木に咲く花から抽出された精油には、Neroliの他にNeroli bigarade、もしくはOrange flower oilという英名がついていることが多く、場合によっては*Citrus bigarade*と学名に記されている精油もあります。Bigaradeのオレンジは、他の木に実るオレンジよりもペクチンの含有量が多いことなどから、食用やお酒などに活用されることが多いようです。

また、レモンの木の花から抽出された精油はNeroli citronier、オレンジスウィートの木の花から抽出された精油はNeroli portugalなどと表記されている場合もあることから、ネロリだけでもさまざまな区分があることがわかります。

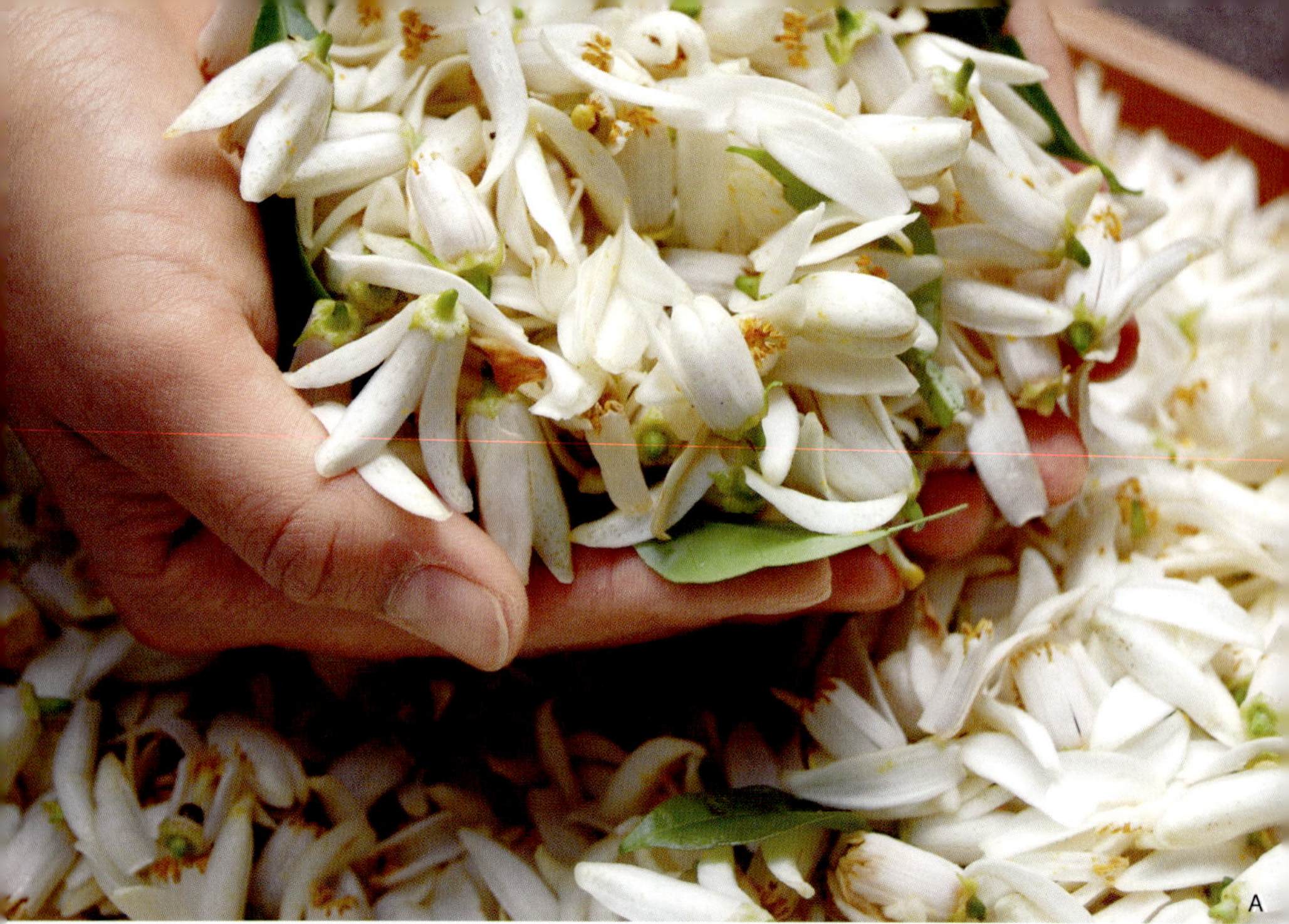

A

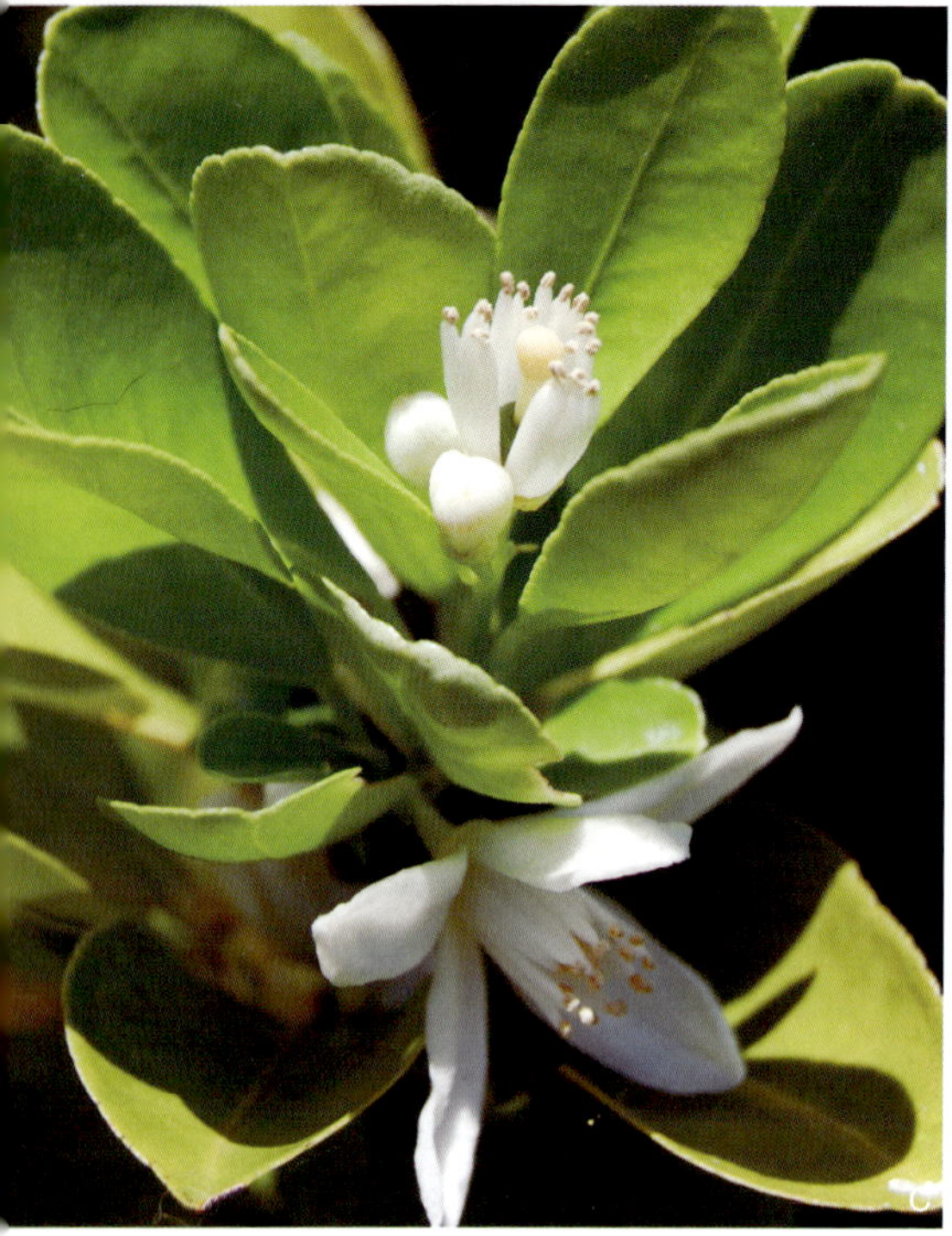

C

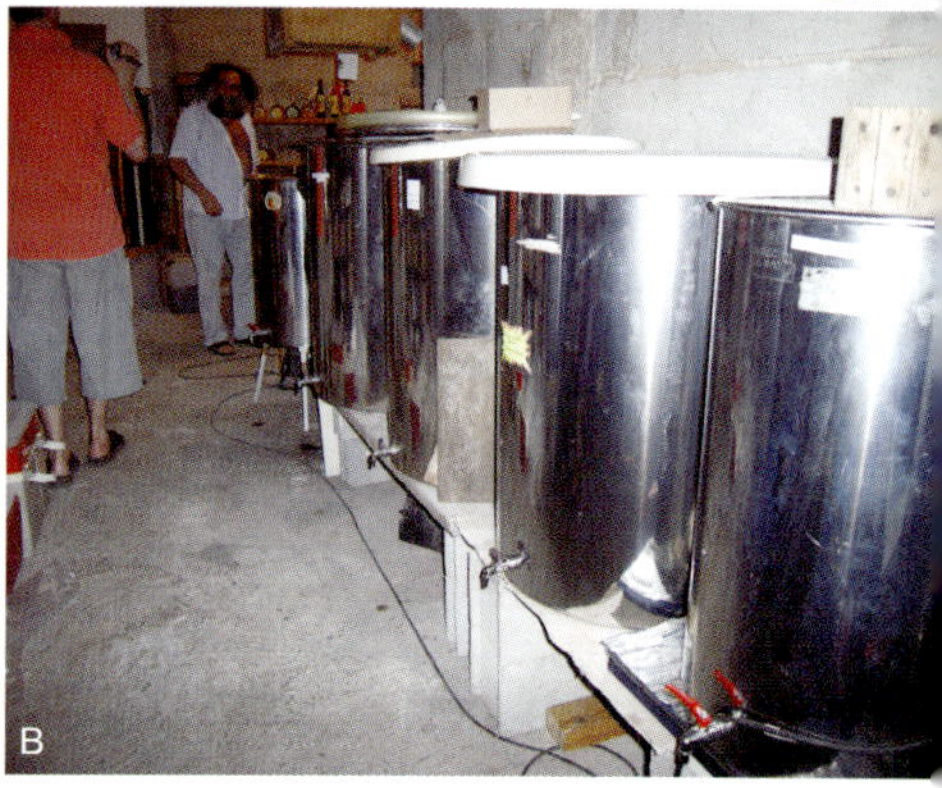

B

Neroli

Citrus aurantium var.amara

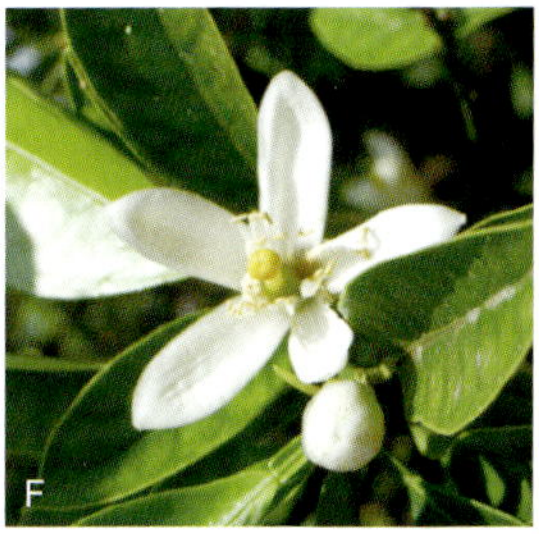
F

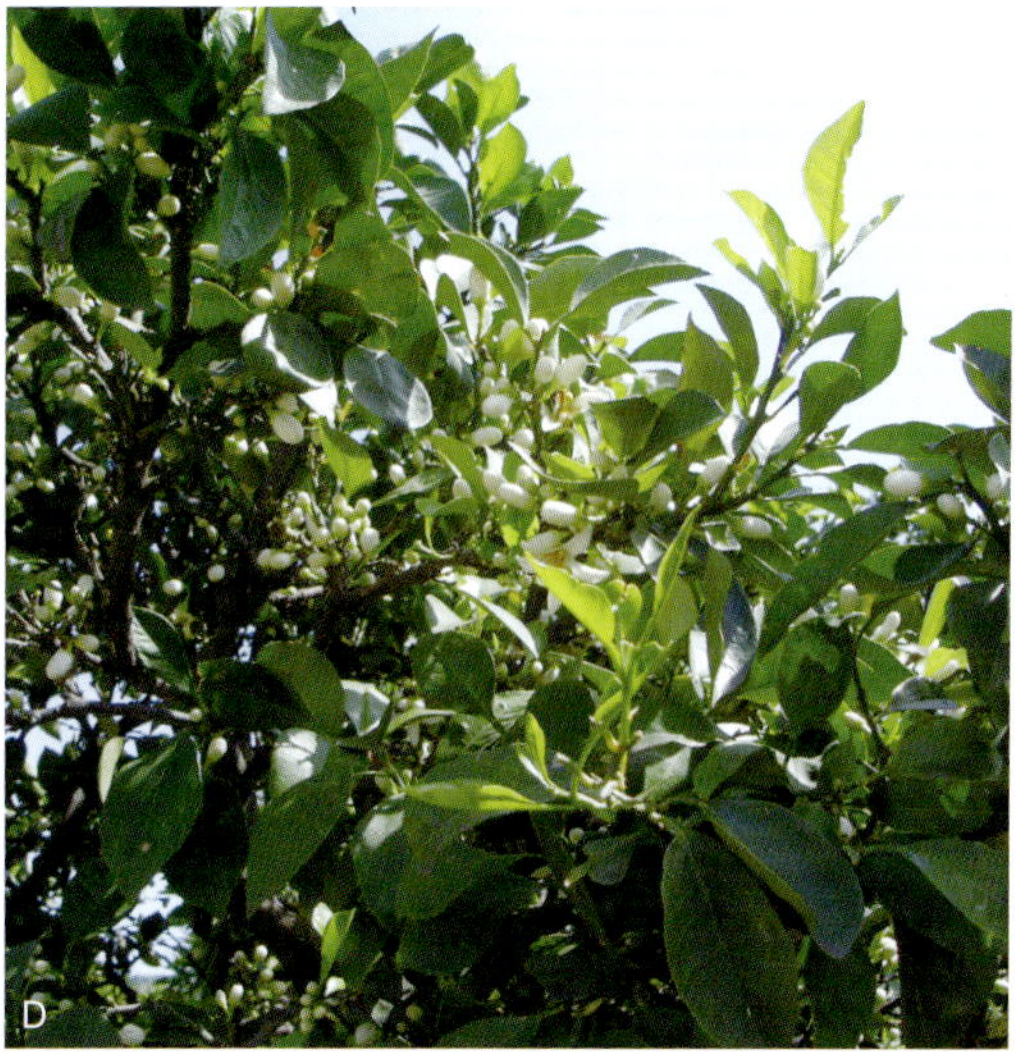
D

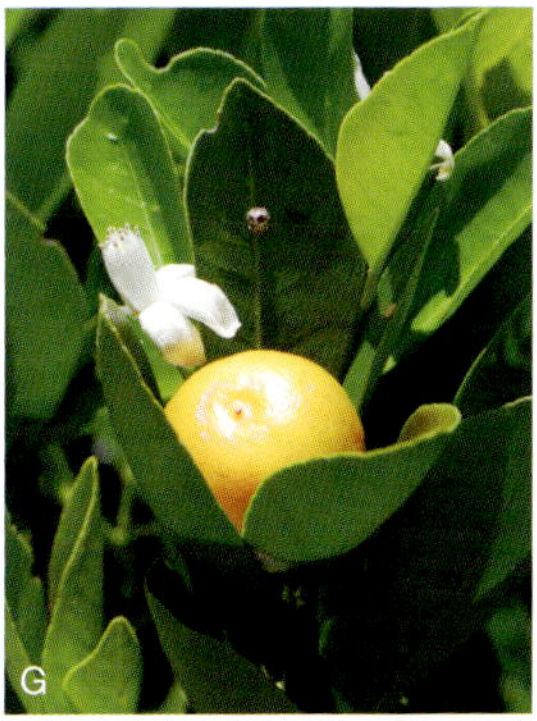
G

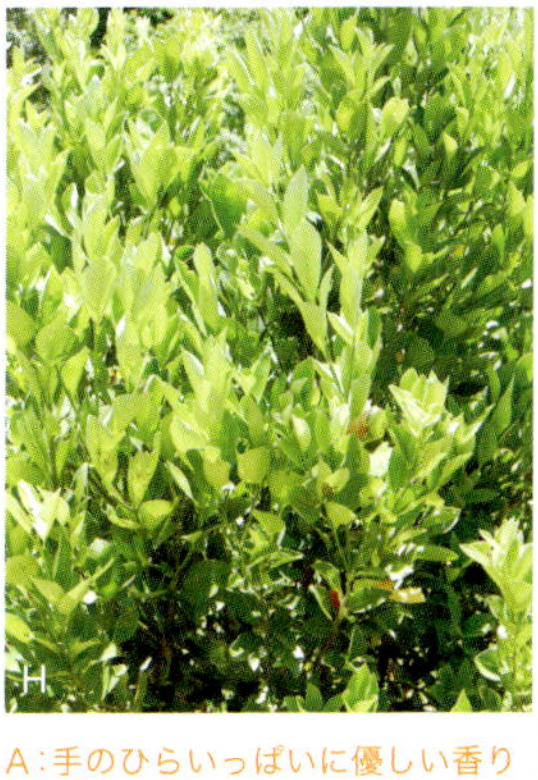
H

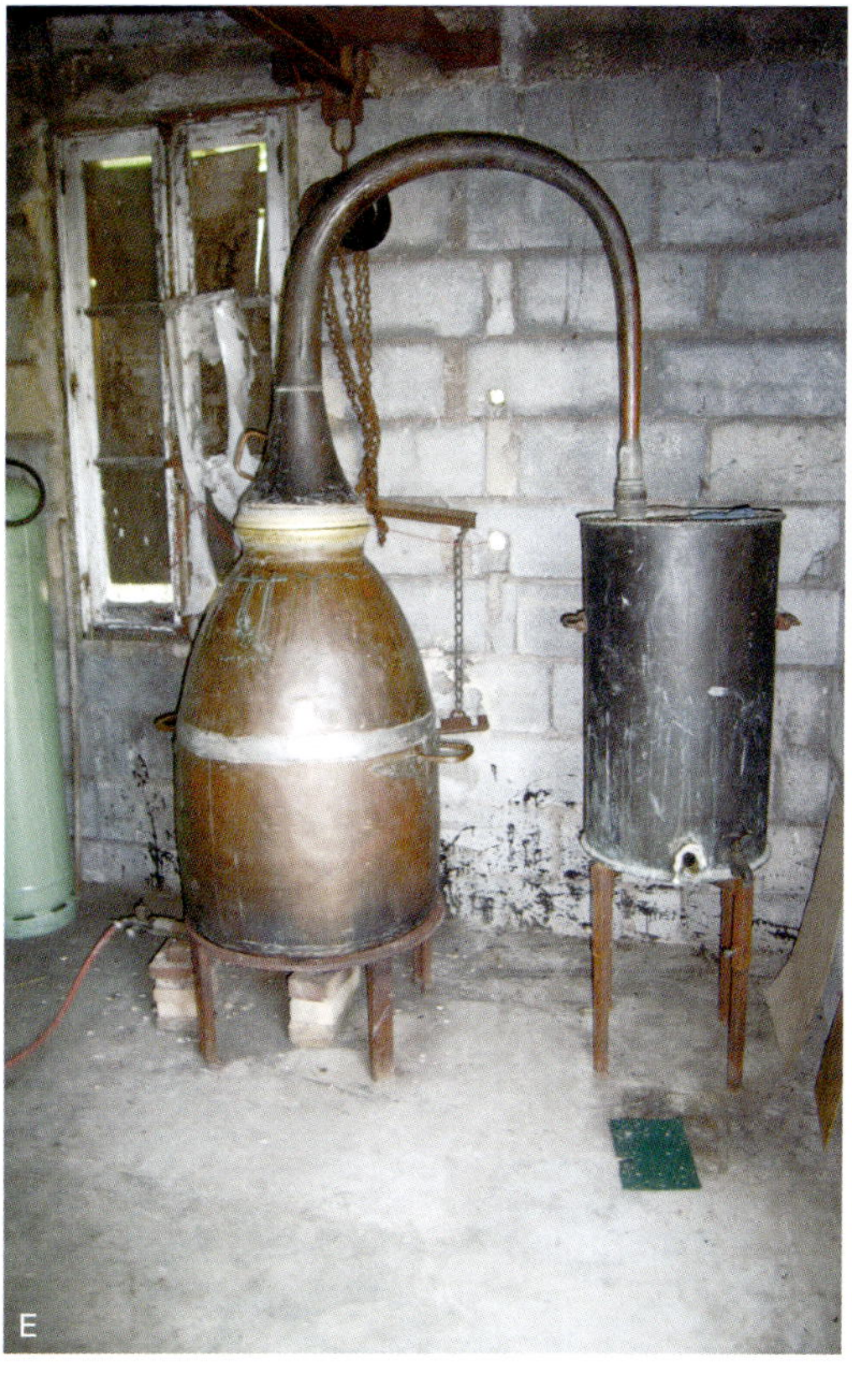
E

A：手のひらいっぱいに優しい香りが広がるネロリの花
B：地下に保管されているたくさんのオイルタンク
C：ネロリとペティグレン。青々しい葉に日が当たり、香りが漂う
D：ネロリの葉と、たくさんのつぼみ
E：100年以上前に、実際に使用されていた蒸留器
F：開花したネロリの花とつぼみ
G：ビターオレンジとネロリの花
H：生い茂るペティグレンの葉

また、レモンは*Citrus limonum*、オレンジスウィートは*Citrus sinensis*の学名を持ち、ビターオレンジの*Citrus aurantium*とは名称が根本的に異なりますので、花につけられている学名ですぐに見分けることができるでしょう。

ちなみにペティグレンはビターオレンジの木の枝葉から抽出された精油、ベルガモットもビターオレンジの一つで、*Citrus aurantium ssp bergamia*もしくは*Citrus bergamia*という学名で知られています。ちなみにBergamotの名前に由来する「begum」は、〝Lady Queen〟を表していると言われています。さまざまな分類がありますが、ビターオレンジ、オレンジスウィート、ベルガモット、ネロリ、ペティグレンの種の関係性を、この機会にぜひ整理しましょう。

穏やかで香り高いネロリは安全な香料の一つであり、香水の原料としても長い間活用されています。現在流通している香水も、ネロリに含まれる化学成分を応用したものが多くあります。これだけ人々に愛されているネロリだからこそ、多くの人が手に入れたいと願いますが、高価であるゆえ、合成されたネロリ精油の流通量は、他の精油と比較にならないほど多いと言われています。

アロマセラピーという枠の中で、精油をお客様に提供すると考えた場合、抽出量は農家の生産量次第で変わるものと捉えましょう。そして、その中でも有機栽培種を守り続けている農家はほんの一握りです。この事実をしっかりと伝えることも、アロマセラピストの仕事の一つだと私は思います。

ネロリを使ったブレンディングのコツ

ネロリの精油は、他の精油よりも比較的水に溶けやすい性質を持つため、ハイドロゾルをはじめとして、さまざまな分野で香りづけとして活用されています。現在、ネロリの精油を1kg抽出しようとすると、2〜3トンの花びらが必要だと言われていますが、各農家によってその使用量に少し差があるようです。また、ネロリの精油は水蒸気蒸留法で抽出されていますが、溶剤抽出法によるアブソリュートもあります。

化学成分としては、テルペン類に分類されるリモネン（Limonene）やアルファピネン（α-Pinene）、ベータピネン（β-Pinene）、テルピネン（Terpinene）が多く含まれていることから、トップノートを持つことがわかります。また、ネロリがビターオレンジの木の花であるという点で、柑橘系に懸念される光毒性が気になるところですが、成分的にみてもそれほど心配はありません。

また、アルコール類に分類されるネロール（Nerol）、ゲラニオール（Geraniol）、リナロール（Linalol）などが、深く甘いネロリの香りを形作っていて、嗅覚でもそれを感じることができるでしょう。

その他、エステル類に分類される酢酸リナリル（Linalyl acetate）などが含まれるという構成からも、ラベンダーの精油ととても性質が似ていることがわかります。それでは、ネロリとラベンダーをブレンドすると相性が良いかというと、必ずしもそうではありません。ブレンドする用途にもよりますが、この2つをブレンドすると、同じような化学成分が集まることによって、〃甘すぎる〃

とも感じる香りになる場合があります。この2つをブレンドする時には、配合するバランスや、他にどんな精油をブレンドするかということが大切になってきます。

ネロリとペティグレン

ネロリは、トップノートの要素を持ちつつも、ミドルや、また若干ではあるもののベースまでの役割を担うほどに香りが持続する精油の一つと言えるため、ブレンディングにおいても、セラピーワークの要素としても大変活躍してくれる精油の一つです。また、ネロリを使用できない場合は、ペティグレンの精油を代わりに加えることをおすすめします。

実際に質の良いペティグレンの精油は、ネロリと同じ木の枝葉から抽出されることもあり、とても近い香りを保持しています。もし皆さんがこの2つをお持ちでしたら、ぜひ香りを比べてみてください。ネロリに比べ、ペティグレンの方がグリーンで少しシャープな香りを持っていますが、ネロリをサポートしてくれるとても芳醇な香りですので、重宝する精油となります。

しかし、残念なことに、この2つの香りが似ていることから、本来あってはならないことですが、ネロリと示されている精油の中にすでにペティグレンが含有されて割増されて販売されていたり、類似成分が加えられ薄められていたりするような状況もあります。またこういった作業は、成分分析表を見てもわからないように巧妙に作られることが多いため、購入者にとっては難しい現実です。

ネロリの歴史

History of Neroli

10～11世紀、アラブ人によって地中海地方に初めてビターオレンジの木が持ち込まれ、栽培されるようになりました。その後17世紀後半に、イタリアのネロラ公国のアンナ妃(Anne Marie de La Tremoille)が自分の手袋やハンカチ、また、入浴時に精油を愛用したことから、「ネロリ」という名前がついたと言われています。

この香りはとても希少価値の高いものとして崇められ、イタリアのベニスの人々は、ネロリの花のお茶をとても愛し、花を使った水で身体を洗浄したりしていました。

ネロリの精油が活用されるようになったのは歴史的に最近のことで、実際に精油として紹介されたのは、ネロリの蒸留水がさまざまな人に愛されるようになってから1世紀後の、18世紀中頃だと言われています。

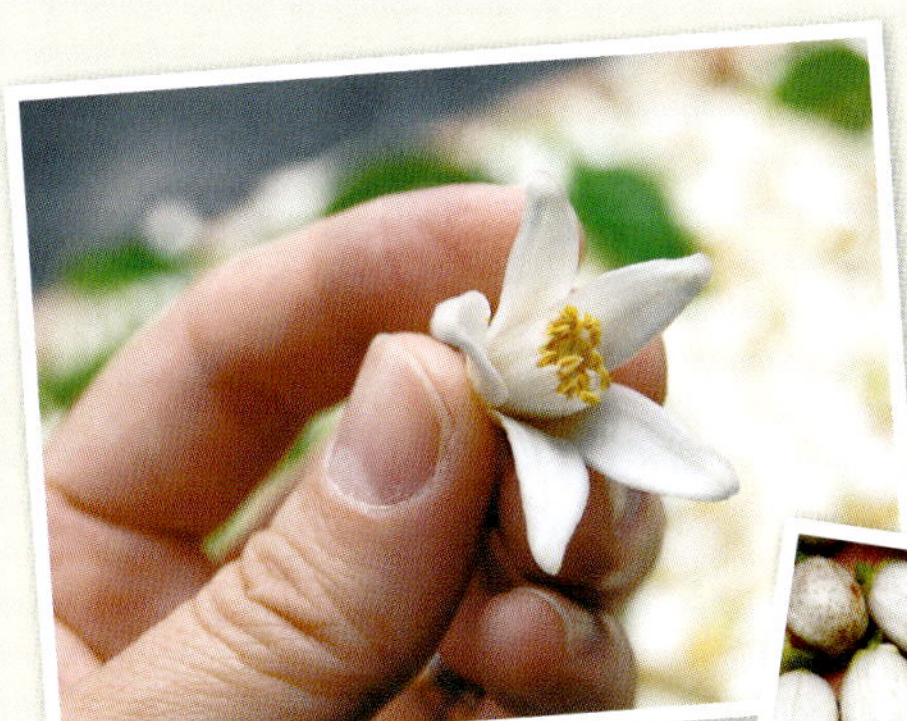

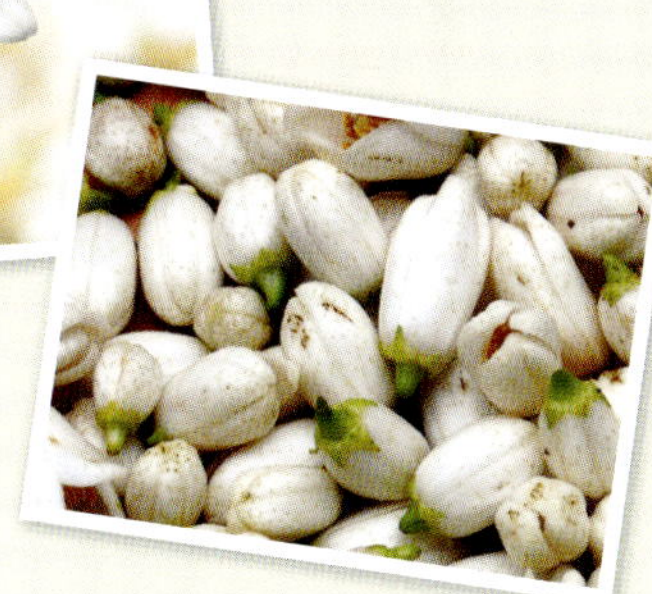

しかし、基本として分析表に現れてこないものでも、私たちの鼻で違和感を覚えることはあります。そのためにはもちろん、自分自身が基本となるネロリの香りを、しっかりと判断できることが前提です。そのため自分にこのような力を養うことが大切であることがわかります。

精神面に働きかける代表的な精油

心身への働きとしては、まず一番に神経系に対する作用、そして抗うつ作用、鎮痙作用、抗バクテリア作用、鎮静作用、消化促進作用、デオドラント作用など、まだまだ多くの作用がそれぞれに述べられていますが、子どもに対してもマイルドな精油で、特にハイドロゾルは赤ちゃんや子どもに活用されています。また、ネロリの精油は、精神的な部分によく働きかける精油として知られ、年齢や時間を忘れさせるほどに、その人自身のいきいきとしたスピリチュアルマインドに深く浸透すると言われています。

なんとなく忙しさに追われていたり、自分自身の中で気持ちが落ち着かないというような漠然とした感覚とネガティブなストレスを感じているタイプの方には、選択肢の一つとして代表格となる精油であるでしょう。

精神面に働きかけるブレンドの活用として、このネロリを使用することも多いと思いますので、ネロリの「甘さ」を引き出すための組み合わせだけでなく、場合によっては、フレッシュな中にも、深い甘さを感じるブレンドを意識し、普段あまり組み合わせないような精油とブレンドしてみると、新しい香りを感じることができます。

料理で例えると、〝甘さを引き出すために加える〟のではなく、〝加えることで、塩分や他のうま味を引き出す〟という方法です。一見逆の要素に思えるものが、相手の良さを引き出すという考え方で、ネロリはこの方法が合致する精油の一つです。今まで考えもしなかった組み合わせが、ネロリの活用の幅を大きく広げて、新しい香りを運んでくれることになるかもしれません。

皆さんはネロリとユーカリ、カルダモン、ペパーミントそしてフェンネルのような精油を組み合わせてみたことはあるでしょうか？　いずれも消し合いやすい強い香りを放つ精油ですので、バランスとして分量を気をつけなければいけませんが、嗅いだようなことのない香りの調和を感じていただけるかもしれません。

しかし、意味や目的のない曖昧なブレンドは決しておすすめできません。化学成分同士があまりにも隠れ合いすぎないように、それぞれの良さが引き立つという点がポイントであるということと、そのブレンドの目的と香りのバランスを、自分自身でしっかりと説明できるということが大切です。そのためにも、香りの特徴・化学・性質・ノートなど、素材をあらゆる点からしっかりと理解することがそのヒントとなります。

Recipe ネロリを使ったおすすめブレンド

※（　）内は学名、【　】内はノートを示す

＊ リラックス・ブレンド ＊

甘さと芳醇さを兼ね備えたネロリの精油ですが、その甘さはローズなどに比べるとフレッシュな感覚もあります。この独特な甘さをサポートして引き立つようなリラックスブレンドを紹介します。注意点は、甘すぎる印象やだるさを感じる香りにさせないこと、甘い香りばかりで曖昧なブレンドにさせないことです。

ベルガモット Bergamot (*Citrus aurantium ssp bergamia*)	35%【TOP】
オレンジスウィート Orange,Sweet (*Citrus sinensis*)	10%【TOP】
ペティグレン Petitgrain (*Citrus aurantium subsp. amara*)	20%【MIDDLE】
ネロリ Neroli (*Citrus aurantium var.amara*)	15%【TOP/MIDDLE/BASE】
ローレル Laurel (*Laurus nobilis*)	5%【TOP/MIDDLE】
サンダルウッド Sandalwood (*Santalum album*)	15%【BASE】

＊ リフレッシュ・ブレンド ＊

ネロリが持つ優しい甘さを感じつつ、最初にスッキリとしたクリアな印象を感じさせるブレンド。呼吸器系に働くようなスッとした印象を持つ精油は、大まかにオキサイド類やフェノール類がありますが、さらにアルコール類やテルペン類が含まれる精油はネロリとの相性がぐっと引き立ちます。ローズマリー（1,8シネオール）よりも、ユーカリラディアータのほうが相性が良いと感じるでしょう。アルデヒド類の精油はレモングラスやシトロネラなどレモン様の香りを持つものが多く、スッキリした印象ですが、ネロリとのブレンド配分を間違えると、ネロリの香りと性質が全く感じられない香りとなるので、注意しましょう。

オレンジスウィート Orange,Sweet (*Citrus sinensis*)	30%【TOP】
ベルガモット Bergamot (*Citrus aurantium ssp bergamia*)	25%【TOP】
ペパーミント Peppermint (*Mentha x piperita*)	5%【TOP/MIDDLE】
ユーカリラディアータ Eucalyptus Radiata (*Eucalyptus radiata*)	15%【TOP/MIDDLE】
ネロリ Neroli (*Citrus aurantium var.amara*)	10%【TOP/MIDDLE/BASE】
フランキンセンス Frankincense (*Boswellia carterii*)	15%【BASE】

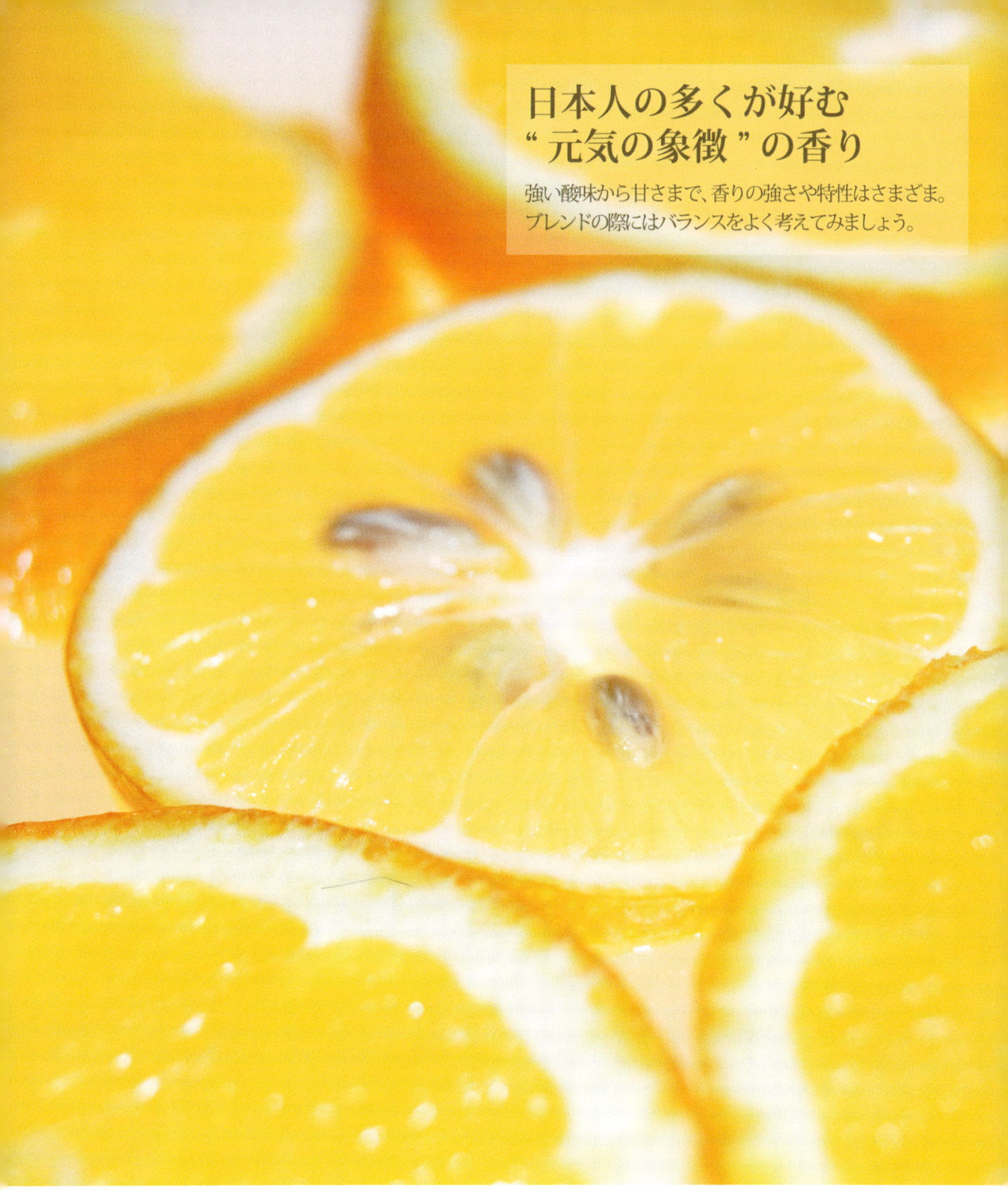

日本人の多くが好む “元気の象徴” の香り

強い酸味から甘さまで、香りの強さや特性はさまざま。
ブレンドの際にはバランスをよく考えてみましょう。

Chapter 3

Citruses

柑橘系

日本人に好まれる柑橘系の香り

柑橘系の精油は、ラベンダーに続いて多くの人が最初に手に取る精油ではないでしょうか。私が精油を紹介する時、初めて精油を試す方、すでにアロマセラピストとして経験を積んでいる方のどちらに対しても、まず柑橘系の精油を試してもらうことが多くあります。精油を初めて試す方には一番身近であり、これまでの経験からも特に日本人に好まれる精油の一つであるため、第一印象として感覚に働きかける、フレッシュな香りとしておすすめしています。一方、アロマセラピストの方に対しても、これまで触れてきた柑橘系の精油と比較して、フレッシュ感など感覚で捉える印象がどうであるかも感じてほしいため、あえて最初にすすめています。

クライアントが日本人もしくはアジア圏内の人でない場合、最初に柑橘系の精油はすすめません。香りの感じ方は、育ってきた環境やその国における生活観が大きく影響しているからです。日本では、男女問わず、妊産婦や子どもにとっても高い確率で柑橘系の精油が好まれ、販売数も圧倒的に多いとされています。しかし海外では、日本人ほど柑橘系を好んでいるようには見受けられません。

柑橘系の種類とその特徴

私たちが、主にアロマセラピーワークの中で使用している柑橘系の精油としては、オレンジスウイート（*Citrus sinensis*）、グレープフルーツ（*Citrus paradisi*）、レモン（*Citrus limonum*）、ライム（*Citrus aurantifolia*）、ベルガモット（*Citrus aurantium ssp bergamia*）、マンダリン（*Citrus reticulata*）などが挙げられ、学名は全て「*Citrus*」から始まります。どの精油も、嗅いだ時は、果皮を剥き、口に含んだ時のあの爽やかな印象を誰もが持つでしょう。ところが、それぞれの果物をイメージできても、「それがどんな木に実をつけ、どんな葉を持ち、どういった花を咲かせるのか？」という質問をすると、想像するのが途端に難しくなりませんか？

私は授業を行う際、柑橘系の木を写真で見せながら「これはどの果実の木？」と質問を投げかけます。しかし、素人であろうとアロマセラピストであろうと、この質問に答えられる人はほとんどいません。このことは、精油を液体や文字として捉えることを優先してしまい、自分の中で植物のイメージと精油がしっかり合致していないことを知るきっかけになります。

さらに名前やラベルを見せずに、香りだけを配って種類を当ててもらうと、途端にそれぞれの名称と特徴的な違いを判断できなくなる人も多くいます。勉強してきた経験から、柑橘系の違いははっきりと認識しているはずです。しかし、いざ感覚だけで判断するとなると、頭ではわかっているはずなのに違いを決められないのです。これが、文字で学んだことと自分の感覚が合致していない結果でもあり、埋める必要がある点です。

柑橘系の木はいずれも花を咲かせますが、その色は白で清楚なイメージがピッタリです。柑橘系の木に咲く花は、いずれもネロリという名で呼ばれ、柑橘系の木の葉から抽出される精油をペティ

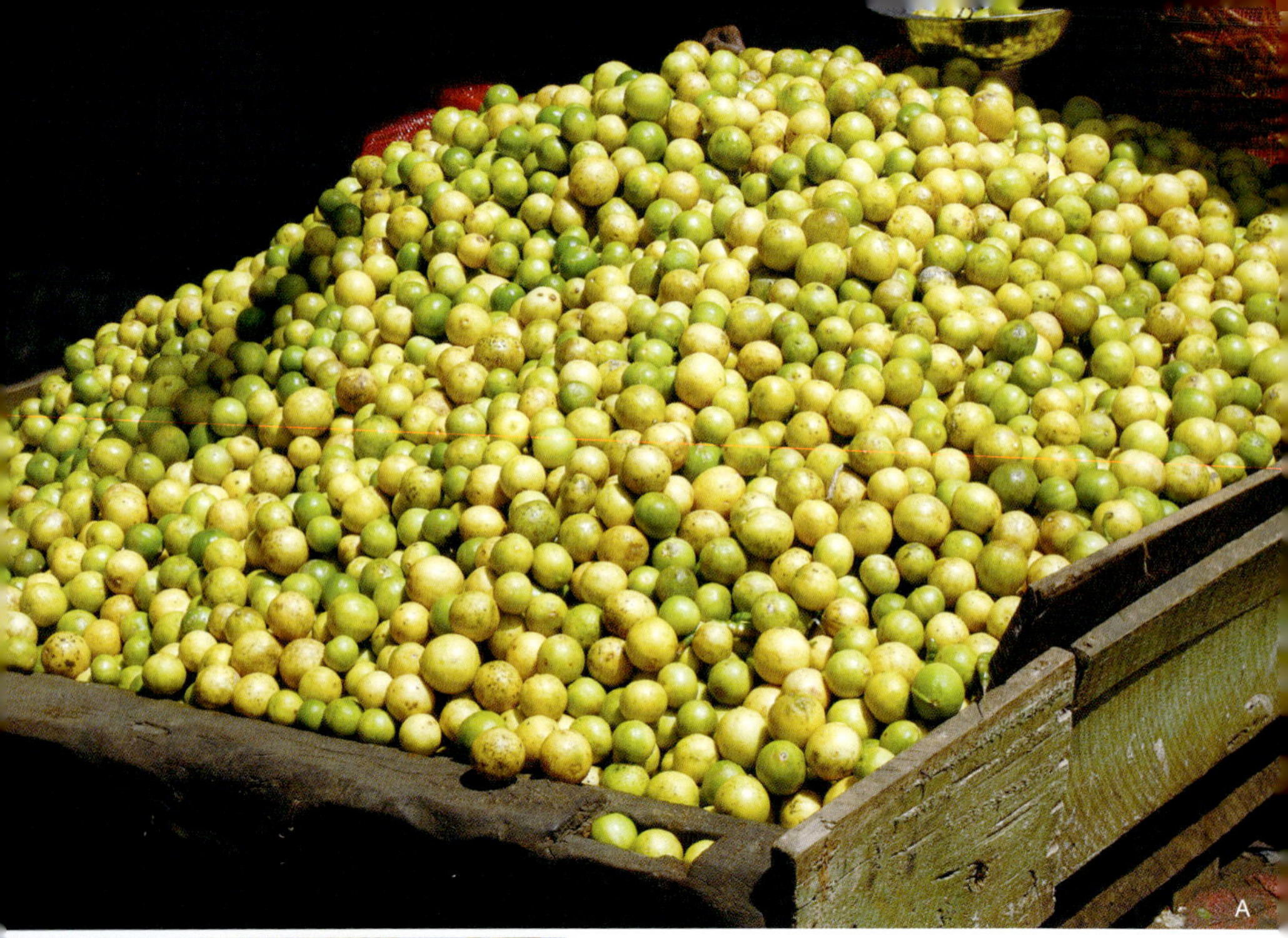

A

Citruses

柑橘系

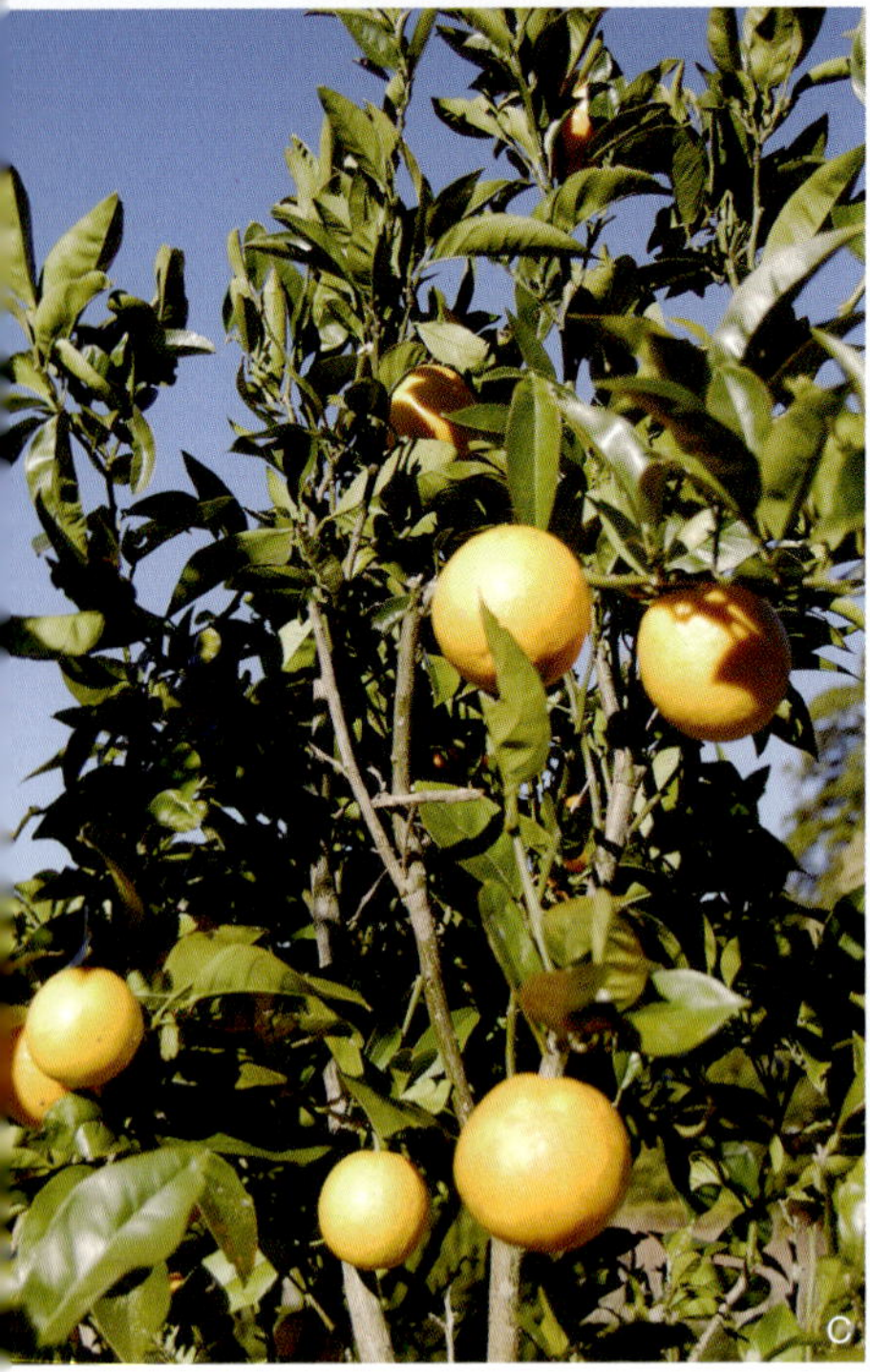

C

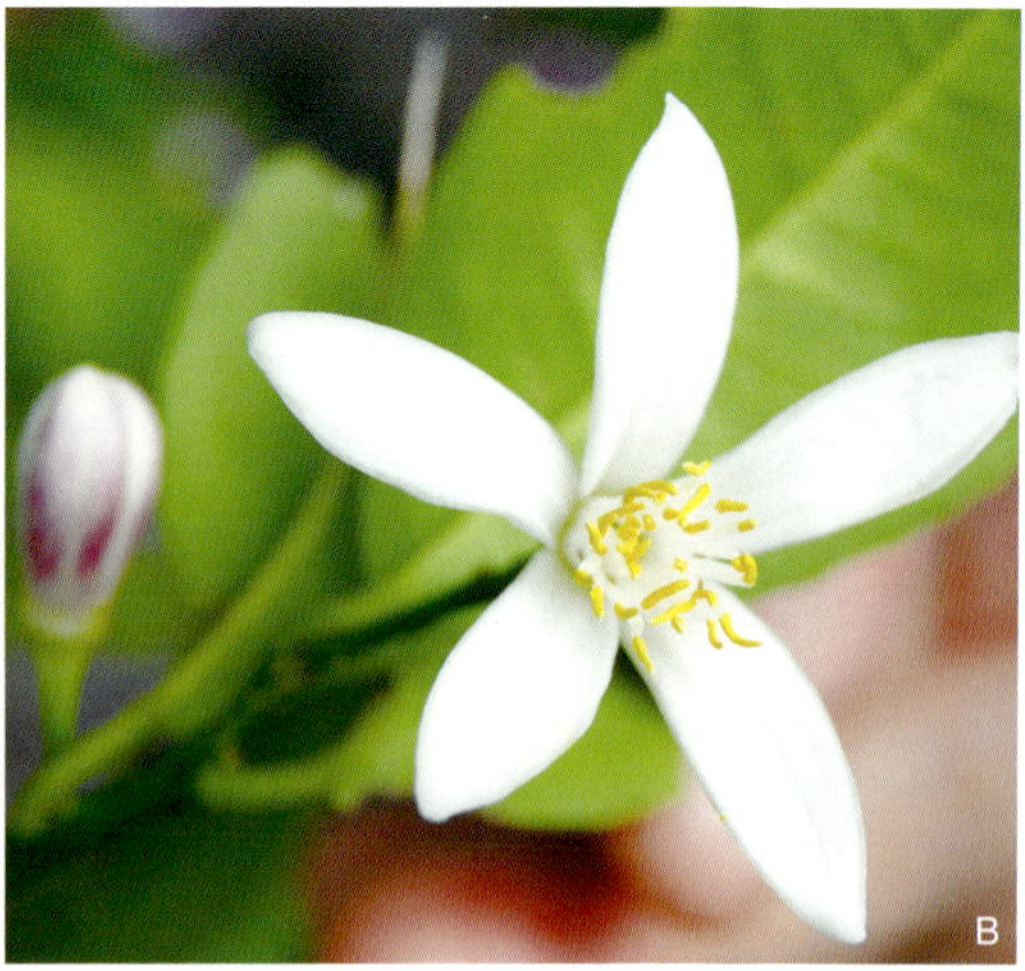

B

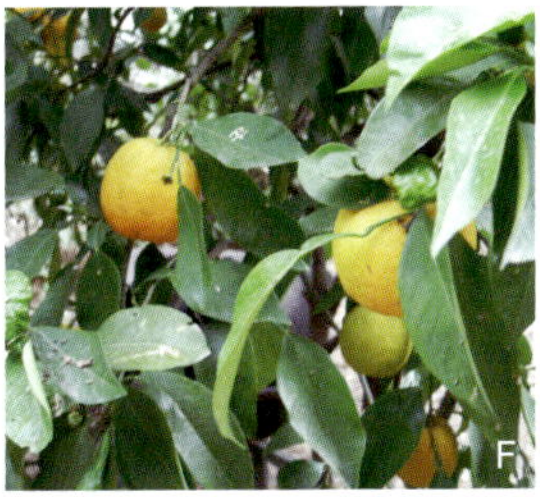
F

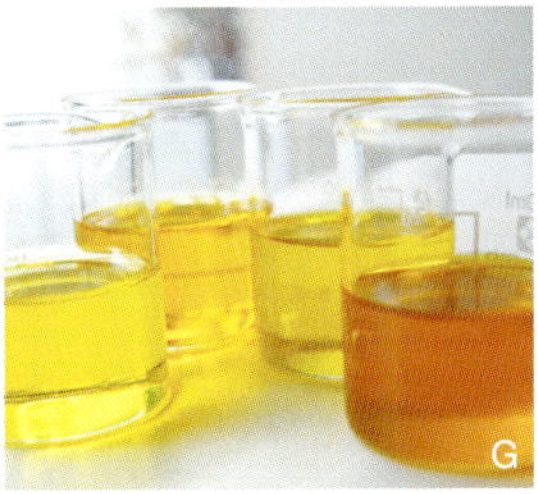
G

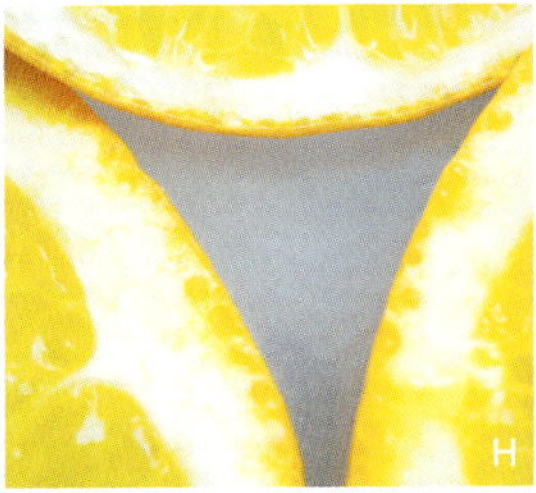
H

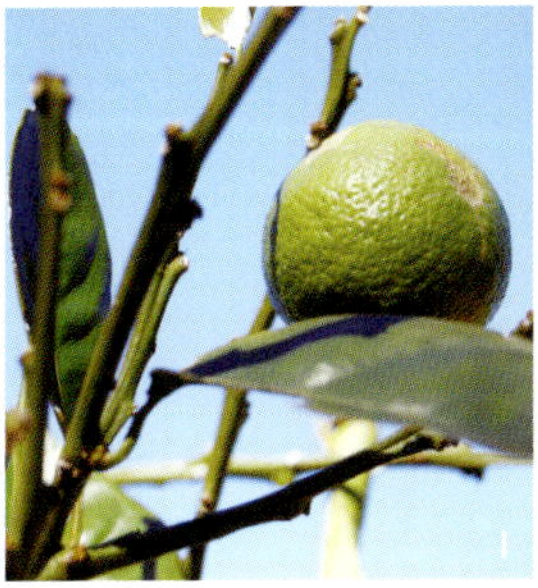
I

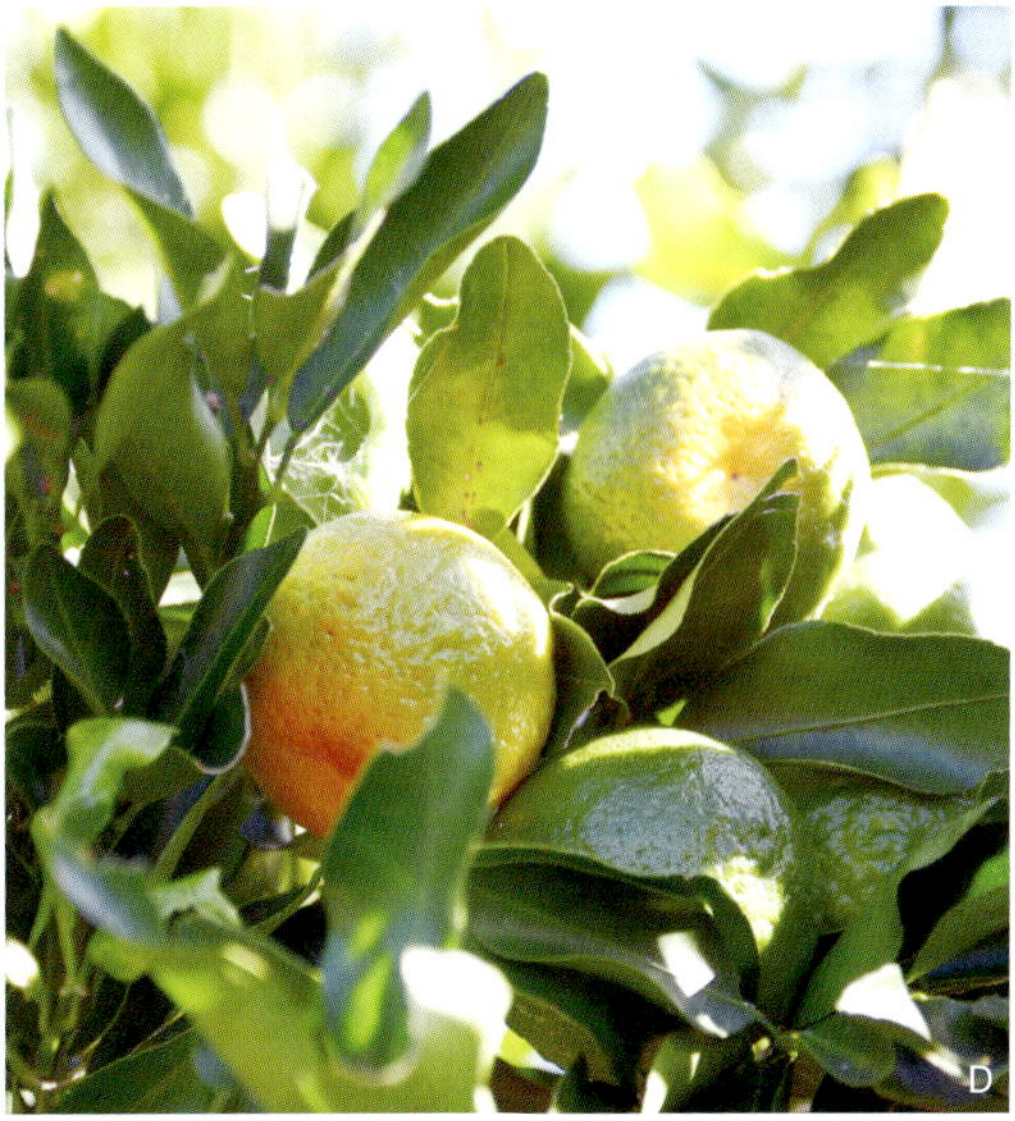
D

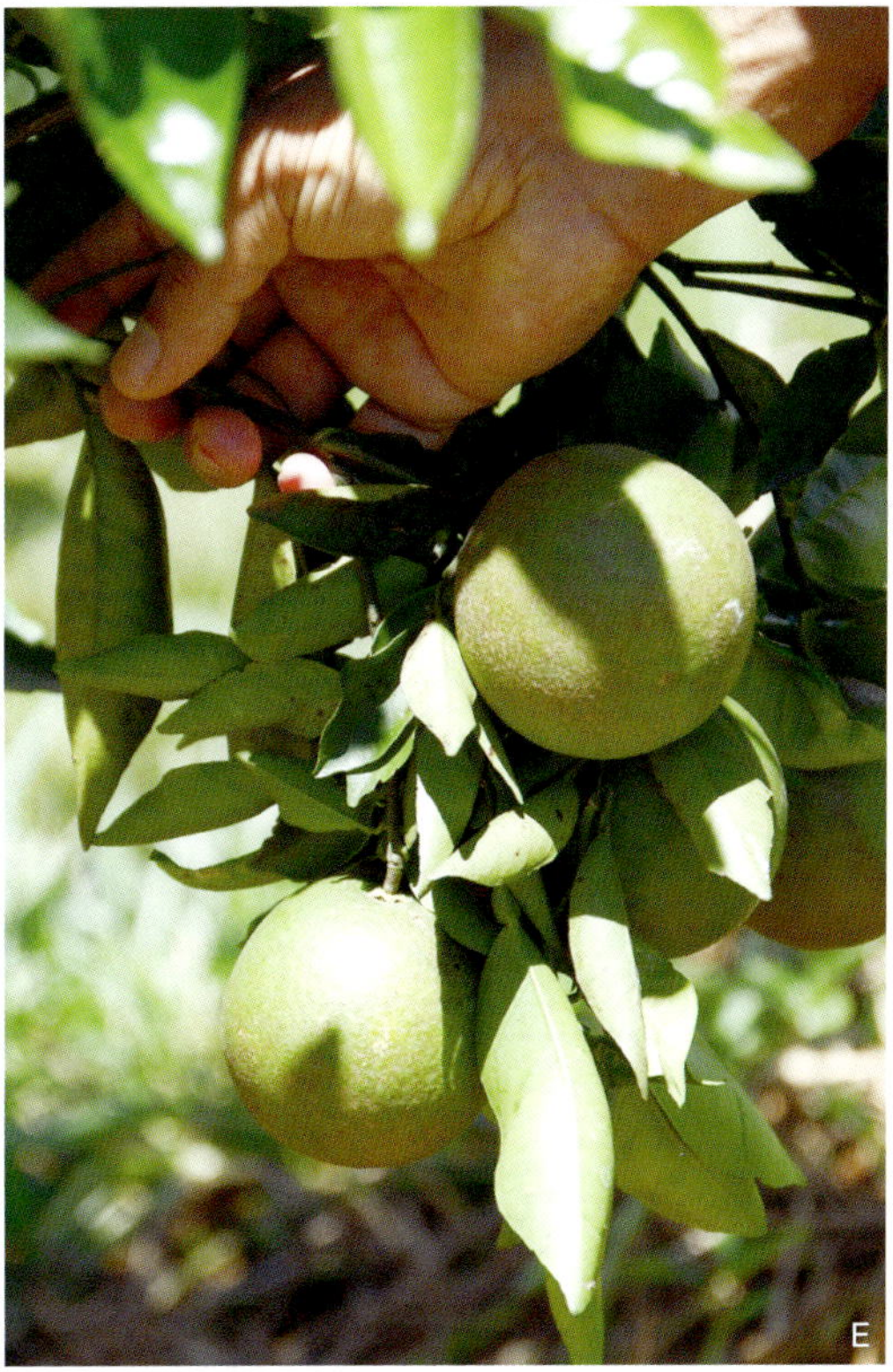
E

A：山積みになった新鮮なオーガニックレモン　B：可愛らしくピンクのつぼみを持つレモンの花
C：オレンジスウィートの木
D：皮から強い香りが漂う、マンダリンの果実と葉
E：オレンジの早熟で青々しい状態
F：ベルガモットオレンジ
G：同じ柑橘系精油でも、これだけ色が違う　H：果皮のアップ。ここに精油が含まれている
I：ライムは比較的、皮が硬い

グレンと呼んでいます。その中でも、私たちが精油として身近に活用しているのが、ビターオレンジから抽出されるネロリであり、ペティグレンなのです。しかし、実際には他の柑橘系のネロリやペティグレンは多く流通していません。

また、レモンの花は真っ白ではなく、とても愛らしいピンクのつぼみをつけます。そして柑橘系の中でも、実がひときわ大きいのがグレープフルーツです。私はこのグレープフルーツの木に実がなっているのを見た時、「木がしっかりと実を支え生らせている」という印象を受け、木が持つ力強さを感じました。

柑橘系精油の抽出法と香りの変化

柑橘系の精油は、果実からではなく、果皮から圧搾法によって抽出されています。留学時に知り合ったレモンとグレープフルーツ農家で、精油も供給しているイタリア人の友人によると、精油を採取する時、圧搾法の過程で得られる水分の部分（ジュース）は、大手飲料メーカーに販売しているそうです。このような生の情報は、精油に対する新しい視点を、私に与えてくれました。

一部の柑橘系の精油は水蒸気蒸留法で抽出されるものもあり、圧搾法で抽出した精油に比べると含有成分や香りに違いがあるため、全く同じものとは言えません。水蒸気蒸留法は蒸気を利用して抽出するので、特徴的に抽出される化学成分もいくつか存在します。これは柑橘系以外にも、たとえばジャーマンカモミールの青色の成分であるカマズレンにもあてはまる現象です。植物としてのジャーマンカモミールは、青色ではありません。またハーブティーになった時も、青ではなく茶色ですね。このようなことからも、精油の青色を作り出しているカマズレンは、水蒸気蒸留法の過程の特性として生じることがわかります。

圧搾法で抽出された柑橘系の精油には光毒性（皮膚に塗布した際、紫外線と反応して炎症を起こしたりする毒性）が懸念されていますが、水蒸気蒸留法で抽出された精油は、光毒性が注意事項に入りません。このように、抽出法によっても違いが生じることを考慮し、その精油が用途に適しているかを確認したほうが良いでしょう。

また柑橘類は、私たちがジュースとしてよく口にするものであることから、精油の摂取方法にいろいろな誤解も生じています。基本的には、まったく別の物質であるという認識が必要です。オレンジのジュースと精油で考えた場合、精油は芳香や塗布での使用が主です。しかし、ジュースを皮膚に塗布して精油と同じ働きをするかと言えば、皆さんもその答えは明らかにわかるはずです。

また、柑橘系の精油は酸化しやすく、これは保管状況にも大きく左右されます。特に柑橘系の精油はリモネンの含有率が高いため、古くなるとどれもが同じような香りに変化してしまいます。柑橘系の精油は濃淡なオレンジ・黄色ですが、劣化すると無色透明に変化し、明らかに嗅覚に働きかける「香りの新鮮さ」と「印象」に差が生じます。

「精油が本来の姿を持っている間に、多くの人に使用してもらいたい」と思う気持ちは、農家の人の想いでもあります。できる限りその年に抽出された精油を使用し、開封したら3カ月以内で使い切るようにしましょう。柑橘系の農家では、年に何度か精油の抽出を行っており、その都度新鮮な精油を入手できます。ブレンディングを行うにあたり、香りの印象や精油同士を組み合わせる上で大切な要素となるので、まず自分の鼻で感じ、自分の感覚に訴えかけてくる精油を選びましょう。

ちなみに、柑橘系の各精油にはっきりとした香りを感じられない場合、その精油を使用することはあまりおすすめできません。柑橘系精油は最も酸化しやすく不安定な精油の一つですので、各ブランドやメーカーの品質管理の指標となるでしょう。

柑橘系精油のブレンディングのコツ

柑橘系の精油の主成分であるテルペン類は、希釈や使用量によっては皮膚刺激を感じることもあります。また、揮発しやすい性質を持つため空気清浄として働くことも多く、トップノートを保持し、その中でも第一印象が強い精油と言えるでしょう。

柑橘系の精油は、妊産婦や幼児、年配の方に対しても安心して使用でき、家庭での活用の他に病院内でも使用しやすい精油です。好まれやすい香りのため、たくさん使用したくなりますが、柑橘系同士だけのブレンドには注意しなければいけません。ブレンディングをする際、香りのバランスのほかに、〝どうしてそれらの精油を選択するか〟という身体的・心理的・薬理学的のいずれかの

主な柑橘系の原産地と歴史

The origin and history of citruses

オレンジスウィートは10mほどの高さの木で、南アジアやインドなどが起源と言われ、現在ではカリフォルニア、フロリダ、コスタリカ、イスラエル、イタリア、アルゼンチンなど世界中で幅広く栽培されています。

グレープフルーツは15m前後の木で、大きめの葉が特徴。ポメロとオレンジスウィートの交配種として誕生し、19世紀後半から広く流通するようになりました。現在はカリフォルニア、フロリダ、スペイン、アルゼンチン、イスラエルなどで栽培されています。

レモンは、10m前後の木でインドが発祥の地。原種は現在の形とは少し異なり、真ん丸で小さめの形をしています。中国やアラビア半島へも伝わり、その後十字軍を通してヨーロッパへ広まりました。現在はイタリア、フロリダ、カリフォルニア、また日本でも栽培されています。

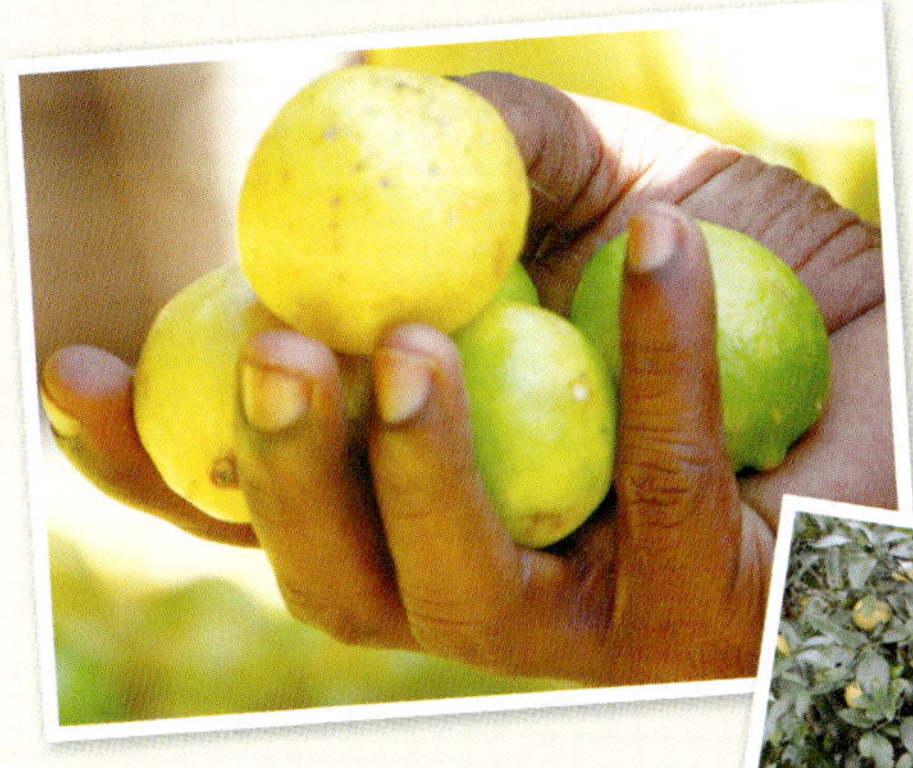

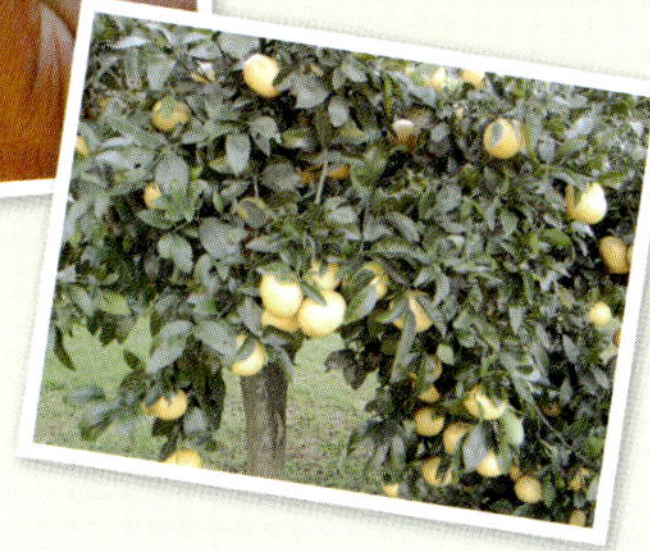

目的が必要となります。そのため、単に好きだからといって同じ素質の精油のみをブレンドしてしまうと、一気に揮発して香りの保持力が極端に短かったり、同じ化学成分の集合体になってしまいます。そうなると、偏った成分のみが突起して不具合が起こるのを避けられるという、ブレンドの良さが無視され、皮膚刺激や酸化の速度がより高くなることも予測できます。

身近な料理に例えてみると、同じような栄養素をもつ野菜であるじゃがいも、里いも、かぼちゃという組み合わせで作った煮物はどうでしょうか？　見た目だけでなく、味も食感も、また「楽しさ」の面でも、「味」や「栄養」の面でもバランスが悪いことがわかります。もしこれを、じゃがいも、にんじん、いんげんという組み合わせの煮物と比べてみたら、どちらが総合的にバランスが良いかは、食べる前に一目瞭然です。

自分が好きな香りだけや、良い香りだけを組み合わせれば、「良い香り」に仕上がるのではなく、良い香りを作るその周りには、引き立て役となる精油が、たくさん一緒につながっています。こういったように、アートとして感覚的にブレンドのバランスを考えることは、文字だけの勉強では網羅しきれない部分であり、とても重要なポイントなのです。

柑橘系の精油をブレンドに使用する際、自分の中で「甘さのあるフレッシュ感」「シャープなフレッシュ感」など、表現を見つけておくと良いでしょう。中でも、他の精油と合わせると香りが立ちにくいレモンの精油は、その良さが失われないよう、精油の選定や割合に注意しなければいけません。またバッチ（抽出時期などを示す管理番号）や抽出法によって同じ精油でも香りが異なるので、購入時すぐに、自分の感覚で毎回把握することです。その感覚こそが、どういった精油を組み合わせたら相性が良いかというヒントを与えてくれます。

光毒性は、どれほど気にするべきか

光毒性の危険が生じるのは、正しい使用法を把握していない場合や、使用方法を間違った時がほとんどです。ラクトン・クマリン類の成分など、光毒性についてのさまざまな記載がありますが、ベルガモットの精油に含まれているクマリン類のベルガプテンやソラレンなどの成分以外は、過剰に意識するほどの危険性は見出されていません。化学成分だけで判断してしまうと、特定成分は明らかになっていないものの、文献ではジンジャーも同じように注意するべき精油となってしまいます。通常のアロマセラピーで使用する精油の使用法や希釈ならば、その範囲内で光毒性が生じることは、あまり考えられません。

一般的に光毒性の注意事項である「柑橘系の精油をマッサージケアにて使用した後2時間は、直射日光に当たらない事」という内容も、それを裏付ける確実なデータが存在するわけではありませんし、この記述を疑問視する専門家もいます。あくまでも危険性の有無は、使用する側の判断や責任の甘さに起因することが多く、それが問題なのです。しかし、酸化による精油の変化で生じる不具合は未知数のため、できる限り新鮮な精油を使用しましょう。

Recipe 柑橘系を使ったおすすめブレンド

※（　）内は学名、【　】内はノートを示す

＊ リラックス・ブレンド① ＊

ジャスミンの中でも芳醇な香り高さを持つサンバックを使用することがポイント。このジャスミンサンバックと共に、甘さとフレッシュ感のあるオレンジスウィートを加えることで、疲れた心身にベールをかけてくれるような優しさと温かさを与えてくれる香りに仕上がります。特に忙しい女性や、精神疲労を感じている方に。

オレンジスウィート Orange,Sweet (*Citrus sinensis*)	80%【TOP】
ジャスミンサンバック Jasmine Sambac (*Jasminum sambac L.aiton*)	20%【MIDDLE/BASE】

＊ リラックス・ブレンド② ＊

甘さとフレッシュ感に合わせて、グリーンでスパイシーな温かさを感じられるブレンドです。

ベルガモット Bergamot (*Citrus aurantium ssp bergamia*)	30%【TOP】
オレンジスウィート Orange,Sweet (*Citrus sinensis*)	20%【TOP】
タイムリナロール Thyme, Linalol (*Thymus vulgaris ct linalool*)	10%【MIDDLE】
カルダモン Cardamon (*Elettaria cardamomum*)	15%【TOP/MIDDLE】
ラベンダー Lavender (*Lavandula angustifolia*)	5%【MIDDLE】
パチューリ Patchouli (*Pogostemom cablin*)	20%【BASE】

＊ リフレッシュ・ブレンド ＊

シャープなフレッシュさと爽快感を持つ香りのブレンド。鼻の奥に感じる甘さは、ペパーミントとフランキンセンスのバランスが創り出してくれます。呼吸をスムーズに促すサポートとしても活用できるブレンドで、花粉症の時期にも役立ってくれます。また、朝にスッキリしたい時や、何かに集中したい時にも。

グレープフルーツ　Grapefruit (*Citrus paradisi*)	30%【TOP】
レモン　Lemon (*Citrus limonum*)	25%【TOP】
ローズマリー1,8シネオール　Rosemary, Cineole1,8 (*Rosmarinus officinalis ct cineole 1,8*)	20%【TOP/MIDDLE】
ペパーミント　Peppermint (*Mentha x piperita*)	5%【TOP/MIDDLE】
フランキンセンス　Frankincense (*Boswellia carterii*)	20%【BASE】

Chapter 4

Rose

ローズ

Rosa damascena

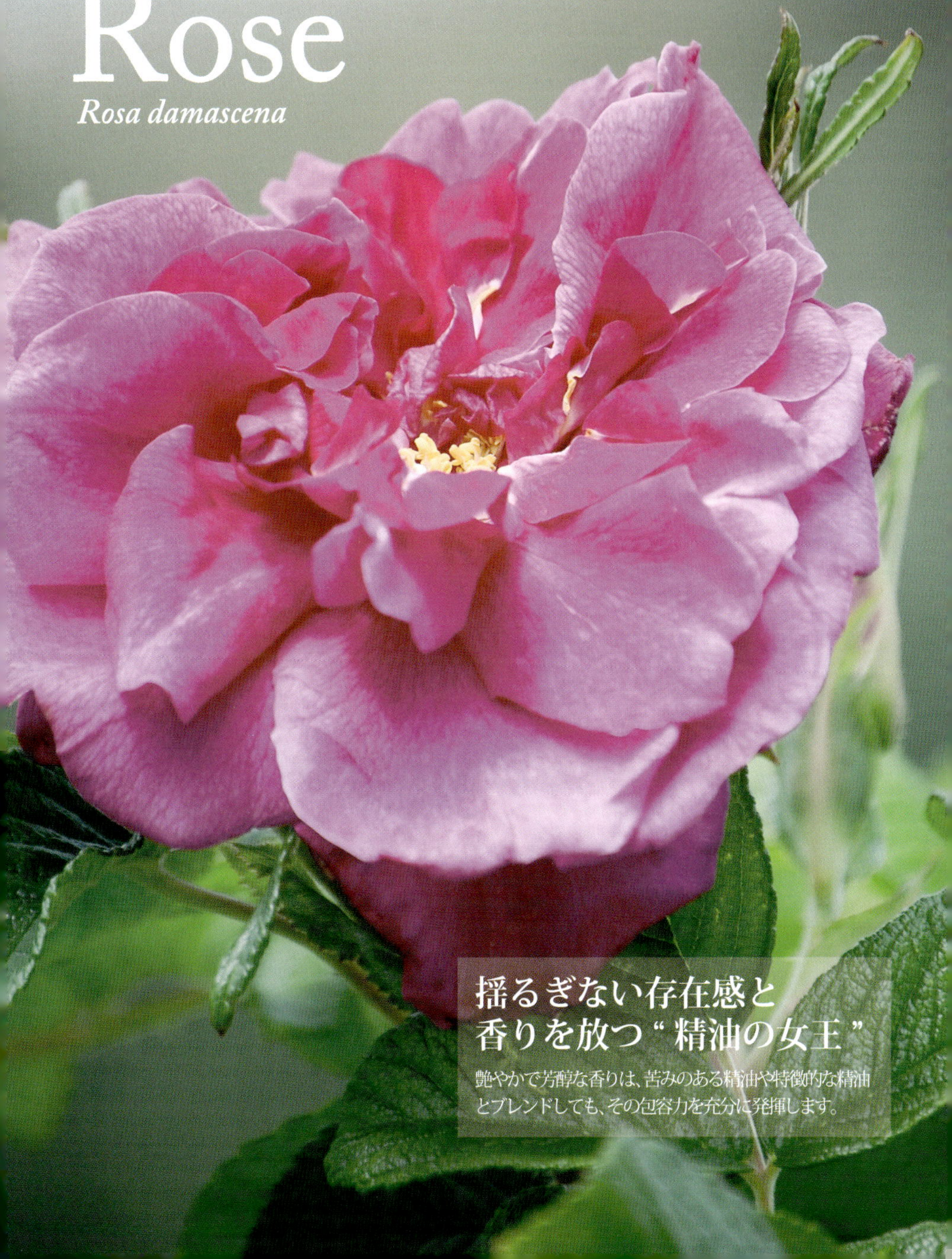

揺るぎない存在感と香りを放つ“精油の女王”

艶やかで芳醇な香りは、苦みのある精油や特徴的な精油とブレンドしても、その包容力を充分に発揮します。

芳醇で高貴な、印象深い香り

ローズ（*Rosa damascena*）の精油は、アロマセラピーにおいて代表格とも言える存在であり、高価な精油としても有名です。手のひらに乗せたバラの花びらから放たれる芳醇で優しい香りは、女性の象徴でもあり、驚くほどにその香りを確実に私たちの鼻に感じさせてくれます。

私たちアロマセラピストは、純粋な精油の香りをお客様に届けたいと願いますが、一般のお客様に純粋なローズの精油の香りをお試しいただいた時、驚いてしまう方や、「これは私が知っているローズじゃない！ニセモノ！」とおっしゃった方もいました。

それほどまでに、ローズの香りというのは、個々の頭の中にイメージができ上りすぎているのです。こういったお声は、根本的にお客様が心地よいと感じていないということです。しかし面白いことに、フレッシュな花びらの香りを嗅いで、先ほどのようなお話をされる方はいません。生の花びらからは、私たちの感覚に届くべき、心地よいローズの香りを学ぶことができますので、ローズを活用した精油のブレンドの、大切なヒントになることは間違いありません。

アロマセラピーで使用するローズの主な種類としては、ダマスクローズ（*Rosa damascena*）、センティフォリアローズ（*Rosa centifolia*）、ガリカローズ（*Rosa gallica*）が主ですが、ローズには実に３００もの種類があります。

日本に自生するハマナス（*Rosa rugosa*）は、「チャイニーズローズ」とも呼ばれ、北海道から東北で見ることができます。北海道の自社契約農家では、農家の皆さんと共に完全無農薬のハマナスの原種を5年計画で1５００本ほど植え、その花びらから精油の蒸留を試みています。手摘みで収穫を行っていますが、摘んだ時のあの芳醇な香りは、言葉で表すのがとても難しいほど私たちを魅了します。そして一人でも多くの方にこの感覚を体感していただきたいと願っています。

忘れられない、ローズ農家での体験

ローズの収穫や蒸留は5～6月頃にかけて行われ、夏の気配を感じ始める時期には作業が全て終了します。フランス、トルコ、ブルガリア、イラン、インド、モロッコ、イタリアなどが原産国として有名ですが、残念ながら有機栽培（オーガニック）や野生種のバラの収穫と蒸留を今も継続的に行っている農家は多くはありません。これは年々の収穫量や価格の上昇をみても明らかで、もしローズの精油が安価な場合には、品質などを疑うべきでしょう。

ローズの香りは、アロマセラピーで使用するのか、化粧品や雑貨、芳香剤として活用するのかによって、使用する質や中身が変わるので、全ての「ローズの香り」が同じ質と香りだと考えるのは適切ではありません。また、各国のローズの精油を嗅ぎ比べると、自分がどの国の精油が好みかを感じ取ることができます。私はイランやトルコ産の有機栽培（オーガニック）のローズやハイドロゾルの香りの深さと、香り高さが大好きですが、大量に流通していないので入手できる量はごくわ

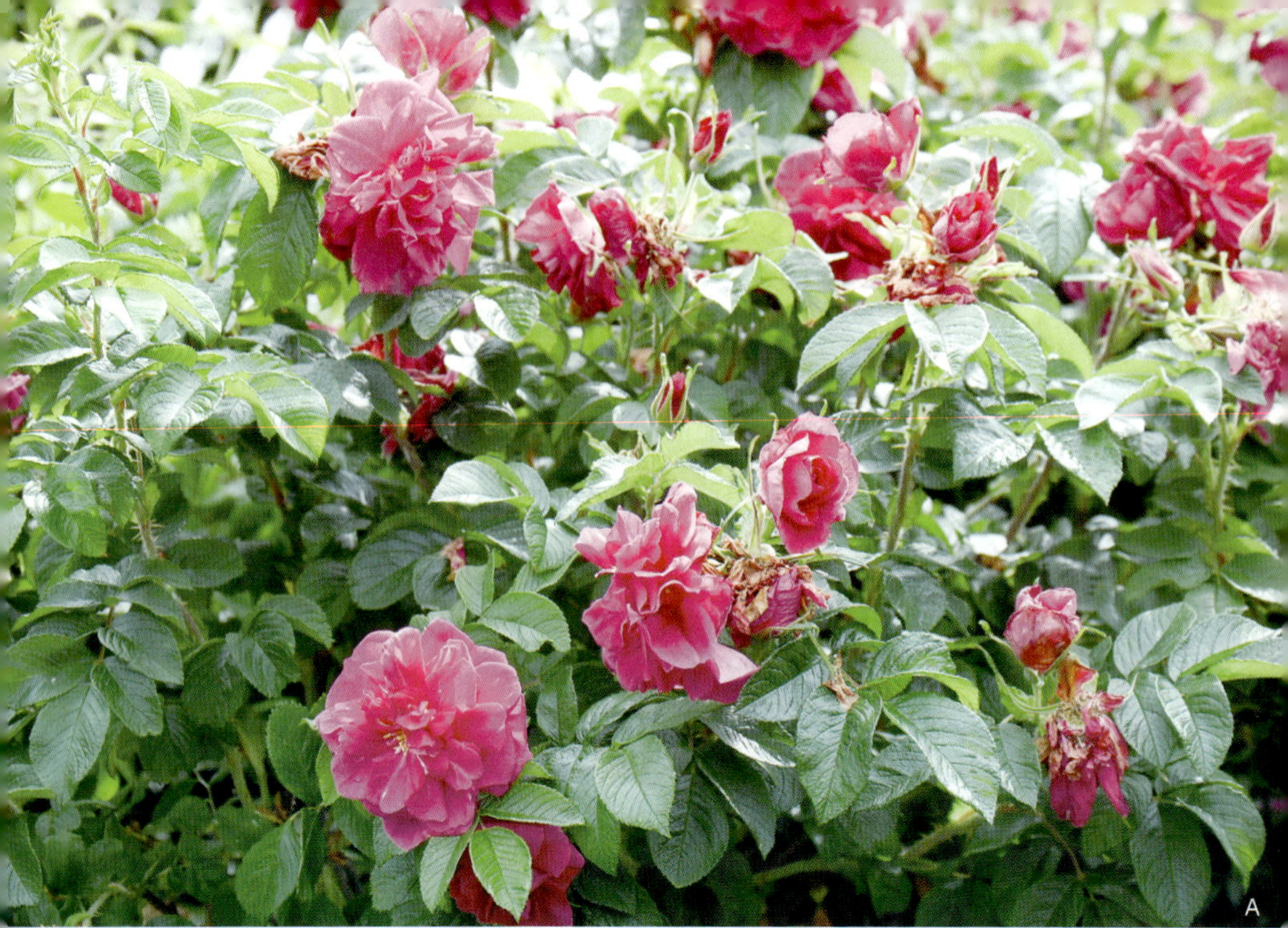
A

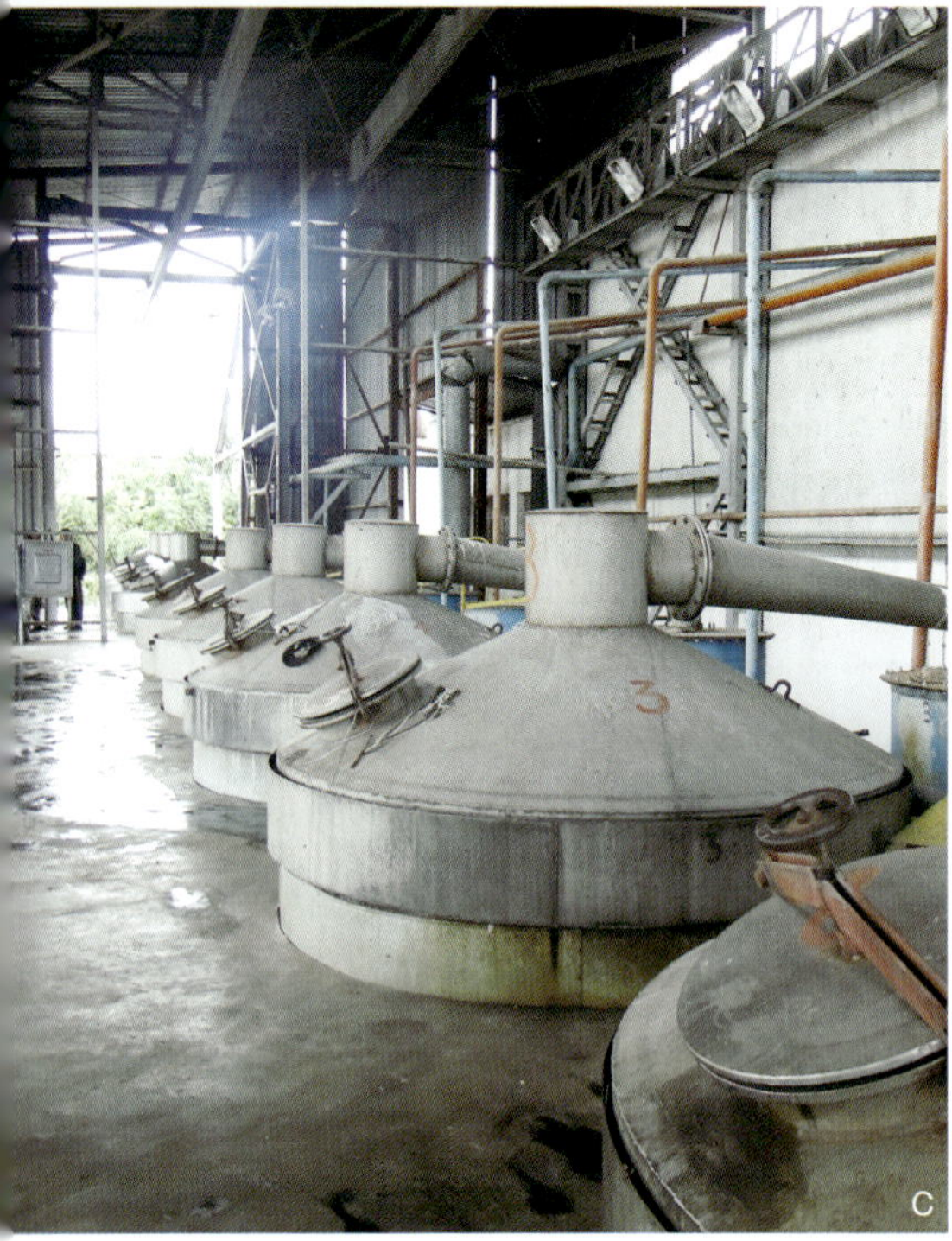
C

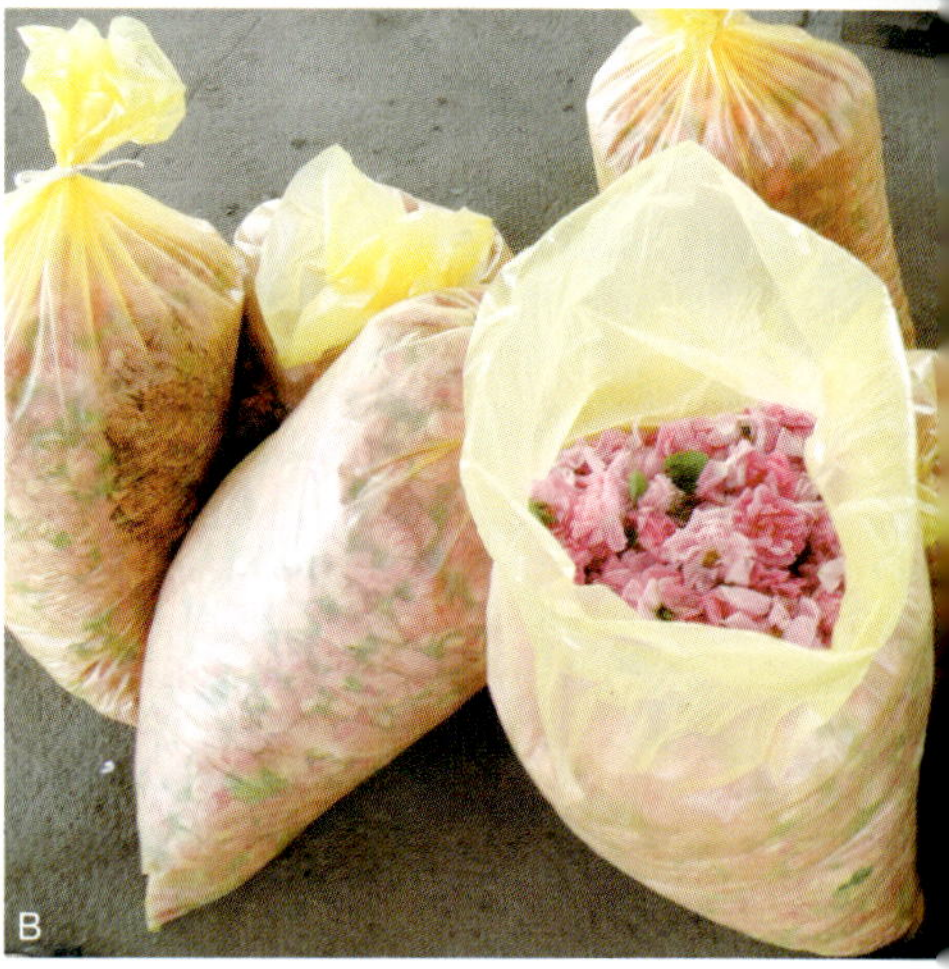
B

Rose

Rosa damascena

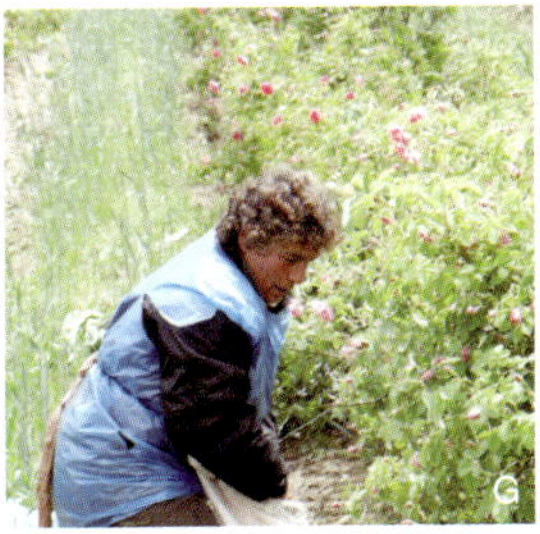

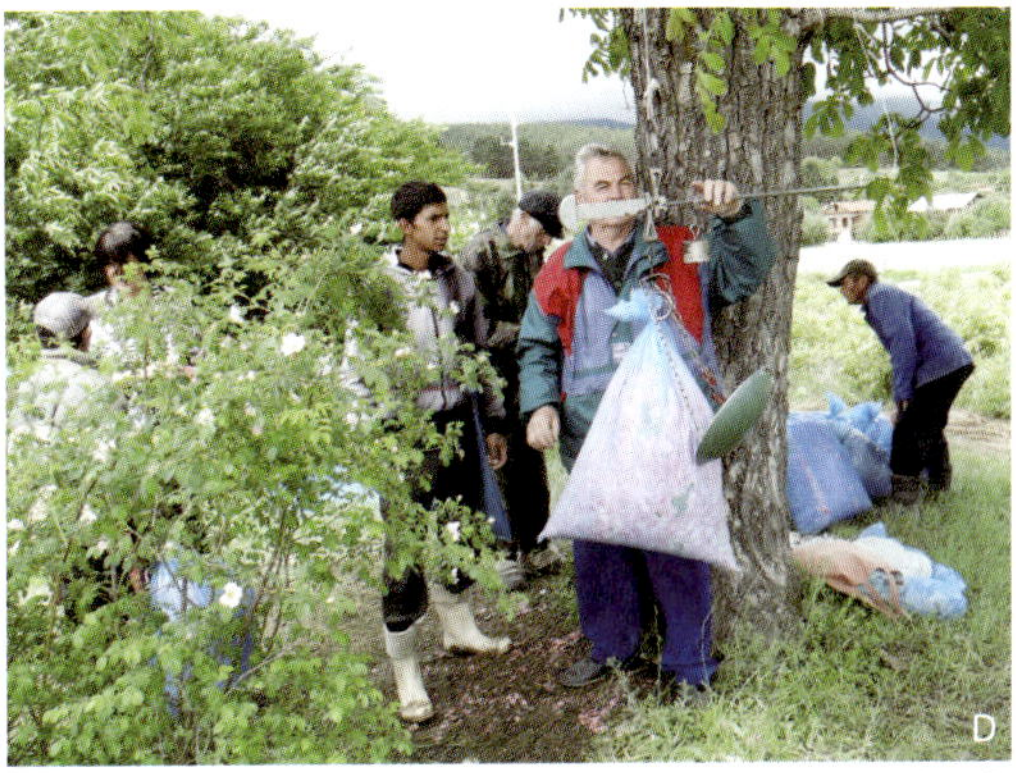

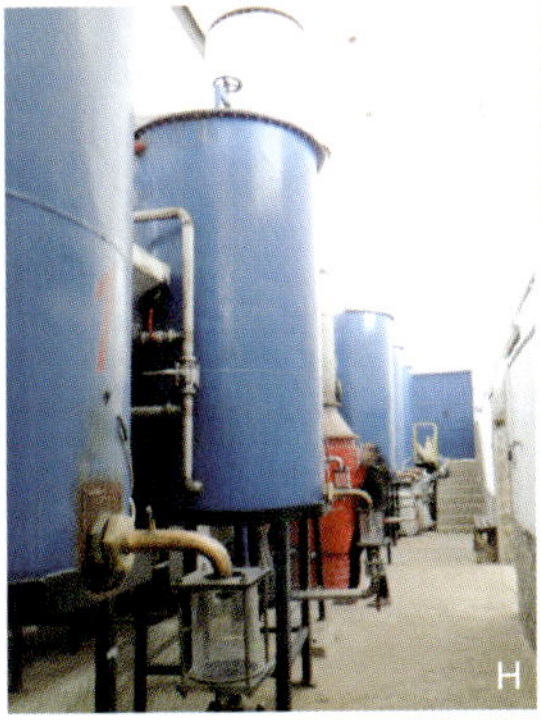

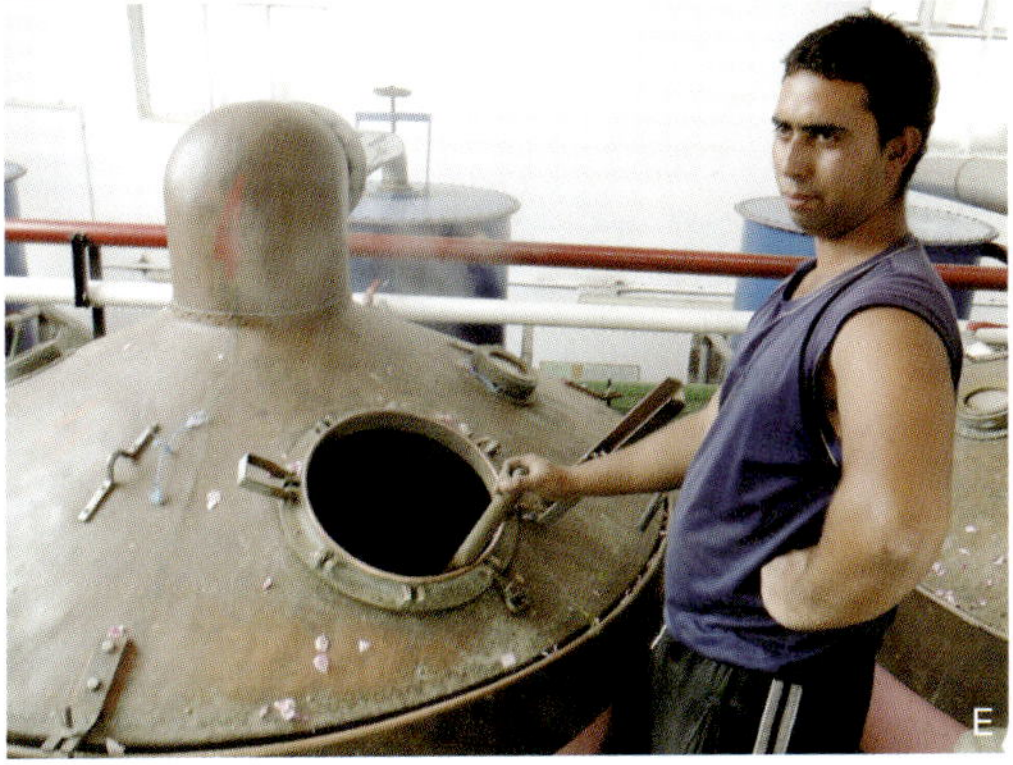

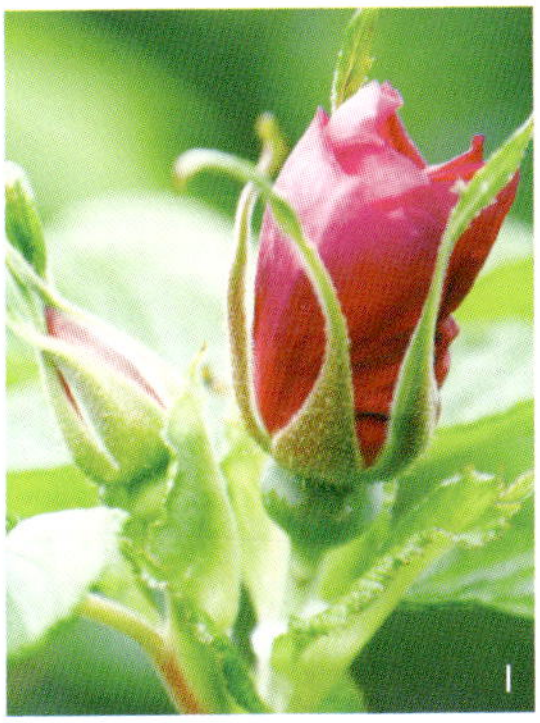

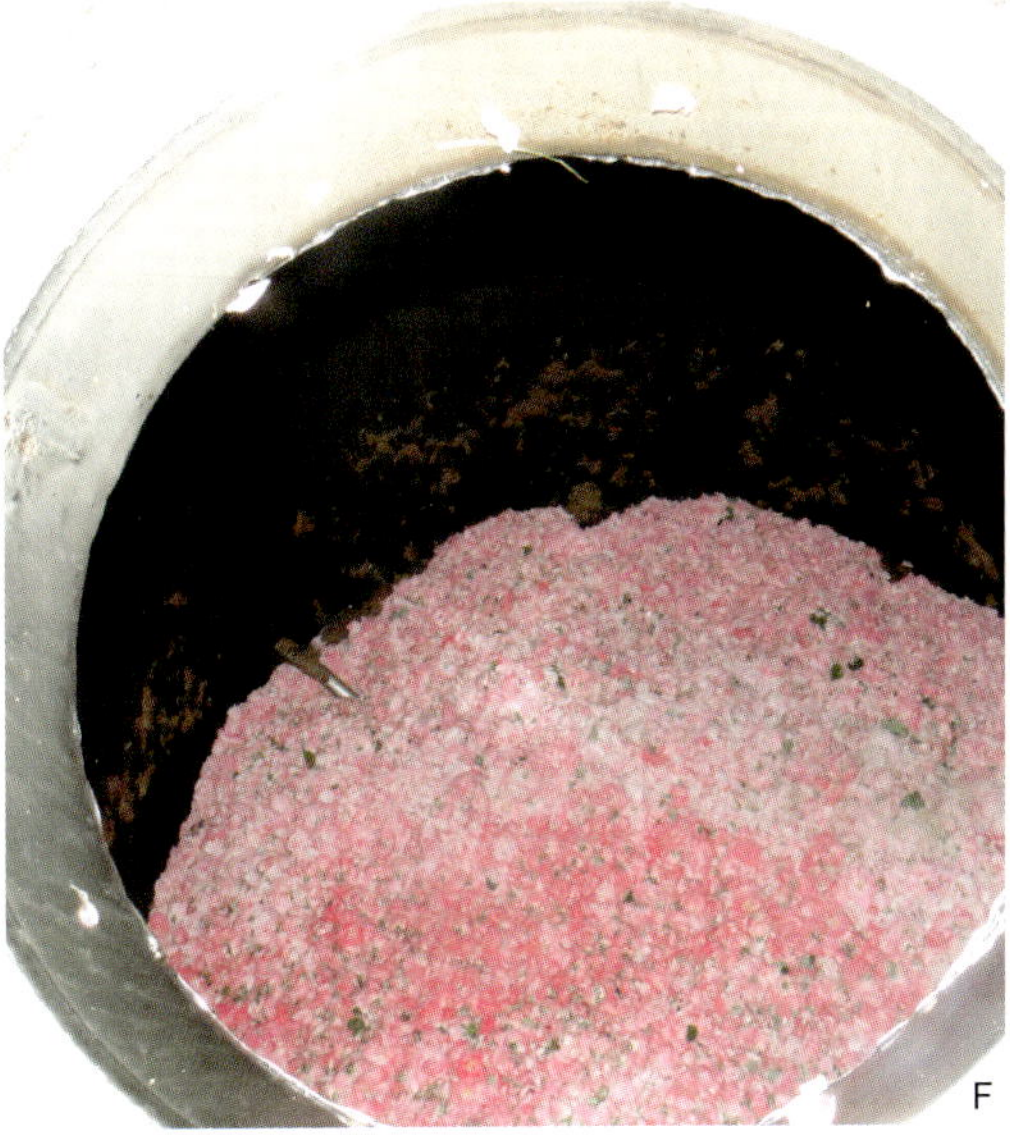

A：華やかなダマスクローズの畑
B：収穫後、花弁は袋に詰められる
C：水蒸気蒸留所とタンク
D：収穫後の計量。これによってアルバイトの賃金が決められる
E：蒸留中の作業
F：大釜には、何トンもの花弁が入れられる
G：手に棘が刺さらないように、慎重に素早く行われる手摘みの収穫作業
H：抽出冷却機
I：ダマスクローズの開花前のつぼみ

ずかです。

今でも鮮明に覚えているのが、アメリカにいる友人と共にフランスの農家に行った時のことです。とても暑い日で、収穫後に皆で休憩をした時でした。農主がローズの花びらを煮詰めて砂糖を加えたシロップを持ってきてくれ、氷の入ったグラスにシロップと水を注ぎこみ、リフレッシュメントとして飲ませてくれたのです。山の中で、もちろん自動販売機などはない場所ですから、のどの渇きを潤すと共に、自然の恵みを体全体で吸収したような感覚になりました。

収量が極めて少なく、非常に貴重

蒸留農家で見られるローズは、どちらかというと〝生い茂っている花〟という印象があります。1.5〜2メートルほどあり、私たちの背丈より高いものもあります。もちろん、管理されている畑では背丈も調整され、収穫しやすいように生い茂った株と株の距離感もうまく計算されています。

収穫の際には、ビニールの袋を携えて手で収穫するのですが、花びらは重量で計算され、収穫している人たちに賃金が支払われていることが多いです。

花びらは乾燥させるとたちまち小さくなり、色が濃くなりますが、これがハーブティーやバスソルトなどに活用されています。乾燥してしまうと精油の含有量が減少しますので、その香り立ちは生の花びらとは違う印象になります。また、棘がある植物のため、収穫時には手袋を着用しますが、それでも手に刺さったり、傷ができたりすることは日常茶飯事です。

通常、アロマセラピーでよく使用する精油に、水蒸気蒸留法、または溶剤抽出法（アブソリュート）で抽出されるローズ、溶剤抽出法で抽出されるローズセンティフォリア（アポセカリーローズ。*Rosa centifolia*）があります。水蒸気蒸留法の場合、収穫後に花びらが熱や暑さでダメージを受けないように、できるだけ涼しい、冷蔵機能のある場所に移して蒸留が行われます。

溶剤抽出法の場合、多くがヘキサンという溶剤を使用し、コンクリートと呼ばれる蝋状の物質にしてから、最後の過程でアルコールで分離して精油を抽出します。この精油の場合、微量ながらも溶剤が残留するため、芳香目的以外に、ボディやフェイシャルのケアなどで使用するには、おすすめできません。香りで判断すると、逆に溶剤抽出法（アブソリュート）で得られた精油が好まれる傾向が高く、アロマセラピストが精油の選定時、用途別に判断する必要があります。

また、インドではローズアッターという、ローズオットーの精油を水蒸気蒸留法で抽出した後、サンダルウッドの精油の釜へ流し込んで15日間程熟成させた精油もあります。自分の手で2つの精油をブレンドした時とは違って、しなやかで深みがあり、記憶に強く残る香りです。

ローズの花びらは精油の収量が少ないことから、抽出は決して容易ではなく、その収量の少なさは価格にも反映されています。水蒸気蒸留法の場合、収量はおよそ0・01～0・02％であり、1キロの花びらあたり0.1～0.2 mlしか抽出できません。溶剤抽出法では、水蒸気蒸留法に比べて10倍ほどの量が抽出できます。1キロの花びらあたり1～2 mlのコンクリートができますが、抽出の手間などもあり、どちらの抽出法でも同じくらいの価格で販売されているのが現状です。

含有成分の半分も解明されていない、神秘的な精油

ローズの精油は、解明されていない成分が多く含まれていることでも有名です。「含有成分の半分も解明されていない」状況だとも言われ、合成のローズの香りは、現在知られている成分の中の、ほんの数%の部分のみで作られています。どんなに近づけようとしても、純粋なローズと同じ香りを作るのは不可能だとされており、自然の偉大さと純粋な精油の未知な部分を、私たちに教えてくれているのだと思います。

「ローズの精油の働きは何ですか?」「ローズは何にいいの?」という質問があったら、女性的なイメージで「ホルモンバランスの調整や肌に良い」と答える方が多いと思いますが、実際にはまだたくさんの活用法があるため、答えに本当に困ってしまう精油の一つではないでしょうか。

私が現場で経験してきた中では、特にある一定の年齢層や婦人科系の症状を抱えている女性がローズを選択することが多く、精油をブレンドしたり、商品開発する上でのターゲットを設定する上で参考にしてきました。主な化学組成はゲラニオール(Geraniol)、シトロネロール(Citronellol)、ネロール(Nerol)などで、毒性もなく最も安全な精油の一つとも言われていますが、1滴がもつ芳香の強さは他の精油の比にならないほどパワフルです。使用量が多いと気分を害してしまう可能

ローズ精油の現状

The current status of Rose essential oil

ローズは高価なため、「純粋なローズの精油」と謳っている商品でも、残念ながら、香りが類似した精油が加えられていたり、ある特定の化学成分で薄められている場合があります。もちろん用途によって使い分ければいいのですが、「純粋な精油」として販売されている以上、手を加えられていることが良いとは言えません。実際、「100%オーガニックのローズです」とすすめられた商品の香りを嗅いでみたら、明らかにローズに類似する他の精油が多く含まれていることを感じ取ってしまった経験があります。

私たちセラピストは、文字や広告だけに左右されず、「品質」を自分の感覚でしっかりと判断できる力を持つことが、今後一層必要になってくると思います。

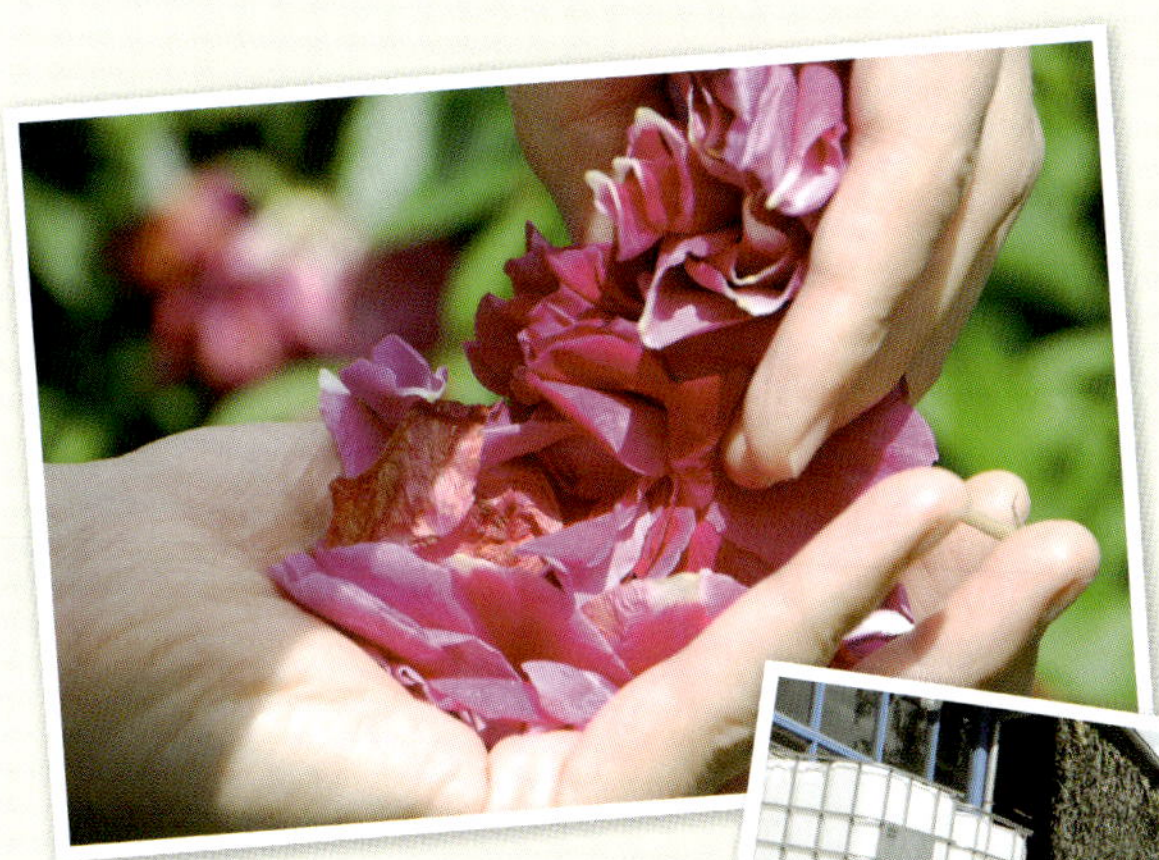

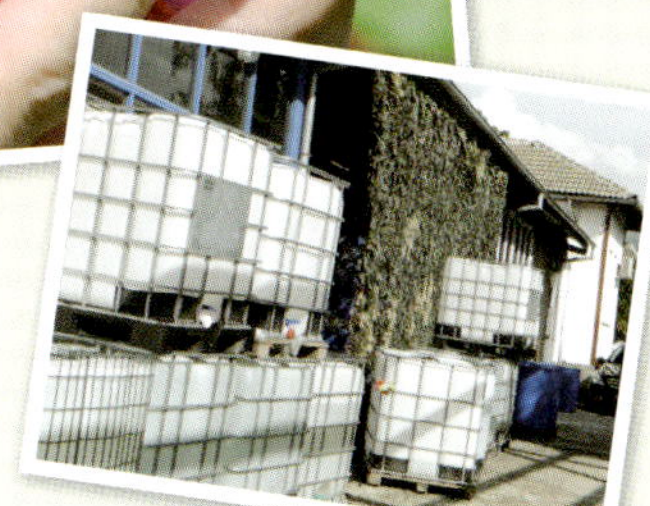

性も高いので、充分注意して下さい。

また、時々「ローズの精油が、瓶から垂れてこない」という質問をいただきますが、純粋なローズの精油は、10℃前後の温度で氷のようにビンの中で固まってしまいます。焦らずにそのまま常温に戻すか、ポケットなどに入れて少し肌の温度に触れると、すぐに液体に戻ります。固体化するのは自然の現象ですので、質には何ら問題は生じません。

特徴として、ワインと同じように年を経るごとに熟成すると言われていますが、もし芳香以外にボディケアやフェイシャルケアなどに使用する場合には、高温多湿を避け、涼しく暗い場所に保管するのが最適です。もちろんワインセラーでもＯＫです。

また、ローズの精油は、スキンケア、ストレスケア、不眠、高血圧、アレルギー、感染症、頭痛、目の疲れ、月経痛、月経不順や分娩など、世界中で幅広く活用され続けてきています。現代の化学をもってしても解明できない成分をたくさん含んでいるローズの精油が、これほどに長年活用され、多くの人に愛されていることから、精油には、非常に難しく、そして神秘的な部分が隠されているのを感じます。見える部分だけで判断するのではなく、感覚に委ねる必要もあるでしょう。

高価だからこそ、的確に使いこなすための練習を

「価格が高いからあまり使わない」という方もいると思います。実際に商品開発などのご相談を

受ける場合にも、同じようなご意見をいただくこともあります。しかし、ローズの精油の働きは幅広く、必要と判断したお客様やターゲットに使われるべき精油でもあります。

香り高さや持続性が秀でた精油なので、「使いすぎない」ことがポイントです。これはコスト面だけではなく、ブレンドの観点からも言えることです。配分量に注意しないと、他の精油の香りを全て消してしまう精油ですし、これでは他の精油をブレンドしているアート性が消えてしまいます。

価格が高い理由を再度理解し、価格よりも有効性を重視してローズの精油と向き合ってみましょう。そして、どんな精油との相性や分量が、よりローズの香りを引き立たせてくれるのかを考える練習が大切です。

高価な精油ですから、たくさんの滴数をビーカーやお皿に垂らしてということは、躊躇してしまうかもしれません。その場合、試香紙を使った擬似ブレンドも一つの手段です。しかし一定期間は、実際に垂らして練習する時期が必要です。しっかり練習期間を経て、確実にローズの精油の香りをご提案できるようになる方が、結果的にコストも安く収まり、何よりも「専門家」としての強みになると思います。

また、ブレンドをする際に、化学変化によってベースオイルが白濁する場合もありますが、これは精油同士をブレンドする上で生じる自然の変化です。化粧品などにローズの精油を使用して他の成分を混ぜる際には、白濁が生じると色が邪魔になるため、白濁しないように化学的に調整されているものもあります。ローズを怖がらず、「活用」できるアロマセラピストを目指しましょう。

Recipe ローズを使ったおすすめブレンド

※( )内は学名、【 】内はノートを示す

＊ リラックス・ブレンド① ＊

華やかさや優雅さの中にも、甘く、そして深い香りをもつローズオットーの精油は、ゆったりとした時間を演出してくれます。その甘さを柔らかく表現し、だるさを感じないようなブレンドをご紹介します。ローズの精油の香りだけではなく、全ての精油がしっかりと手をつないで一緒になっているイメージの香りをぜひ試してみてください。また、各精油の配分を変化させると、少しの配分の違いが大きな香りの変化につながることを実感していただけるでしょう。

オレンジスウィート Orange, Sweet (*Citrus sinensis*)	50%【TOP】
ゼラニウム Geranium (*Pelargonium x asperum*)	10%【MIDDLE】
ラベンダー Lavender (*Lavandula angustifolia*)	10%【MIDDLE】
ローズオットー Rose Otto (*Rosa damascena*)	5%【MIDDLE／BASE】
パチューリ Patchouli (*Pogostemom cablin*)	10%【BASE】
サンダルウッド Sandalwood (*Santalum album*)	15%【BASE】

※妊産婦の方は、妊娠後期以降の使用をおすすめします。

＊ リラックス・ブレンド② ＊

マンダリンやサイプレスなどをブレンドすることによって、ローズの甘さだけではなく、優しさと花びらのフレッシュ感をより引き立たせることができるブレンドです。ローマンカモミールがさらに爽やかな印象をサポートし、ベースとしてフランキンセンスを加えることによって、重さを感じないブレンドになっています。

マンダリン Mandarin (*Citrus reticulata*)	25%【TOP】
グレープフルーツ Grapefruit (*Citrus paradisi*)	30%【TOP】
サイプレス Cypress (*Cupressus sempervirens*)	10%【MIDDLE／BASE】
ローマンカモミール Chamomile,Roman (*Chamaemelum nobile*)	10%【MIDDLE／BASE】
ローズオットー Rose Otto (*Rosa damascena*)	10%【MIDDLE／BASE】
フランキンセンス Frankincense (*Boswellia carterii*)	15%【BASE】

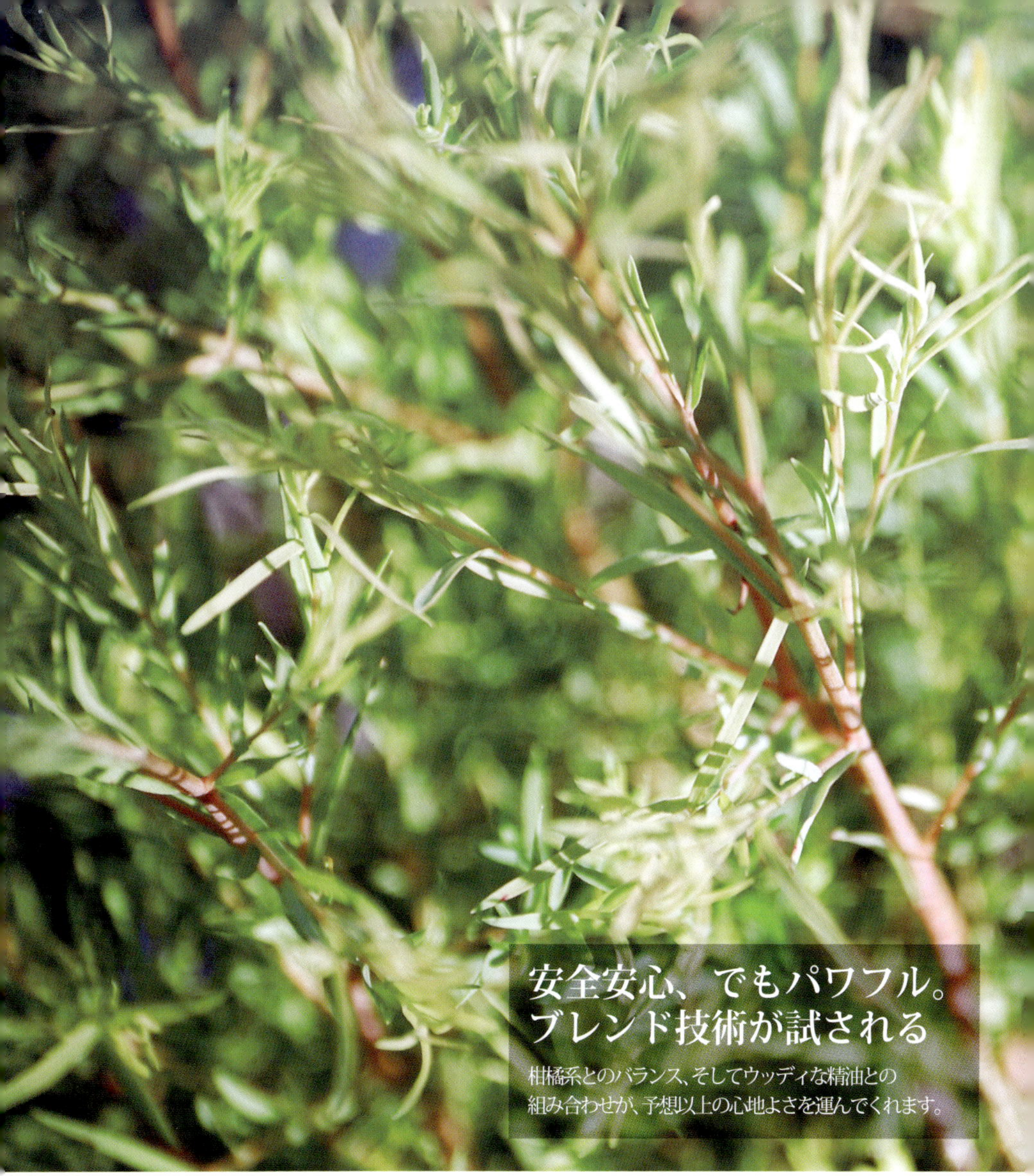

安全安心、でもパワフル。
ブレンド技術が試される

柑橘系とのバランス、そしてウッディな精油との
組み合わせが、予想以上の心地よさを運んでくれます。

Chapter 5

Tea《ティー》 Tree《トリー》

Melaleuca alternifolia

「安全に使用できる精油」の代表

ティートリー（*Melaleuca alternifolia*）は、アロマセラピーの中で、安全に使用できる代表格の精油として挙げられます。この精油が持つ抗菌や殺菌、特に抗真菌の働きが特に注目され、化学的にも世界中でたくさんの研究が行われてきました。

「ティートリー＝オーストラリア」というイメージが強くありますが、その他にもマレーシアやニューカレドニアなどに生息しています。ティートリーは「*Melaleuca*」という学名で始まる種ですが、その種類は２００種に及び、カユプテ（*Melaleuca leucadendron*）やニアウリ（*Melaleuca quinquenervia*）もこの*Melaleuca* 種の一つですので、総称として現地ではティートリーという名称でも呼ばれています。そして、同じ*Melaleuca* 種であるオーストラリア産のロザリーナ（*Melaleuca ericifolia*）の精油も、近年は多くの人の手に届くようになりました。

世界で最初にティートリーが発見され、水蒸気蒸留法によって抽出されたのはオーストラリアです。その当時に抽出された精油とボトルは、今でもオーストラリアに存在しています。実際に私は手にとって中に入っている香りを嗅ぐことはできませんでしたが、それを目にした時に、「歴史」を体感したような心地になりました。

通常私たちがアロマセラピーで使用するティートリーオイルは、*Melaleuca alternifolia*（*Melaleuca* 種）のことですが、一般的に通称「ティートリー」と呼ばれる植物の場合、*Leptospermum* 種を示している場合も多く、混同しやすいので覚えておいてください。

神秘的な顔を見せる、ティートリーの湖

皆さんは、ティートリーという植物の姿や生育環境を、写真や画で目にしたことがありますか？オーストラリアのティートリーが生息している場所には、「Tea Tree lake」と呼ばれる湖があります。現地の人が小さいころから知っている「Hidden Place（秘密の場所）」とも言われ、泳ぐことも許されています。私は農家の方と一緒に3つのTea Tree lakeを訪れました。

一つ目の湖に着いた時、湖畔でひと休みしていた現地の方から、「何をしに来たの？」とびっくりされました。そこは観光地ではなく、あくまで現地の方の散歩コースというイメージだからです。もともと*Melaleuca*種の木に囲まれたこの湖は、水の色が濃い茶色をしていて、タンニンがこれらの木から流れ出しています。実際に湖の写真（101ページ写真）を見ると、その濃さを感じていただけるでしょう。三つ目の湖を訪れた時には、湖から流れ出す水が、海の水と一緒に混ざり合って海へと戻っていく神秘的な場面も目の当たりにしました。

ティートリーは、現在ではある程度乾燥した場所でも育ちますが、元来、水分を含んだ土がある場所を好んで生息します。また、全てのティートリーは種から育ちます。これらの特定の場所から得られた種は、良いティートリーを生育させる源として、農家の間で大切に守られてきたそうです。

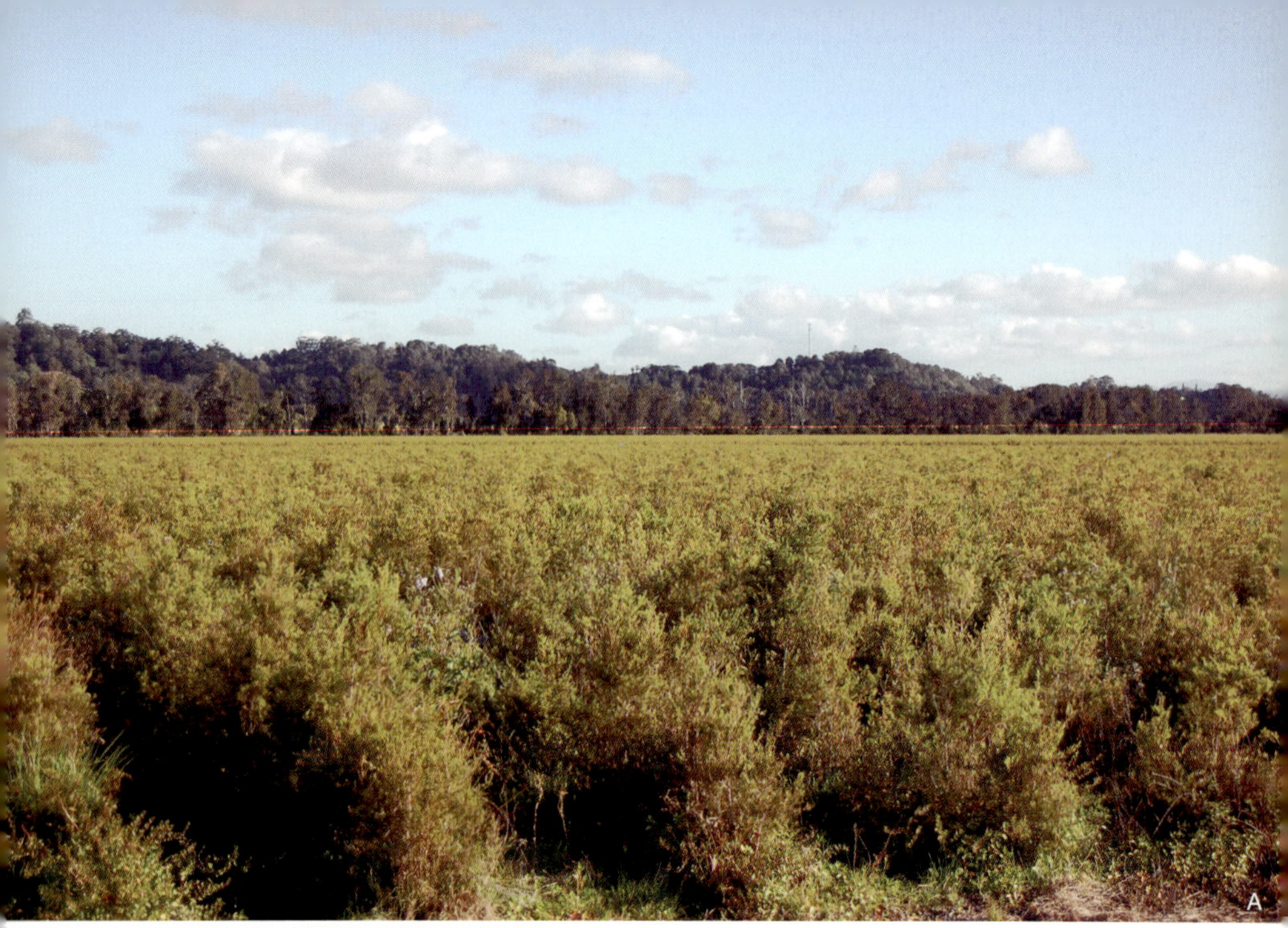

A

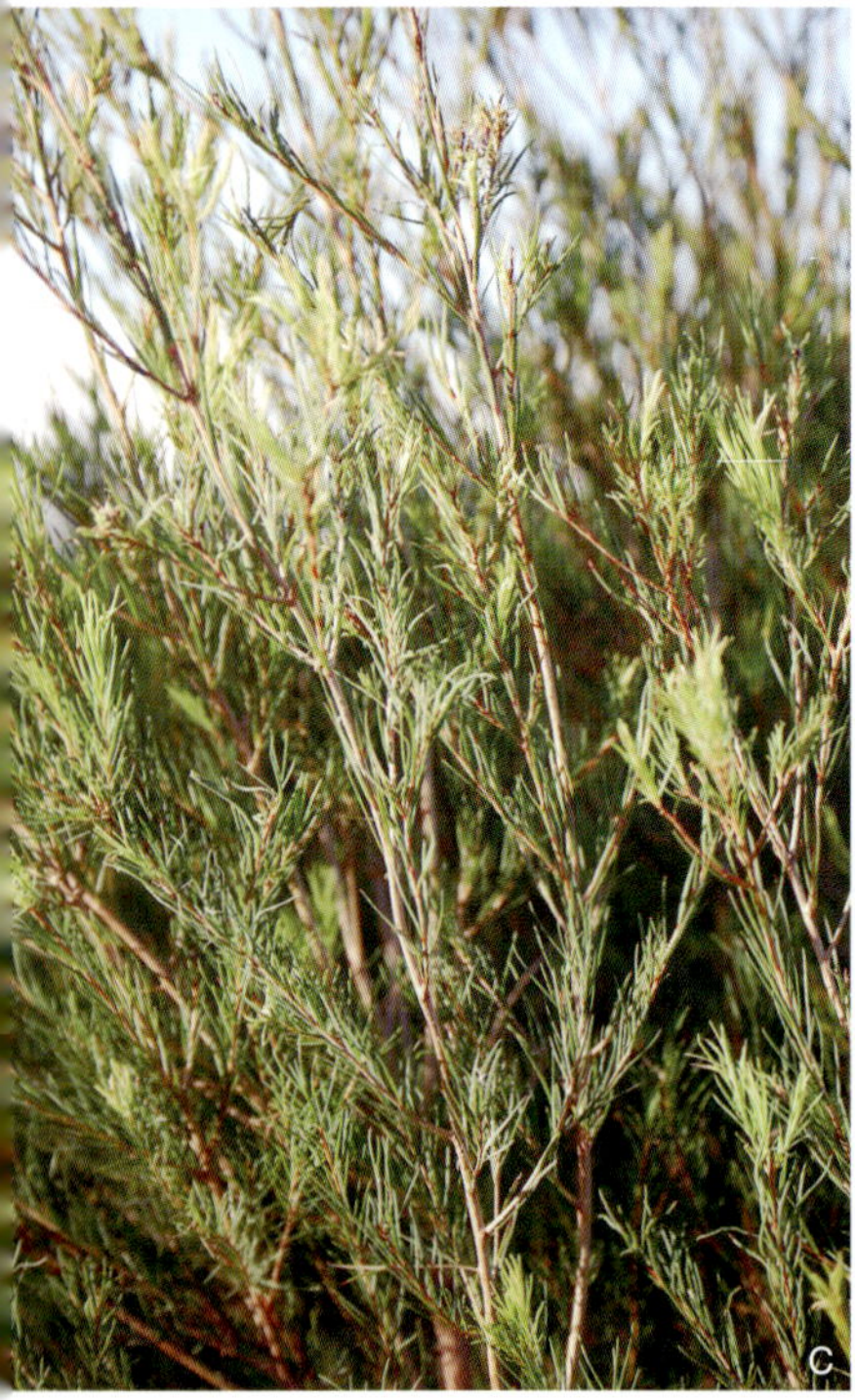

C

Tea Tree

Melaleuca alternifolia

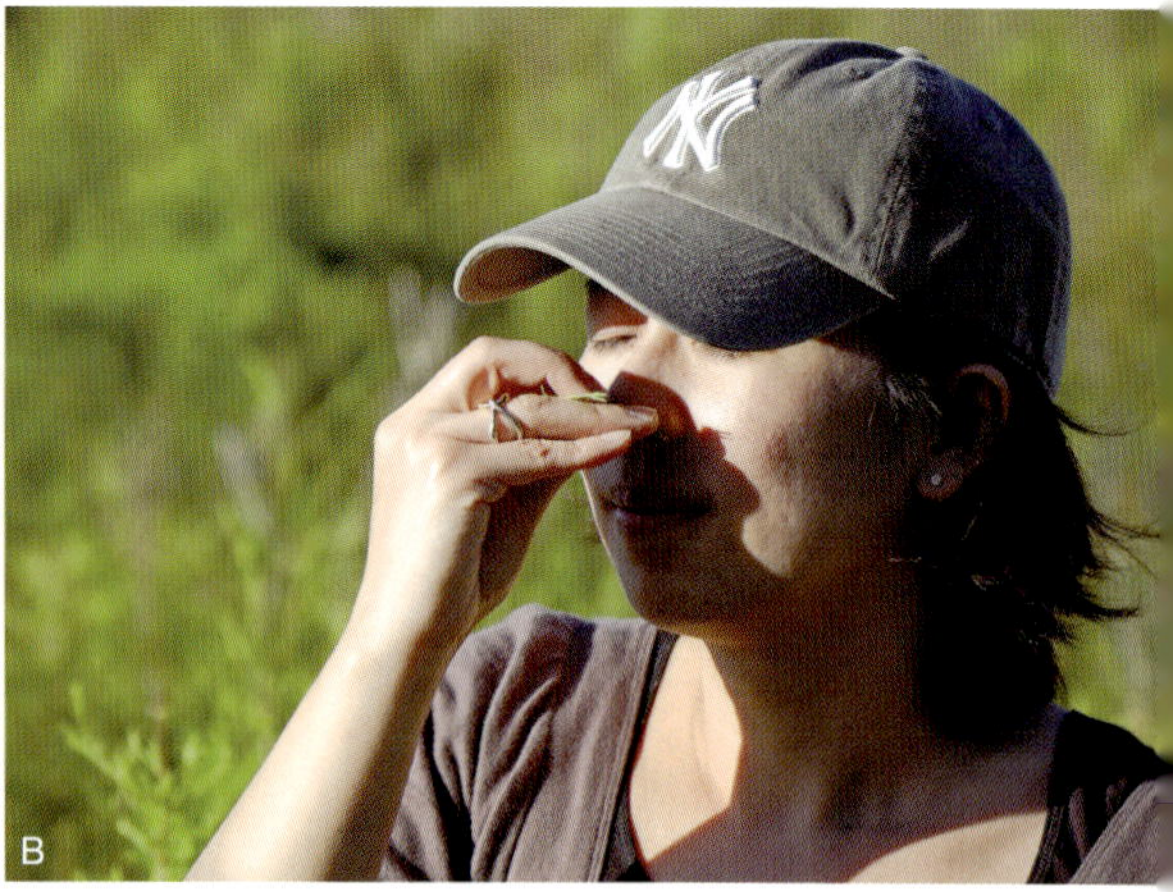

B

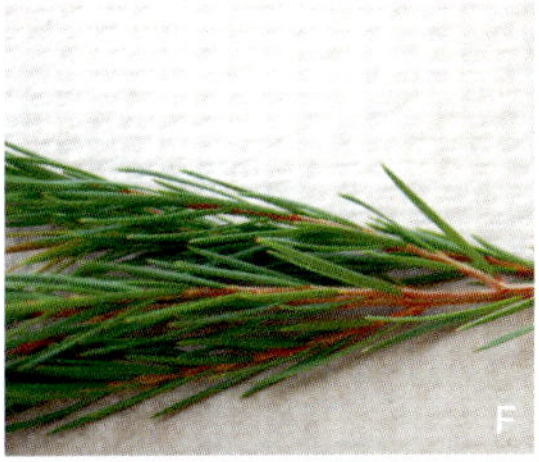

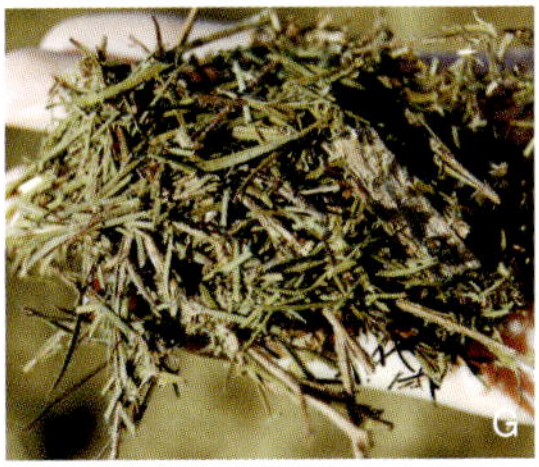

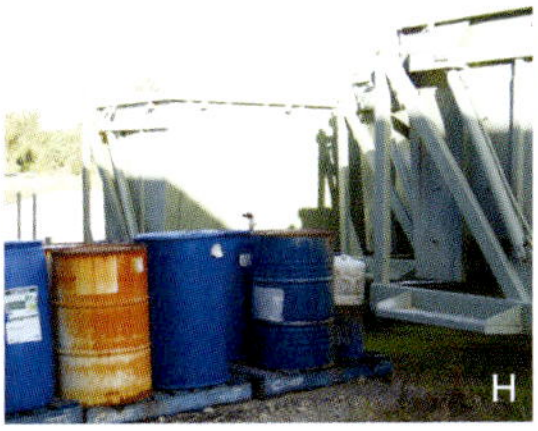

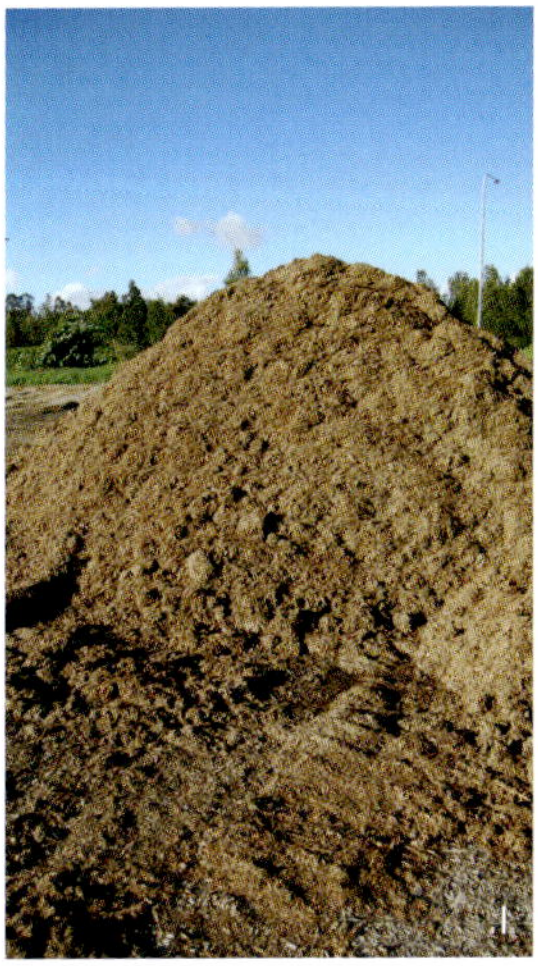

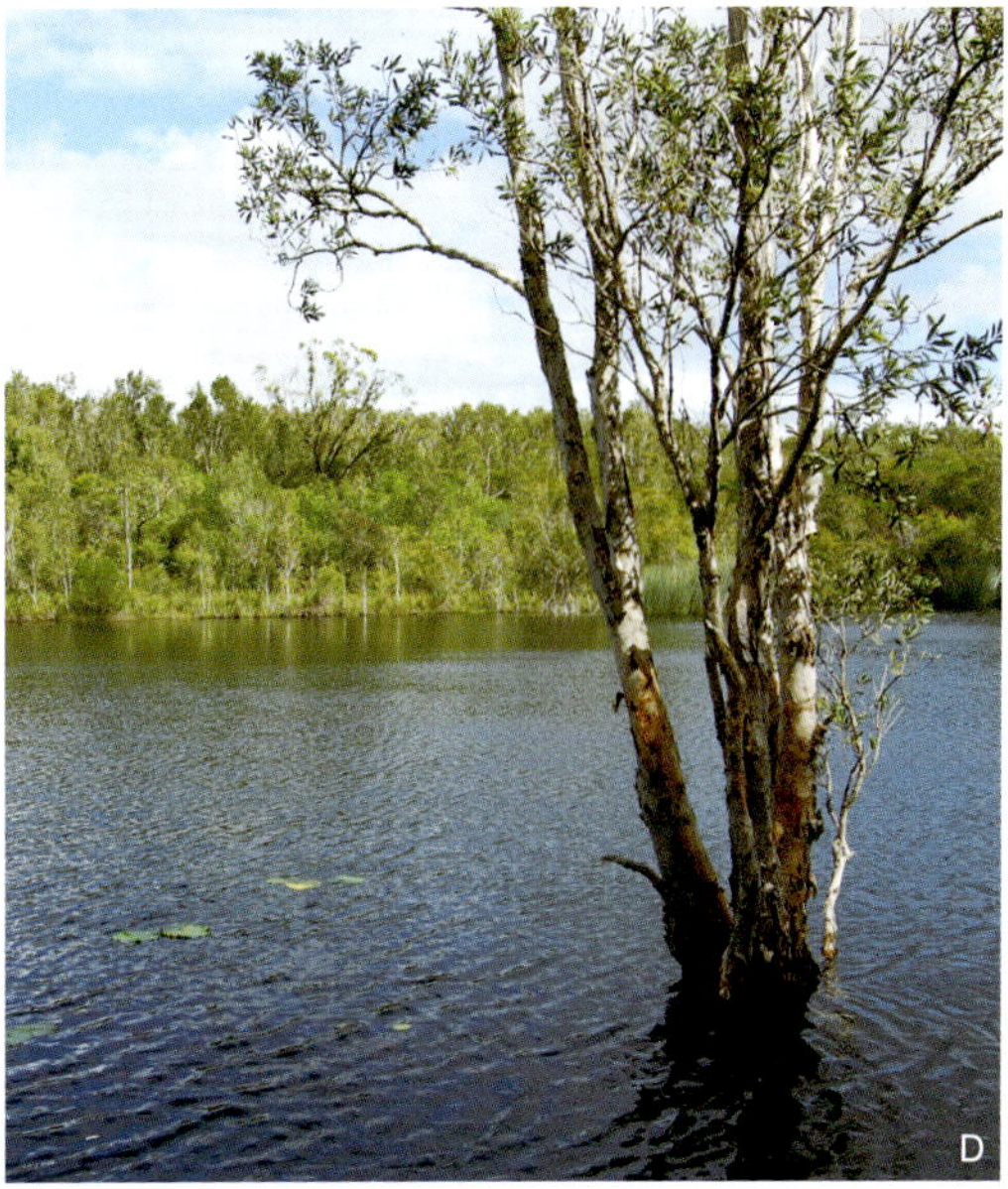

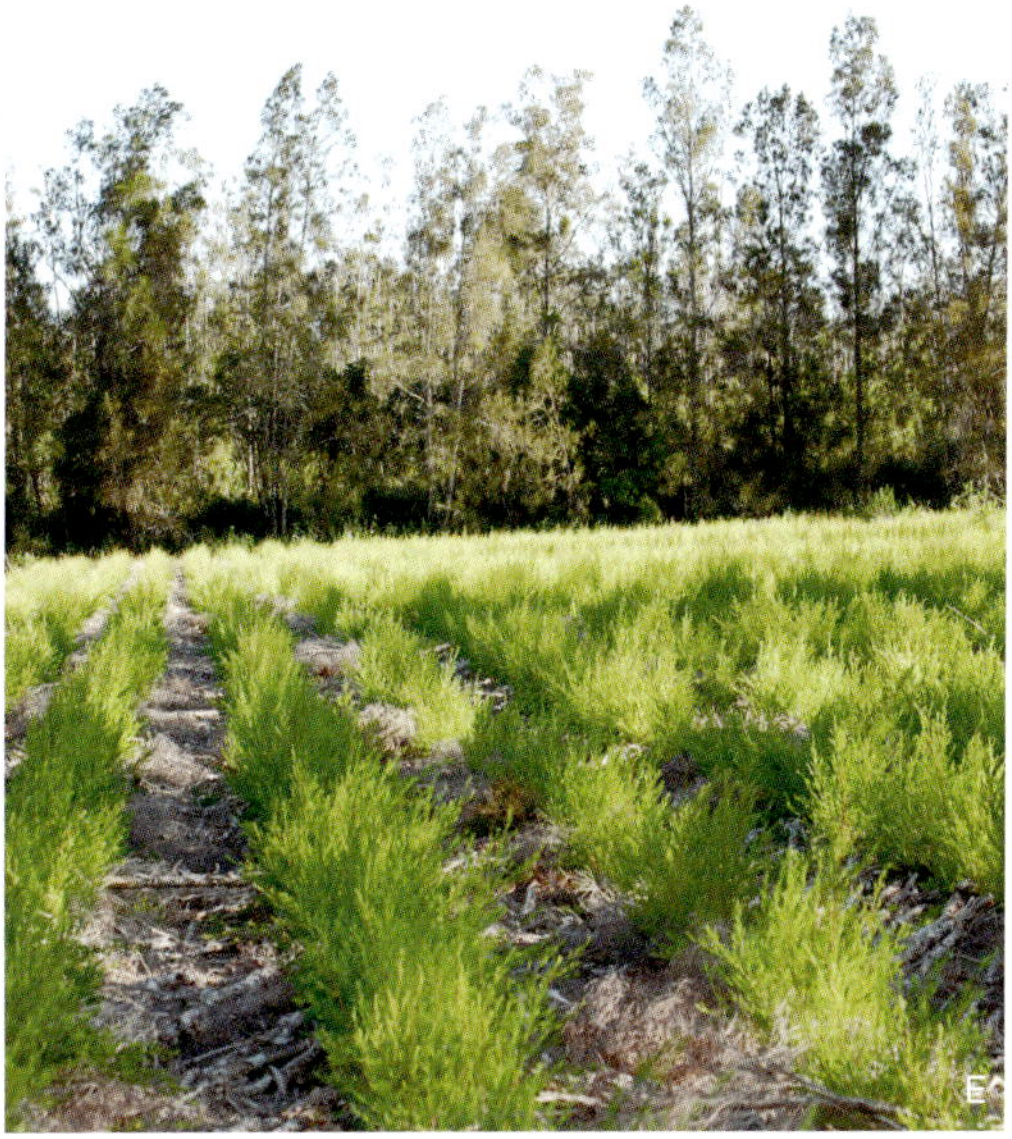

A:オーストラリアにある、9カ月目のティートリーの広大な畑　B:ティートリーの香りを感じる著者
C:力強く生い茂る、7月のティートリー。160cmほどの高さになる
D:静寂さと澄んだ空気を感じるティートリーレイク(湖)。タンニンが溶け出し、水が茶色になる
E:フレッシュな1年目のティートリーはとても若く、淡い青さを持つ　F:収穫直後のティートリーの葉
G:抽出後、野外に集められたティートリーは、濃厚でスモーキーな香りがする
H:タンク詰めされた精油　I:抽出後のティートリーの山

この種は粉コショウのようにとても小さく、1gあたりに4万粒の種が入っています。こんな話をしていた直後、私のこれまでの人生で一番の大雨に降られ、砂浜を2㎞ほどずぶ濡れになって、無言で海と雨の音を聞きながら歩いたのを鮮明に覚えています。言葉ではなかなか言い表せない、自然の壮大さを感じた瞬間でした。

驚異的な速度で成長するティートリー

私はこれまでに、3つのティートリー農家を訪ねてきました。その中の一つの農家には、東京ドーム22個分に相当する広さの畑がありました。その他に訪れた農家も想像を絶する広さで、車に乗って畑を撮影した動画を生徒さんにお見せすると、「おぉぉぉ」と、皆さん全く同じ反応をなさいます。年間の抽出量は5～10トン規模で、成長度合いによってそれぞれに畑の場所が分かれていました。まだ1年目の木と3年目の木の違いを見ると、同じ木とは思えないほど高さが違い、その成長の早さに驚きました。

1年目のティートリーは、3年目に比べると色も背丈も〝若くて未熟〟という印象を受けましたが、精油の含有率が高く香りもフレッシュで、年月があまり経たない植物の方が、よい精油が抽出できると理解しました。しかし、年々大きくなる木を全て伐採できず、放置されたまま成長を続ける木もいくつかありました。そういった木は下部が枯れ、上部に葉がついているような様子でした。

ティートリーは、写真にある通り細い枝葉を持って生い茂っている木のため、簡単に手で枝葉を取ることができます。蒸留のために一度切ると、その切った部分から12カ月で1.5メートル以上も成長する、とても生育が早い驚異的な木なのです。写真にあるティートリーも、私の身長が１５５センチですので、その高さを見ていただくことができると思います。ちなみに、この農家のティートリーは、９カ月目のものでしたが、すでに私の身長を越すほどに成長していました。

収穫する際には大型のブルドーザーで一気に収穫し、大きなトレーラーに収められ、そのまま蒸留器に枝葉を流し込んで蒸留を開始する流れになっています。蒸留器は、よく見かける丸型のステンレス型の他に、枝なども全て一緒に入る大きい頑丈な四角型のものもありました。

農家によって異なりますが、１回の蒸留で10トンほどの枝葉を入れ、約１％（約１００kg）の精油が抽出できます。他の精油と一緒で、植物に水分が含まれている状態ではよい蒸留ができないので、しずくなどで濡れている朝は木を切りません。理論的には1年中蒸留できますが、７月と8月に最も蒸留されます。

ティートリーは生育し始める最初の2カ月でもっとも成長します。蒸留は、精油やエネルギーの含有率が一番高いこの2カ月の間にちょうどよく収穫が行えるよう、ある程度月日を計算して栽培します。そうしないと、40％もの植物のエネルギーが無駄になると言われ、収量にも変化が出てきます。蒸留後のティートリーは、写真にもあるように高く積み上げられ、肥料として再度活用されたり、植栽の肥料などとしても販売されています。

ティートリー農家を取り巻く環境

一時期、ティートリーが収穫され過ぎて、市場に過剰に出回ったせいで価格が大幅に下がり、多くの農家が生産を止めたそうです。また、近年は洪水の被害が特に深刻です。洪水後に虫が発生すると、1週間で大量の葉を食べてしまうので、有機栽培がとても困難になってきています。こういった事態であっても、政府や公的な機関からのサポートはありません。

このような背景から、近年は市場に出る量が逆に減少し、値が上がってきています。ちなみに、2008年の洪水によっても大きな被害が生じ、すでに何千万円という単位で損害が報告されています。一度栽培を止めると、再び同じ状態を作り上げるための労力は相当なもので、農家の人にはなんとも言えないやるせない思いもあるようです。

そういった見えない部分をもっと理解してほしいということや、あまりにも価格が下がってしまうと、本当に栽培が継続できなくなることを、「自分たちに変わって流通業者や消費者の人たちにも伝えてほしい」と農家の方から言われたことがあります。

私はこうした情報はアロマセラピストにとって大切であると感じました。価格が安いことは消費者から見れば好ましいことかもしれません。しかし、農家の方たちの力がなければ、質の良い精油を活用することはできません。「自分たちだけが良ければいい」という考え方から、脱却しなくてはいけないと思いますし、「理由がある価格の高さ」は、アロマセラピストと精油を活用する全て

ティートリーの歴史

History of Tea Tree

オーストラリアの先住民であるアボリジニは、ティートリーを抗菌性の高い薬の代わりとして浸出したり、葉を砕いて怪我や傷などの治療に使ってきました。1927～1989年までは、ティートリーの栽培は行われておらず、山に入って野性のティートリーを収穫して精油を抽出するという、とてもハードな作業が行われていました。

現在は、当時のような山中での収穫はされていませんが、農家の方は「この当時の方法こそが本当の意味でオーガニックといえる精油だった」といいます。第二次世界大戦では、戦傷したオーストラリア兵士の抗菌薬として使用されました。その後、ティートリーの栽培はオーストラリア各地に広がり、現在では世界で気軽にオーストラリア産のティートリーの精油を手に取ることができます。

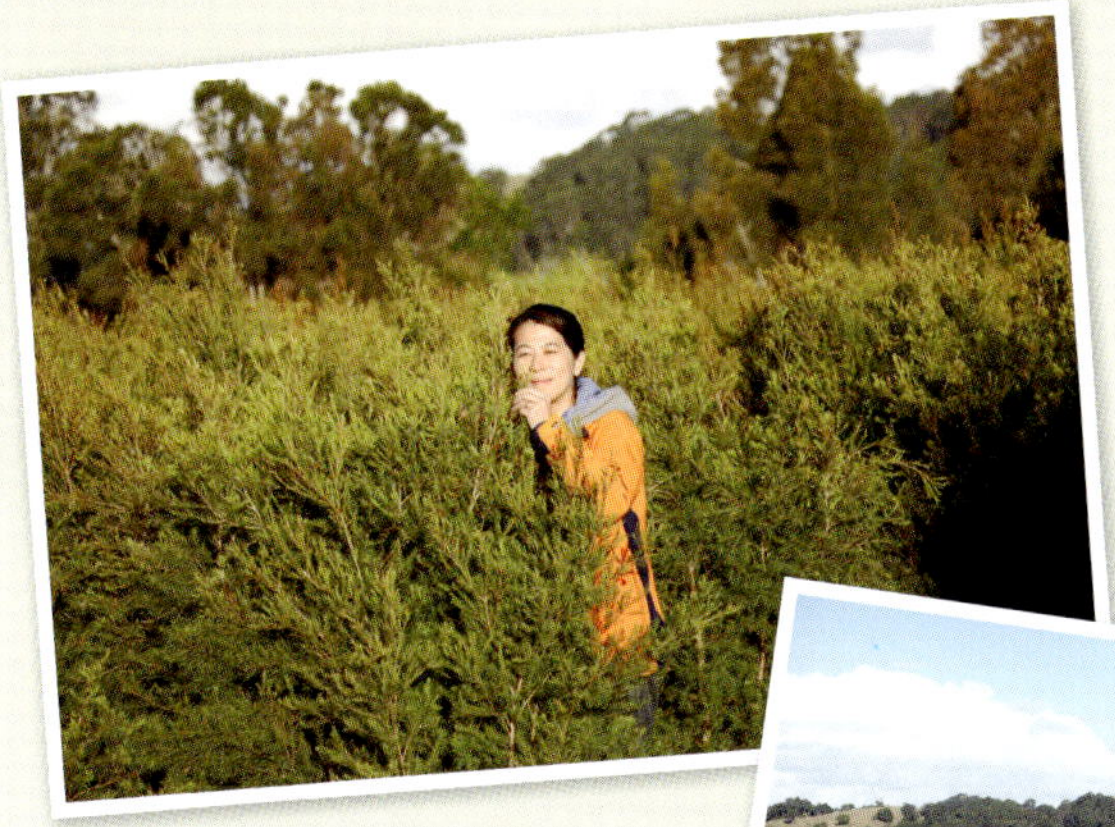

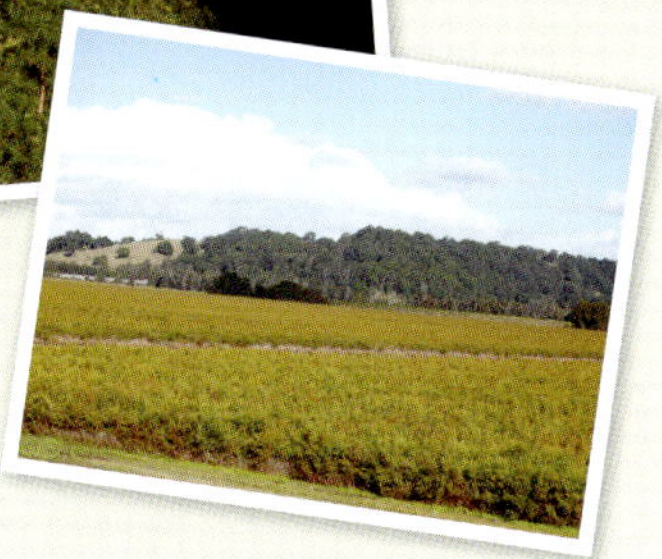

の人の許容範囲であることを信じたいと思います。

「安全」と「ブレンドしやすい」はイコールではない

ティートリーの主な化学成分は、テルペン類としてアルファピネン(α-Pinene)、ベータピネン(β-Pinene)やリモネン(Limonene)、オキサイド類の1,8シネオール(1,8-cineole)やアルコール類のリナロール(Linalool)、そしてテルピネン4オール(Terpinene-4-ol)などですが、オーストラリアの一つの基準として「シネオールは15%以下、またテルピネンは少なくとも30%含まれている」場合に、精油が微生物学的な観点からとてもよい働きをするとされています。

また、とても安全だと言われるため、年齢を問わず安心して使用している方も多いと思いますが、実際にはパワフルな働きをする精油でもあります。無条件に使用するのではなく、使用量や使用回数に注意しながら、安全に使用するようにしましょう。これはティートリーの種である*Melaleuca*種の精油にも言えることで、この点を理解しつつ、カユプテ、ニアウリ、ロザリーナをレパートリーに入れて活用してみてください。

ティートリー種の精油は、スッとした爽快感のある香りと共に、グリーンな優しい香りを持つものが多いのですが、ブレンディングで使用すると、割合によっては他の香りを隠してしまうほどパワフルな香りを放つことも理解しておきましょう。

実際に手を動かして、いろいろな精油とティートリーを同じ割合で、ブレンドしてみてください。その際にティートリーが放つ香りはどう変化していますか？　香りを強く保持するローズやイランイラン、ペパーミント、ジャーマンカモミールなどとブレンドする際に、香りのバランスをうまく保つことが、想像以上に難しいことに気づくと思います。

皆さんの中にも、ティートリーをブレンドした際、違う香りが仕上がってしまった経験のある方もいるのではないでしょうか？　使いやすい精油の一つでも、ブレンドを行う時にはその香りがどんな精油と相性が良いのか、そしてどういった混ざり方をするかは皆さんの選定によってさまざまな姿に変わるということです。化学的な捉え方だけでなく、感覚に触れ、鼻に伝わる時のアート性の部分を、ブレンドする側が感覚で理解していることが大切です。

またティートリーは、例えば抗真菌作用の働きとしてカンジタ菌や白癬菌などへの活用として使用するような特定の目的を要する場合には、シングル（単品）の方がよい場合もあります。こういった用途で活用する場合には、アート性よりも化学性が重要視されますし、さらに研究や経過段階においても、その成分の上で評価しやすくなります。どちらかと言うと、ティートリーはこの活用の方が、アロマセラピーの中で重要視されている傾向にありますね。

もっとも知られている精油の一つであるティートリーですが、それは〝ブレンドしやすい精油〟ということとイコールではありませんので、よりアート性の部分が、さらに精油を理解する探求心につながることを願っています。

Recipe ティートリーを使ったおすすめブレンド

※(　)内は学名、【　】内はノートを示す

＊ リラックス・ブレンド① ＊

暑い夏のリゾートや地中海をイメージした、爽快感と優しい甘さが鼻の奥で感じられるブレンドです。はじめの印象はとてもスッキリしていて、そこから徐々に変化する香りを楽しんで。ローレルやペティグレン、タイムリナロールと一緒になることによって、ティートリーが前に出すぎずバランスを保ちます。タイムリナロールを甘さとグリーンさを併せ持つ他の精油に変えると、印象や苦みがずいぶん変わってくるので気をつけましょう。また、呼吸器系のケアとしてもおすすめです。

オレンジスウィート Orange, Sweet (*Citrus sinensis*)	50%【TOP】
ペティグレン Petitgrain (*Citrus aurantium subsp.amara*)	10%【MIDDLE】
ローレル Laurel (*Laurus nobilis*)	10%【TOP／MIDDLE】
タイムリナロール Thyme, Linalol (*Thymus vulgaris ct linalool*)	5%【MIDDLE】
ティートリー Tea Tree (*Melaleuca alternifolia*)	10%【TOP／MIDDLE】
フランキンセンス Frankincense (*Boswellia carterii*)	15%【BASE】

＊ リラックス・ブレンド② ＊

頭をクリアにさせたい時や、朝のひと時におすすめ。循環や解毒の働きをサポートするブレンドとして、ボディトリートメントにも活用できます。ラベンダースパイクやペパーミントを少し加えることによって、鼻に伝わった時にリフレッシュ感がアップします。その中で、ティートリーとスプルウスがうまく支えあい、少しの時間差でゆっくりと鼻に届いてバランスをとります。重さを感じないブレンドで、男性にもおすすめです。

グレープフルーツ Grapefruit (*Citrus paradisi*)	45%【TOP】
ペパーミント Peppermint (*Mentha x piperita*)	5%【TOP／MIDDLE】
ティートリー Tea Tree (*Melaleuca alternifolia*)	10%【TOP／MIDDLE】
ラベンダースパイク Lavender Spike (*Lavandula latifolia*)	10%【TOP／MIDDLE】
ジンジャー Ginger (*Zingiber officinalis*)	10%【TOP／MIDDLE】
スプルウスブラック Spruce Black (*Abies nigra*)	20%【MIDDLE／BASE】

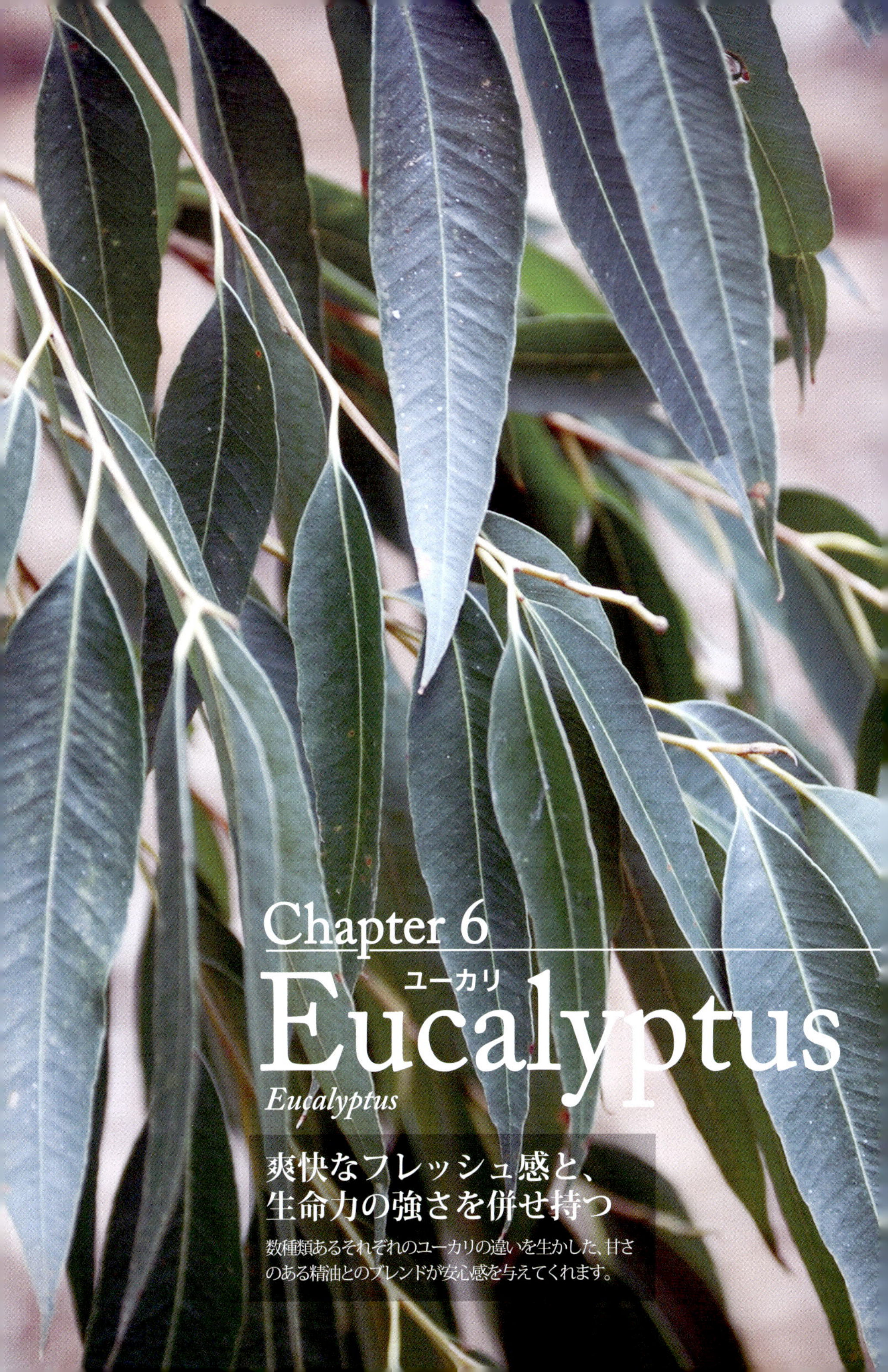

Chapter 6

Eucalyptus《ユーカリ》

Eucalyptus

爽快なフレッシュ感と、生命力の強さを併せ持つ

数種類あるそれぞれのユーカリの違いを生かした、甘さのある精油とのブレンドが安心感を与えてくれます。

精油で空気の層がブルーに見える、神秘的な光景

ユーカリ(*Eucalyptus*)といえば、「スッとした香り」「呼吸器系への働きがある」「オーストラリア」そして「コアラ」を連想する人が多いのではないでしょうか。

コアラは体内にユーカリの毒性要素を分解・消化する特殊機能を持ち、身体に必要な水分をユーカリの葉から得ています。オーストラリアの山火事の際に、コアラが木の下に下りてきて、消防員からペットボトルにて水分を与えられている画像を目にしたことがある方もいるかもしれませんが、普段こういった方法で水分を摂取することはありませんので、この光景は大変珍しく、コアラにとっては危機的な状況であることを示しているものです。

私は、オーストラリア郊外を車で２０００㎞ほど移動していた際、あらゆる場所でさまざまな種類のユーカリの木々を目にすることができました。背丈の高い木や古い木、全く葉がついていない枯木も多く目にしました。これらの枯木はとても古く、変色してすでに命を絶たれていましたが、その費やされた年数を感じさせる大きさと力強さ、自然の強さに鳥肌が立つ感覚を覚えました。

ユーカリと一言でいっても種類は６００種以上あり、そのうち30％がオーストラリアのブルーマウンテン地区に集中しています。木から葉をとり、その葉を破ると、たちまちフレッシュな香りが鼻に届きます。比較的厚さのあるしっかりとした葉ではありますが、写真（１１２ページ）のように、光に通すと細かい精油の分泌物が幾つもの小さい玉になって広がっていることがわかります。

雨上がりに虹を見られるのと同じように、ブルーマウンテン地区では、生息しているユーカリの木が一斉に精油を蒸発することによって、その木々の上にブルーに見えるような空気層ができる現象が起こります。これは「Blue《ブルー》 Haze《ヘイズ》」と言われ、乾燥した天気の良い、暑い日に見ることができます。精油で空気の層がブルーに見える神秘的で魅力的な現象！　アロマセラピストにとっては、実際にこの目で見てみたい光景ですよね。残念ながら、私は山での滞在中に天候に恵まれず、その光景を見ることができませんでしたが、また次回に挑戦してみたいと思っています。

大量の精油が、山火事が大きくなる原因？

また、この現象が生じることからも、どれだけのユーカリの木がこの地に生息しているかを想像していただけると思います。そして、オーストラリアの山火事がどんどん広がる理由の一つに、ユーカリの木が引火性のある精油を大量に発することもあるからだと理解できます。

ブルーマウンテン地区は、年間１３０００〜１４０００件の落雷があり、常に山火事の危険にさらされています。そのたびにユーカリの木も燃えてしまうため、その年の蒸留や抽出に大きな影響を与える場合があります。しかし、ユーカリは生命力が素晴らしく強く、焼けてから12〜24時間で新しい葉が再生されます。そして、その若い葉にはたくさんの精油が含まれています。さらに、山火事で灰になったものは、ミネラル分としてユーカリの再生を促す大切な要素の一つなのです。

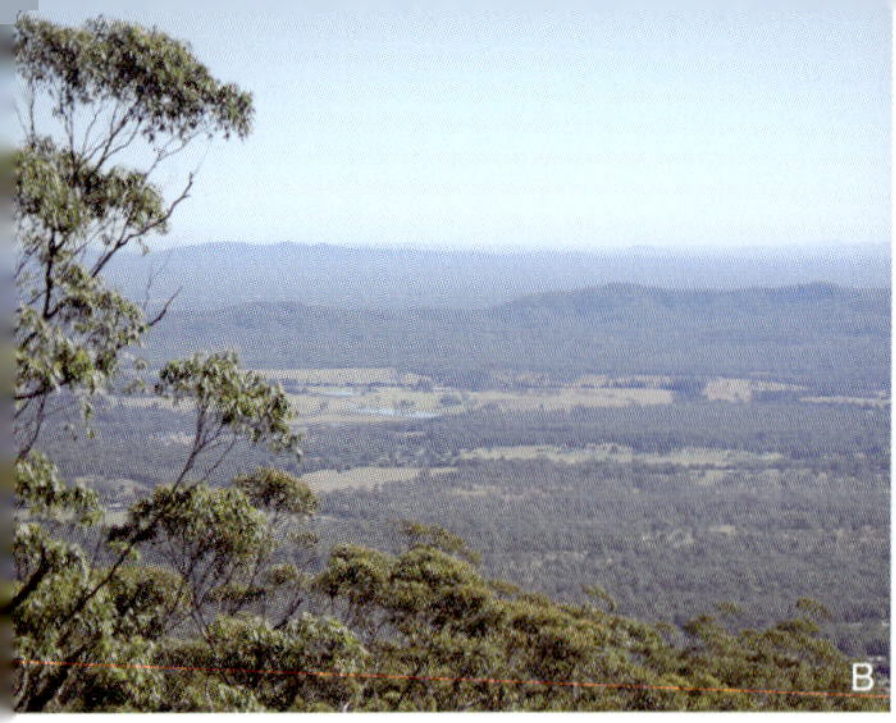

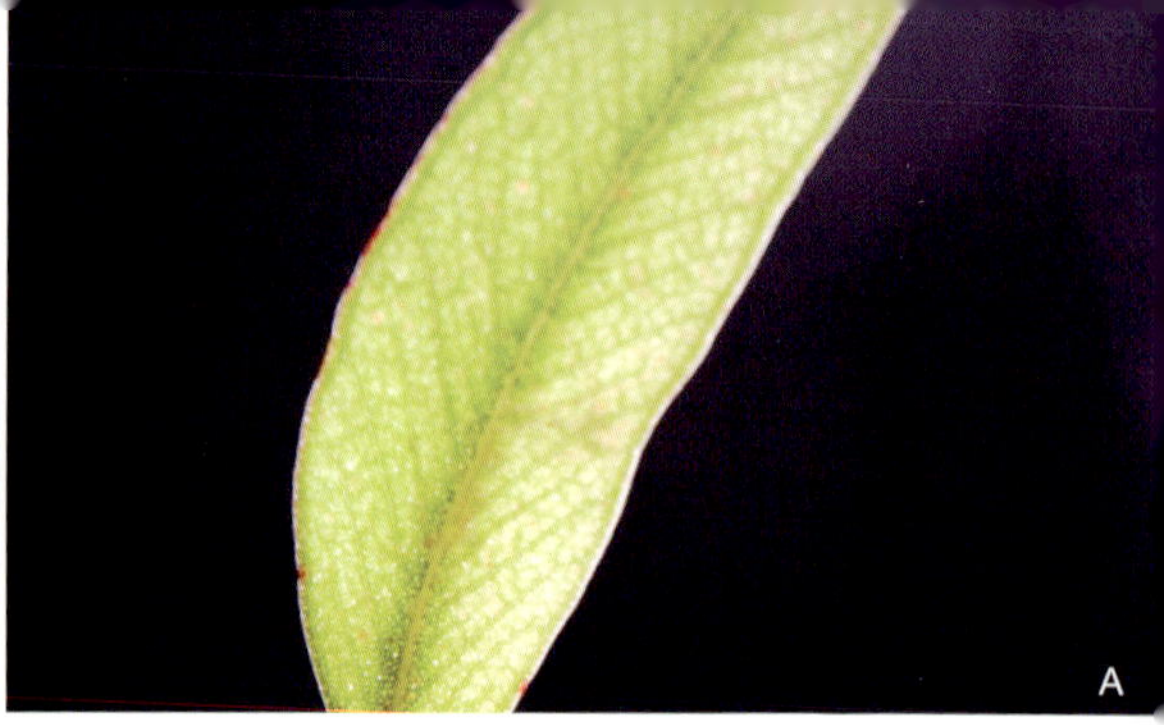

Eucalyptus

Eucalyptus

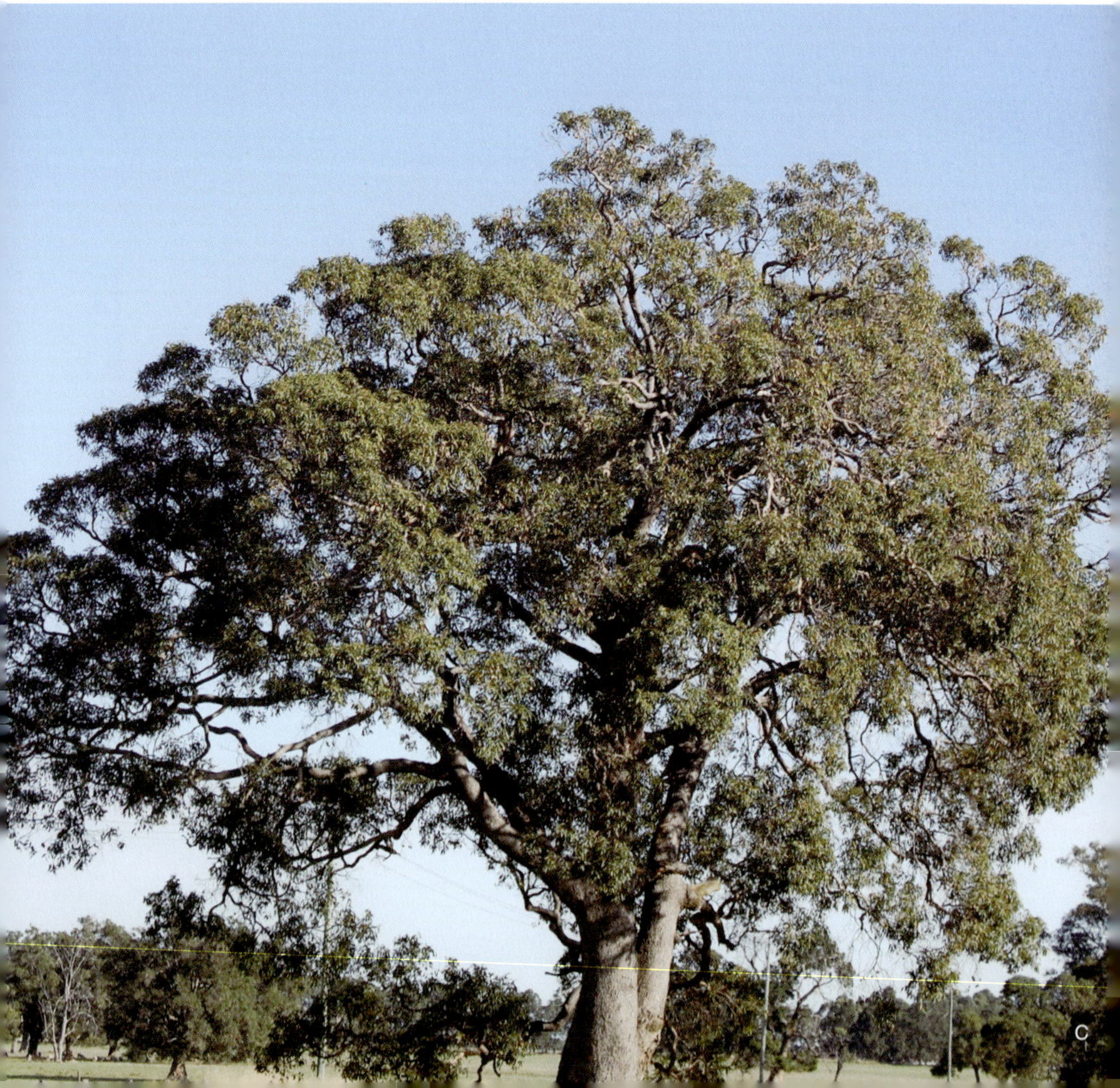

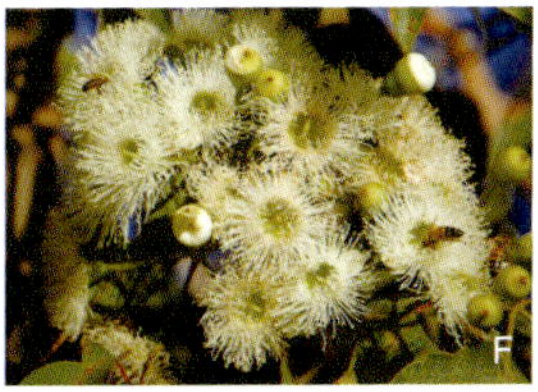

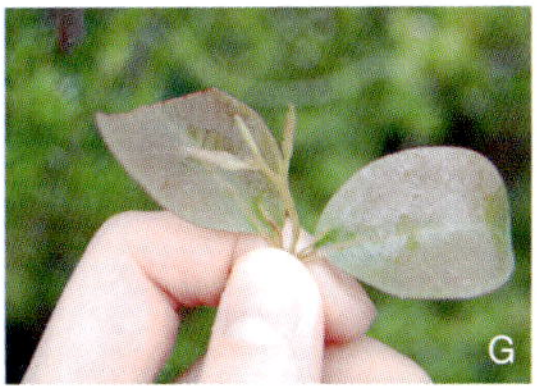

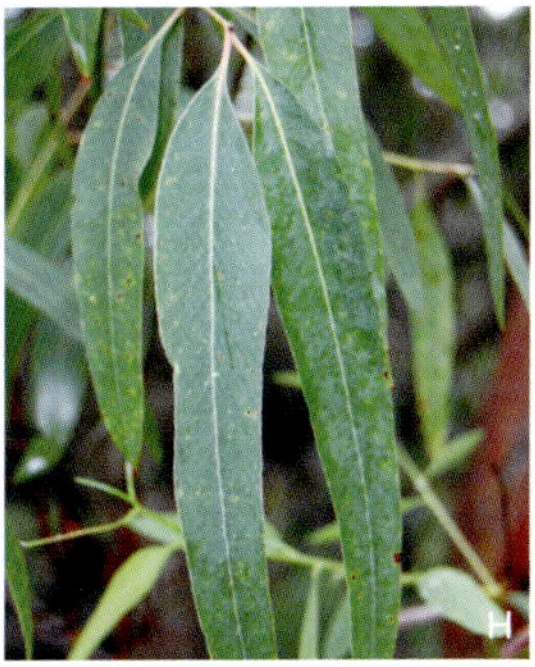

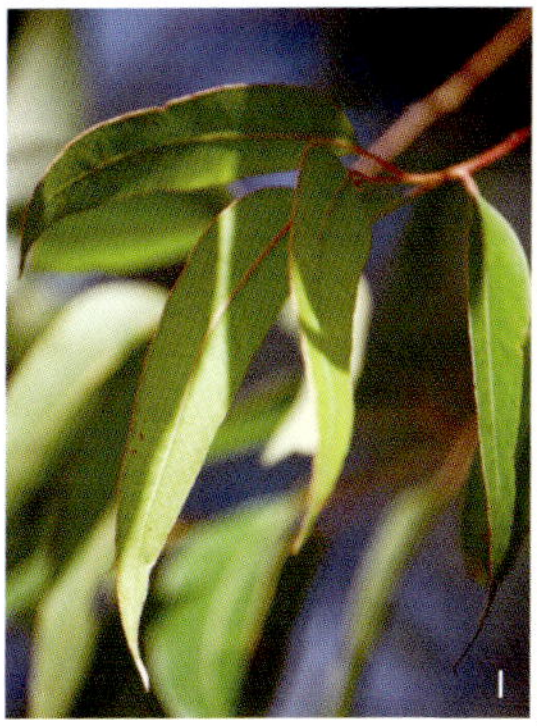

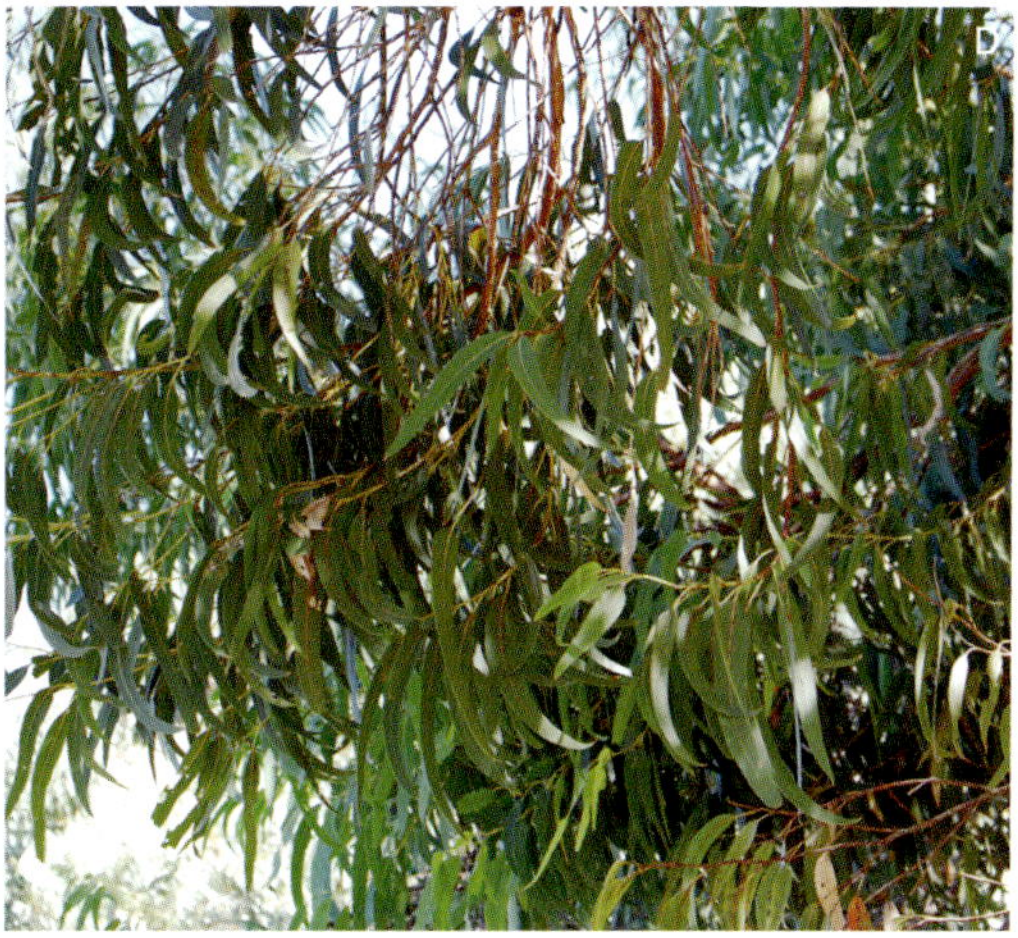

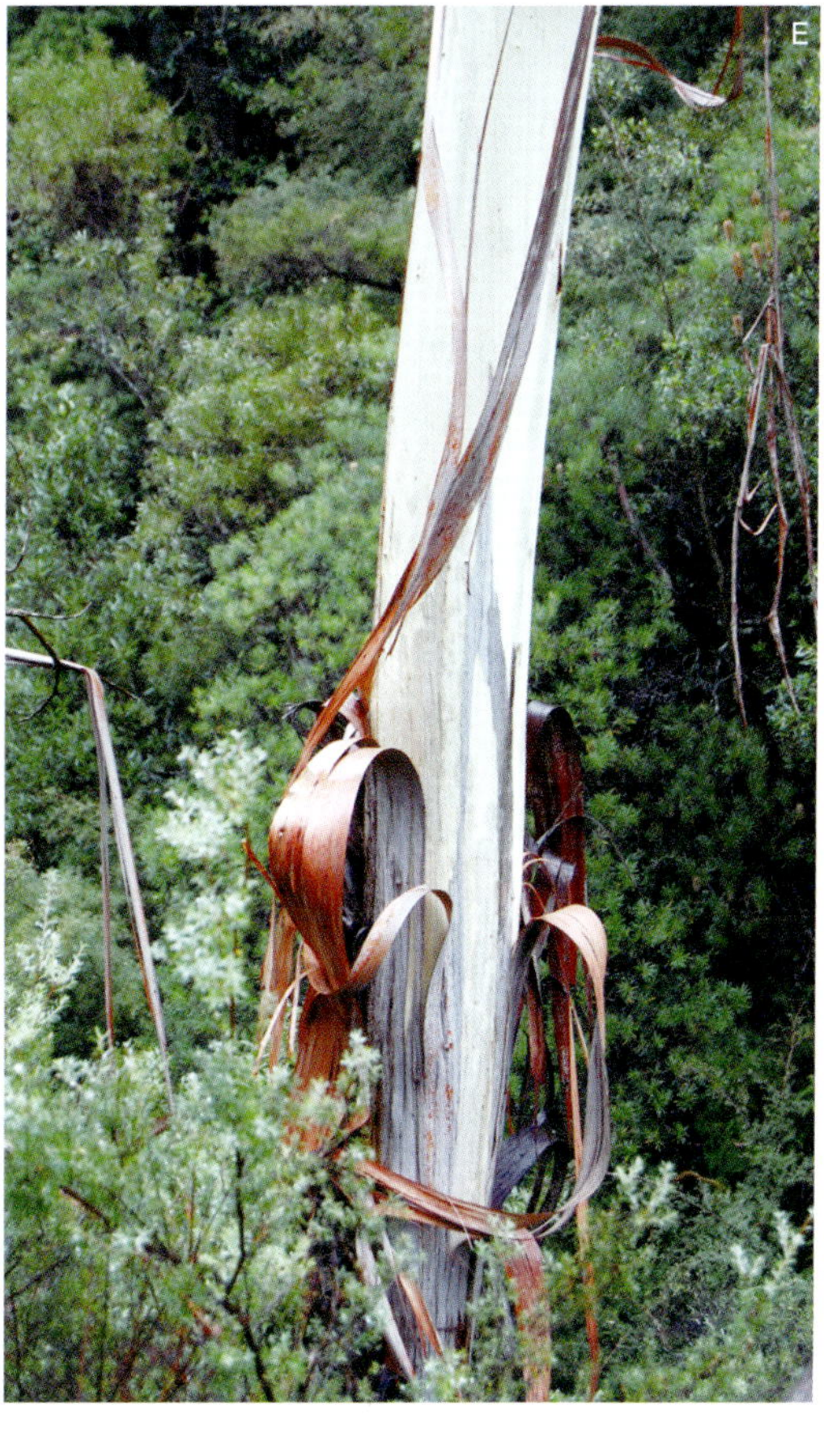

A：光を通すことで見ることができる葉の分泌腺
B：ユーカリの木がある広大な地域
C：ユーカリグロブルスの木
D：ユーカリレモンの葉
E：ユーカリの木の皮が剥がれているところ　F：若々しいユーカリの花　G：ユーカリの若い芽
H：ユーカリラディアータの葉は細長い　I：ユーカリグロブルスの葉

この「再生力の強さ」も、私たちにとって「肺」（人間の命にとって呼吸は重要です）に関連する活用のサポートとなる大切なイメージにつながると思います。また、ユーカリの葉は水分を保持することが難しいので、葉から水分が過剰に蒸発しないよう、太陽の光によって動きながら向きを変えています。実は、向きを変えて生きることができる、世界で唯一の葉であると言われています。

ユーカリの精油の代表的な5種類

1852年、ユーカリの精油はJoseph Bosistoによって蒸留生産されましたが、当初は葉の収穫から抽出までを、とても小さな蒸留器を使用しており、大変な作業と労力を要していました。現在では、およそ1.5時間の蒸留で、ユーカリの葉500kgに対して約5kgの精油が生産されています。その抽出生産高には幅があり、種類によって葉の総量の1〜3％前後ほどの出来高の違いが生じます。ユーカリペパーミント（*Eucalyptus dives*）のように、4％前後の場合もあります。

アロマセラピーで通常活用するユーカリ、もしくは皆さんの精油箱の中に入っていると思われる種類は、多くても5種類前後だと思います。その中で代表とされているのが、ユーカリグロビュラス(*Eucalyptus globulus*)、ユーカリラディアータ(*Eucalyptus radiata*)、ユーカリレモン(*Eucalyptus citriadora*)、ユーカリペパーミント、ユーカリスミッティ（*Eucalyptus smithii*）などでしょう。しかし「それらがどんな木でどんな葉？」と質問しても、判断できる人は少ないと思います。おそらく日本人にとっては、身近に生息している木ではないということで、その「姿」よりも、断然「香り」の印象とイメージで理解している人が多いためです。

「どのユーカリか」を意識したブレンドが重要

ユーカリの主な化学成分は、その種類によっても異なりますが、アルファピネン（α-Pinene）、ベータピネン（β-Pinene）、1,8シネオール（1,8-cineole）、リモネン（Limonene）、テルピネン4オール（Terpinene-4-ol）、グロブロール（Globulol）などが挙げられ、さらにユーカリレモンは、特徴的なレモン香を持ち、アルデヒド類の化学成分を含有しています。

ユーカリペパーミントは、スッとしたペパーミントのような香りが特徴的で、ケトン類のピペリトン（Piperiton）が含まれています。この成分は、合成のメンソール（Menthol）やティモール（Thymol）を作る際の主要成分としても活用されています。ブレンドをする際には、これらの特徴を捉えながら精油を組み合わせていく必要があります。

しかし文字だけでは、その違いを嗅覚でどう感じるのかはわかりづらいですよね。ですから、まず目の前にそれぞれのユーカリの精油を並べて、文字で覚える前に、素材としての香りを体感してその違いを実際に感じてみましょう。そして、「ユーカリ」といっても、ブレンドの目的やイメージによって、それぞれの香りが特徴を出すので、その都度どの種類を使うのかをよく考えましょう。

同じユーカリでも、香りと用途の違う3〜5種類があるということは、それだけでもブレンドの幅と楽しさを広げることになります。単に文字で〝成分が少し違う〟と理解するだけでなく、実際に鼻に届く香りの印象に大きな違いが生じてくることを忘れてはいけません。

私の経験や、多くの生徒さんに精油を選んでいただいたり、プロのアロマセラピストの方とお話ししたりする中でも、「どのユーカリか」という点まで意識して使っている人はそう多くないと感じてきました。しかし、こんなにもバラエティに富んだ種類があるので、ユーカリという単一のイメージと香りに縛られることなく、自分の感覚で再度それぞれの特性を確認してみてください。

ユーカリ精油のブレンディングのコツ

一般的にお店で手に取ることが多い精油が、ユーカリグロビュラスです。ラベルに学名が記されていないことがありますが、香りを嗅ぐとほとんどの場合はこのユーカリグロビュラスであることがわかります。フレッシュグリーンで少し鼻につくような深い香りも同時に感じます。

次に多いのはユーカリラディアータです。私はこれまでの経験上、一般の方、特に初めて精油に触れる人にはラディアータの方が、グロビュラスよりも嗅ぎやすいと感じていますので、まずユーカリをおすすめする時には、こちらを選択しています。とてもフレッシュで軽めのスッとした香りが特徴です。この二つの精油は、成分的にも類似しており、働きや活用として大きな差異はあり

ユーカリの歴史

History of Eucalyptus

ユーカリは1770年に、キャプテン・ジェームズ・クックと共にボタニー・ベイに到着したJoseph BanksとDaniel Solanderによって発見され、標本採取のために持ち帰られ名づけられたと言われています。その後、キャプテン・ジェームズ・クックによる3回目の探検の際に同行しているデイビット・ネルソンが、南タスマニアにあるブルニーアイランドからユーカリを持ち帰りました。やがて、フランスの植物学者であるCharlesLouis L'Heritierによってこのユーカリは「Eucalyptus obliqua」と名づけられ、標本が大英美術館に保管されていました。この名前は、ユーカリの花のつぼみの姿から、属名としてギリシャ語で「eu＝大切に」と「calyptos＝つつまれた」という意味が語源となっています。

生育地は、オーストラリア、ブラジル、ポルトガル、カリフォルニア、中国などです。

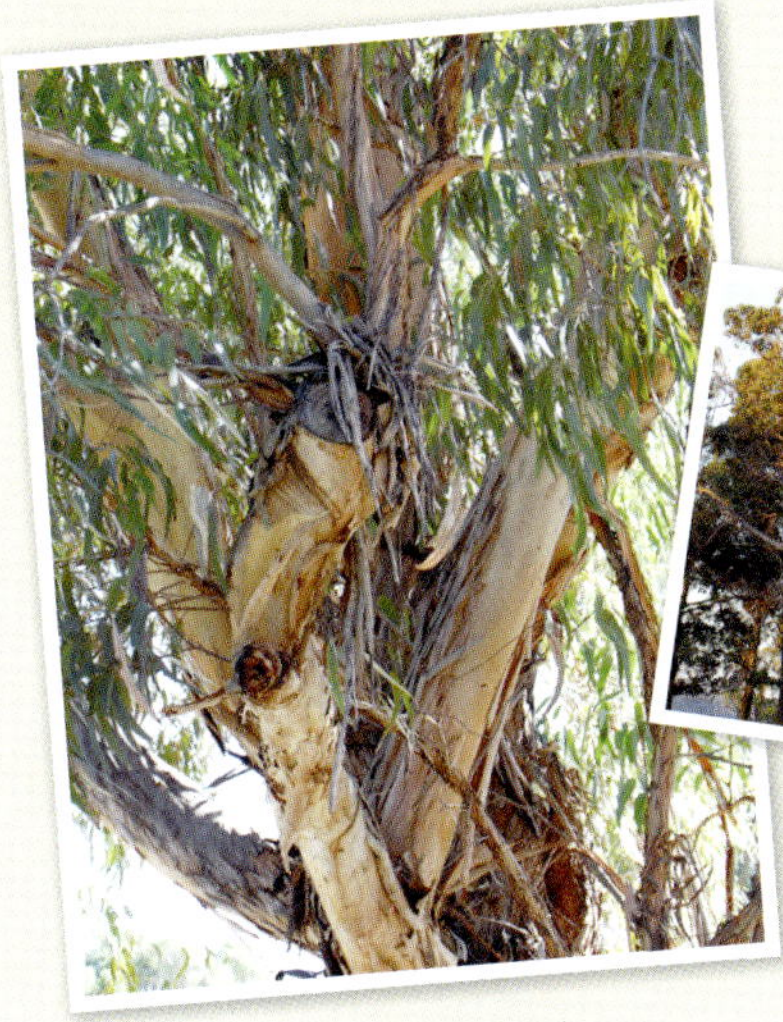

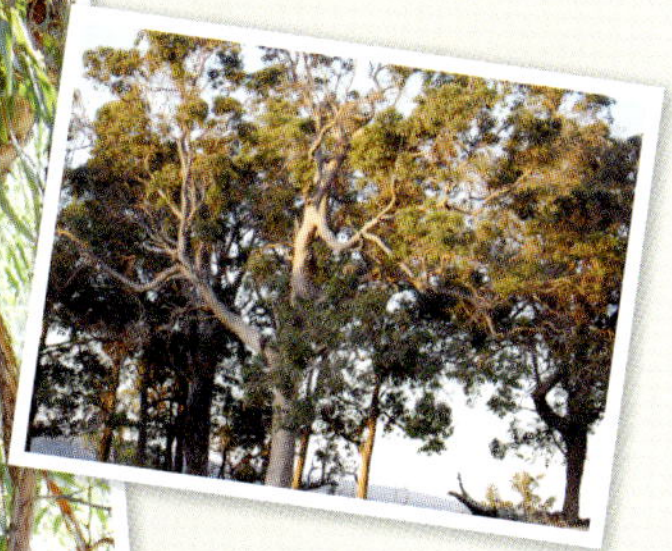

ませんが、ブレンドした時の香りの仕上がりに大きな差が生まれます。

アロマセラピーの観点でも、クライアントが精油をあまり使用したことがない場合や、特徴的な香りや深い香りを好まない方の場合、ユーカリラディアータとオレンジスウィートの組み合わせがとてもバランスよく香りを漂わせてくれます。ユーカリラディアータと組み合わせる場合、柑橘系の精油の中では前述のオレンジスウィート以外にも、マンダリンやベルガモットのような、少し甘さと苦みのあるフレッシュ感を同時に持ち合わせている精油の方が、より香りが引き立ちます。ユーカリグロビュラスに合わせる場合には、グレープフルーツやレモンなど、比較的スッとした突き抜けるフレッシュ感と苦みを持ったものが、より香りのバランスが良いと感じます。

「心地よく」ユーカリを活用するというよりも、「用途として必要だから」ユーカリを使っているという人が想像以上に多いため、アート性よりも化学性ばかりが先に立った活用が広まっています。しかし、化学性ばかりを考慮するのではなく、「心地よい」香りとしてアート性を同時に提供する術があるのならば、その方が断然、ユーカリの精油を継続して使用する目的が高まるのではないかと思います。皆さんはどうでしょうか？

ユーカリレモンをブレンディングする難しさ

ユーカリ2種と柑橘系の精油だけでも何通りものブレンドができますが、割合としては、ユーカリ：柑橘系＝1：3（もしくは4）が心地よい組み合わせになるでしょう。ユーカリレモンは、ユーカリラディアータ、ユーカリグロビュラスの2種とは違った特徴として、レモングラスやシトロネラやメイチャンのように、レモン香を強く感じるアルデヒド類が多く含有されている精油です。

そのため、ブレンドする際に加える滴数をよく考慮しないと、せっかく数種類を組み合わせても、強いレモン香の特徴的な香りしか印象に残らない結果になることがあります。これは、ブレンディングの授業などでも実際に行うことで、想像以上に難しいことに多くの生徒さんが気づきます。頭では理解しているつもりでも、お客様の前でそれを行うことができなければ、自分が考えている香りと違った仕上がりになってしまいます。

特徴的な香りが〝引き立つ〟と感じるブレンドが目標であり、決して香りを消すことが目的ではありません。香りも単にバランスがいいからという理由ではなく、アロマセラピーの観点から、ブレンドした精油一つひとつに、それを活用する上での目的や作用といった理由があるはずです。

これだけ私たちの耳にもなじみがあり、身近であるユーカリですが、自分の中でどう活用できるかということを一度整頓しながら、ブレンドに挑戦していきましょう。また、ユーカリは働きの有効性から、思わず適数を多くしてしまう傾向があります。また、香りが単一になったり特徴的になるアンバランスな感覚があっても、働きを考えた「文字情報」を優先して、他人に活用をお勧めしてしまいがちです。同じユーカリであっても、幾つか違う香りの組み合わせでご提案できる可能性があれば、選択する人の幅や楽しさも、より広がるのではないかと思います。

Recipe

ユーカリを使ったおすすめブレンド

※（　）内は学名、【　】内はノートを示す

＊ リラックス・ブレンド ＊

スッとした爽快なユーカリラディアータの香りと共に、ネロリやサンダルウッドの精油が融合し、揮発するにつれて「優しさ」を感じる甘い香りへと変化していくおすすめのブレンド。爽快感が甘さを上回ることのないように、オレンジスウィートとラベンダーを加えました。作用としてもリラックスを促すように、香りと効能のバランスをとったブレンドです。

オレンジスウィート Orange, Sweet (*Citrus sinensis*)	45%【TOP】
ユーカリラディアータ Eucalyptus Radiata (*Eucalyptus radiata*)	20%【TOP／MIDDLE】
ラベンダー Lavender (*Lavandula angustifolia*)	10%【MIDDLE】
ネロリ Neroli (*Citrus aurantium var. amara*)	10%【TOP／MIDDLE／BASE】
サンダルウッド Sandalwood (*Santalum album*)	15%【BASE】

※妊産婦さんにご使用いただけるブレンドです。

＊ リフレッシュ・ブレンド ＊

清々しい空気のような爽快感とフレッシュ感が残るように、揮発後に空気清浄としての働きを持つグレープフルーツやレモンを、トップで組み合わせています。ユーカリグロビュラスと同じ役割をもつローズマリーシネオールと、バランスをもつマージョラムをブレンドすることで、全体のマイルド感も加えています。フランキンセンスはベースの中でも、これらの精油ととても相性の良いまとめ役として力を発揮します。

グレープフルーツ Grapefruit (*Citrus paradisi*)	30%【TOP】
レモン Lemon (*Citrus limonum*)	25%【TOP】
ユーカリグロビュラス Eucalyptus globulus (*Eucalyptus globulus*)	10%【TOP／MIDDLE】
ローズマリー1,8シネオール Rosemary,Cineole1,8 (*Rosmarinus officinalis ct cineole 1,8*)	15%【TOP／MIDDLE】
マージョラム Marjoram (*Origanum majorana*)	5%【MIDDLE】
フランキンセンス Frankincense (*Boswellia carterii*)	15%【BASE】

Chapter 7

Sandal《サンダル》wood《ウッド》

Santalum album

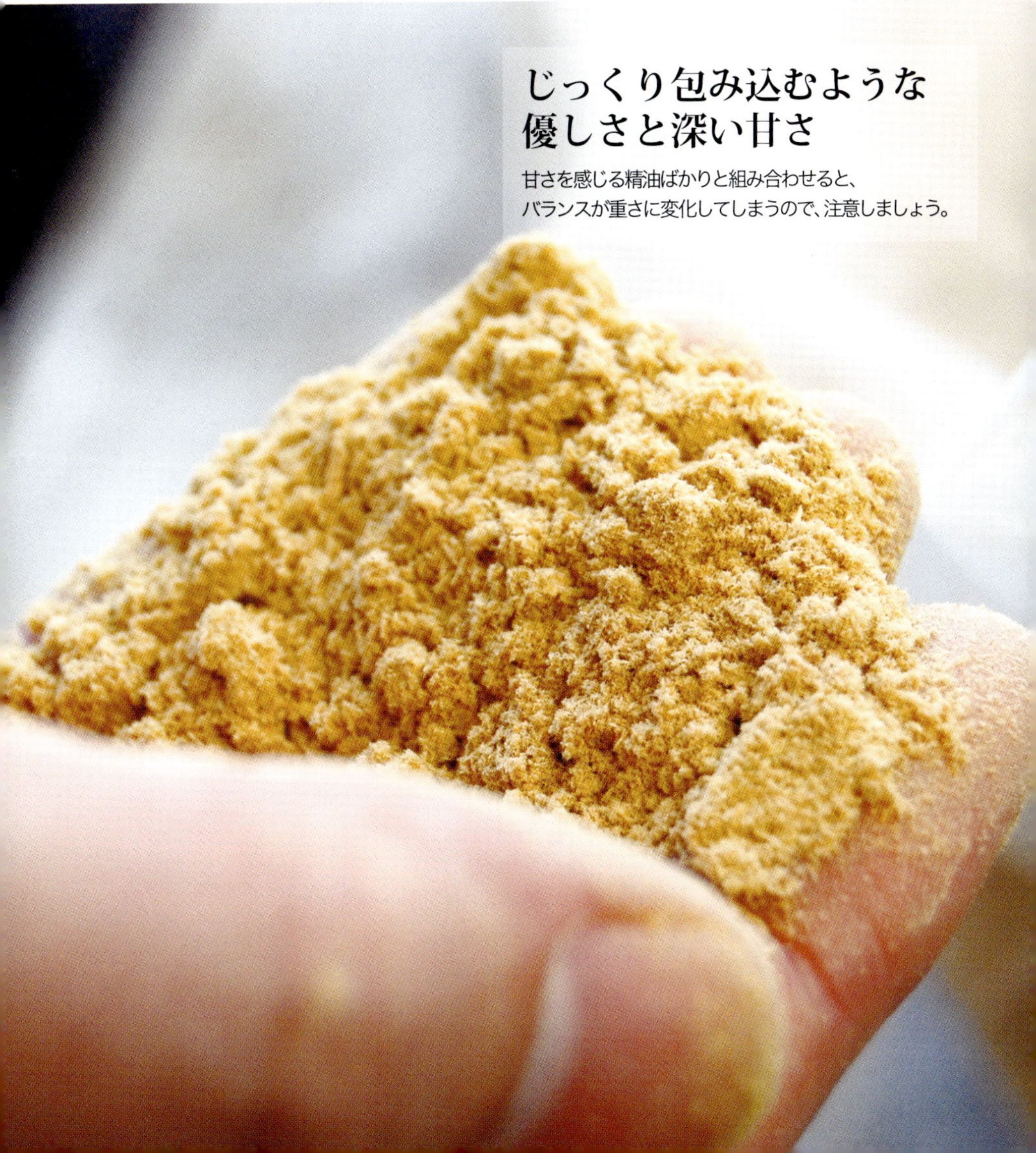

じっくり包み込むような
優しさと深い甘さ

甘さを感じる精油ばかりと組み合わせると、
バランスが重さに変化してしまうので、注意しましょう。

「金」と同じ価値を持つ精油

「白檀《びゃくだん》」という名も持つサンダルウッド（*Santalum album*）は、一般的に使用されている香料としては、ローズに匹敵するほどの登場頻度でしょう。この香りを嗅ぐと「落ち着く」と感じる方や、「インドやバリなどの旅行を思い出す」という人、お香の香りや扇子や着物などをイメージする人も多くいます。また、男性がこの香りに触れると、「母を感じる」香りとして、奥底にある意識を心地よくさせることもあるようです。男性は甘い香りを好まないのでは、と思いがちですが、男性化粧品にもサンダルウッドやイランイランなどの甘い香りがよく使われています。

サンダルウッドは他に取って代わることができないような魅惑的な香りを持ち、インドではガーリックやコリアンダーのように、特徴的な香りに分類されています。

その種類には、*Santalum yasi*、*Santalum austrocaledonicum*、またオーストラリア産のサンダルウッドである *Santalum spicatum* などがあります。最も一般的に活用されてきたのは *Santalum album* で、精油はその心材と根から抽出されます。また、南インド・マイソール地区の森に生息しているものが質が良いとされてきましたが、オーストラリア産の *Santalum spicatum* も、*Santalum album* も、セラピーで同じぐらいの働きを示すことが、英国の薬学誌などで紹介されています。

近年、環境保護の観点や価格の面からも、インド産のサンダルウッドではなく、オーストラリア産のサンダルウッドの流通量が、大変増えています。農家の出荷量などを見ても、*Santalum* *spicatum*の需要が増えてきていることがわかります。また、オーストラリアやバリでもインド産と同じ*Santalum album*が生育され精油の抽出も行われていますが、大量ではありません。

昔からマイソールでは、サンダルウッドの精油は、金と同じ価値のあるものとして崇められています。寺院、個人所有の土地、公共の場所などを問わず、どの土地に生息している木も政府の管理下におかれているほどです。

若い木の伐採は厳禁の、絶滅危惧種

サンダルウッドの木は20m前後に成長し、標高600〜1000m前後の場所で育ちます。砂の混じったクレイ状の土を好み、レッドクレイなど鉄分を含んだ場所でも生育します。しかし、水分の多い土壌は好まず、陽差しをたくさん受けることができる斜面が適しています。

また、サンダルウッドは「寄生根」と呼ばれる特別な根をもつ半寄生植物で、寄生根を共生相手となる植物の組織につなげ、宿主の水分や栄養分を吸収しながら成長するのが特徴です。木の中心である心材（heartwood）と根（root）のみに精油を含有し、他の部位には精油を含みません。サンダルウッドの木が完全に成熟するまでには60年から80年、そしてさらなる年月が必要だと言われています。年間で抽出される精油は、2500〜3000トンとも言われ、インドから最も多く輸入している国は、フランスとアメリカです。

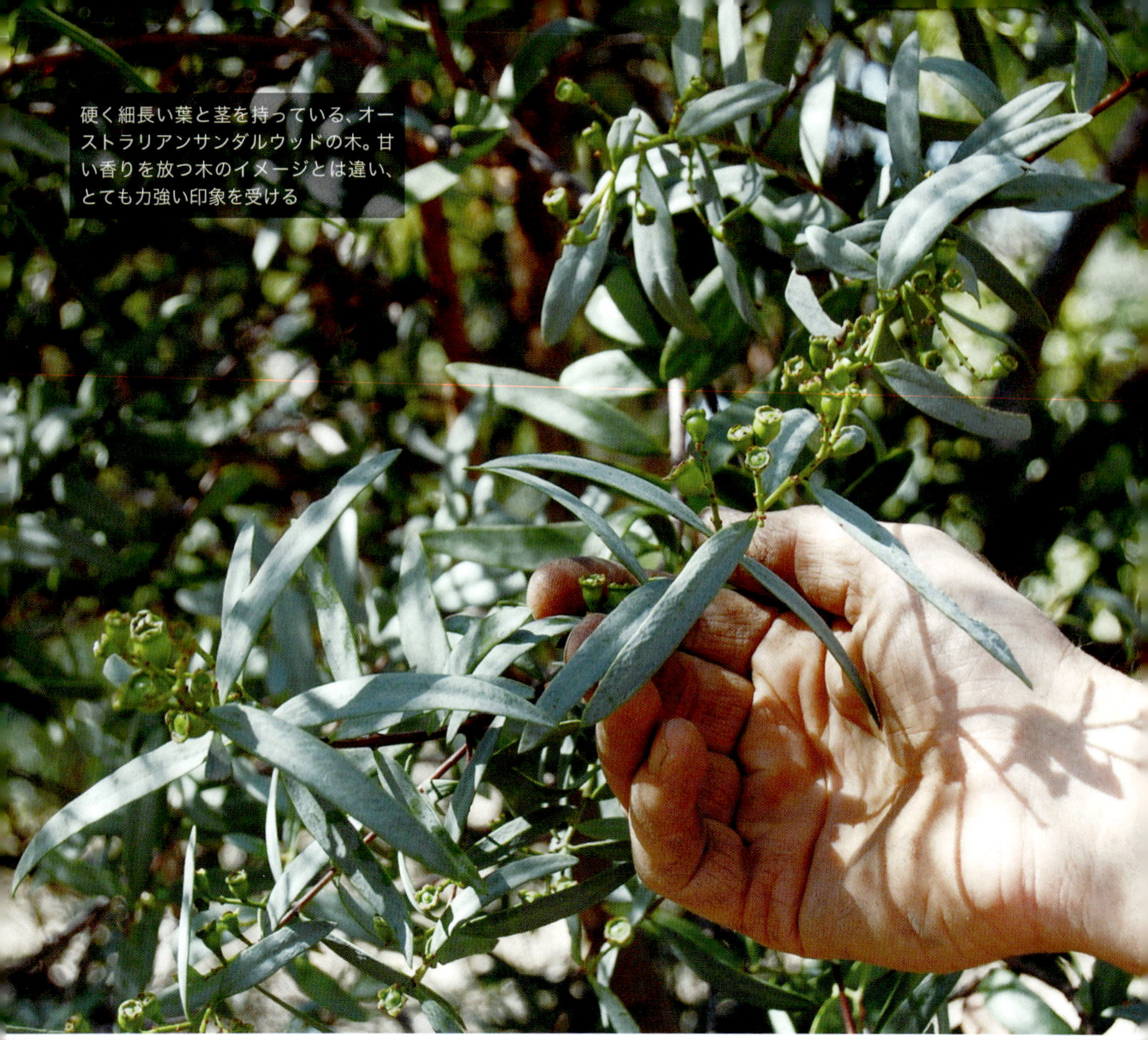

硬く細長い葉と茎を持っている、オーストラリアンサンダルウッドの木。甘い香りを放つ木のイメージとは違い、とても力強い印象を受ける

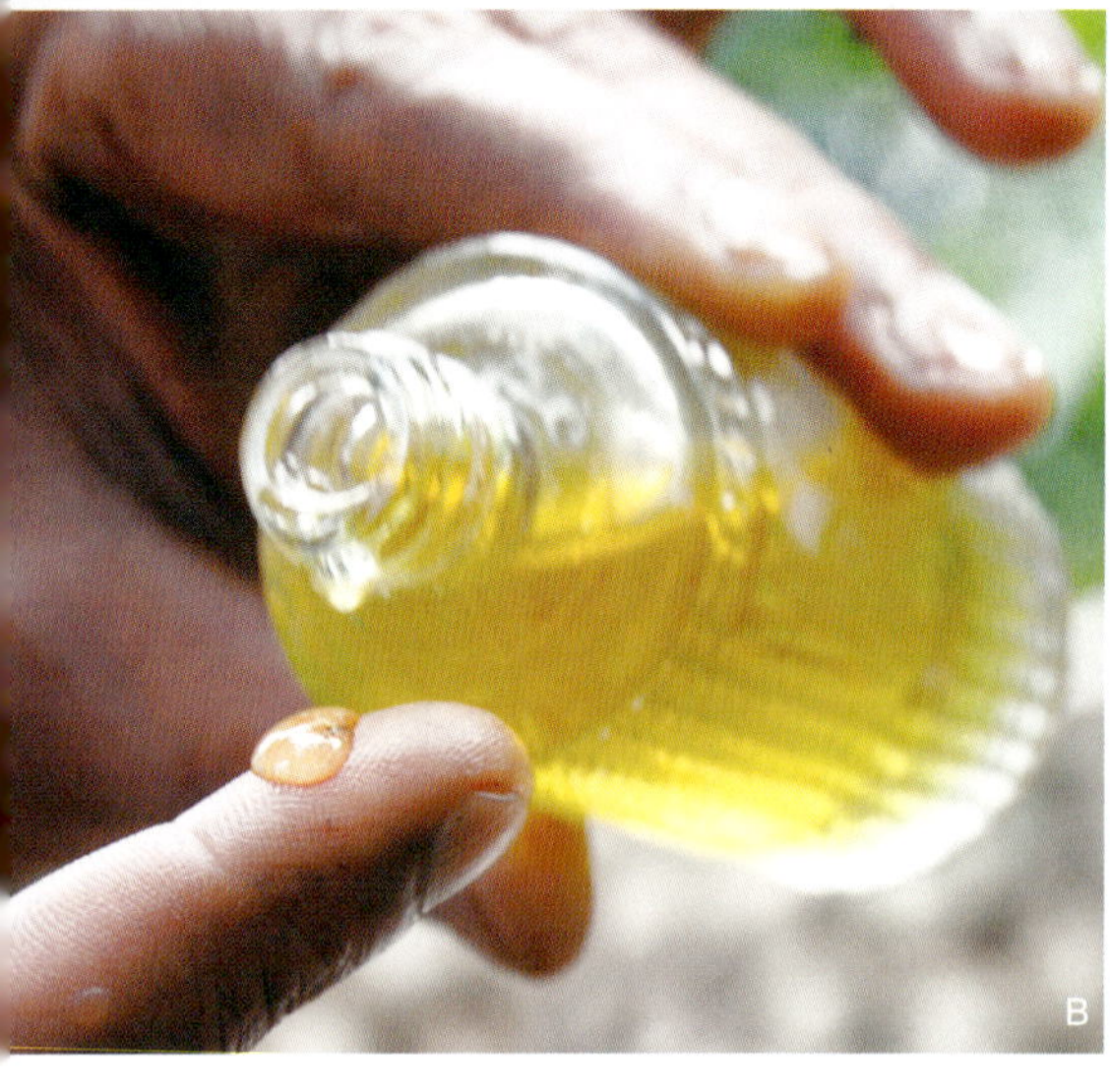

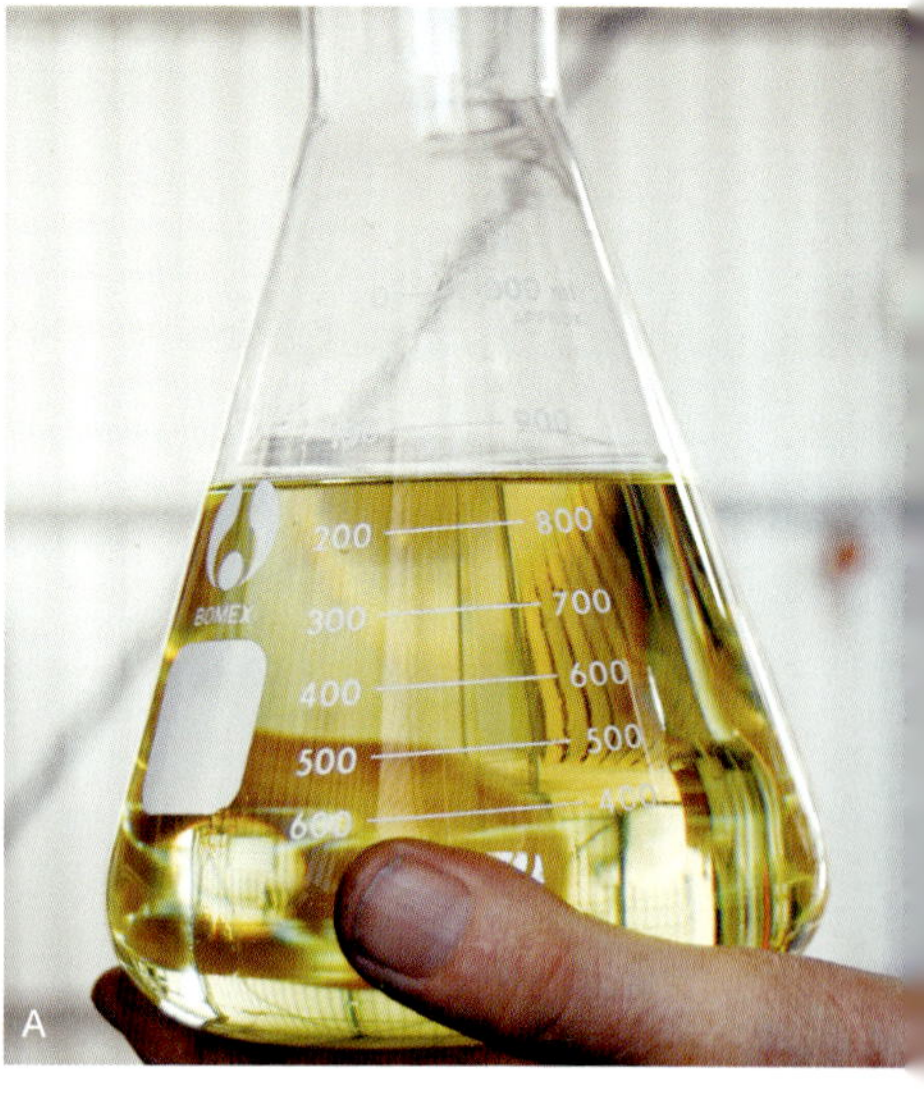

Sandalwood

Santalum album

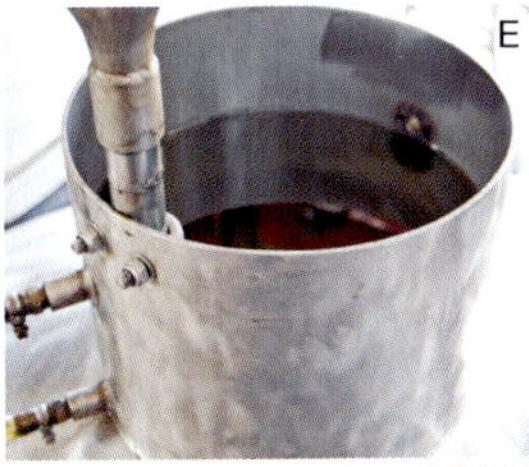

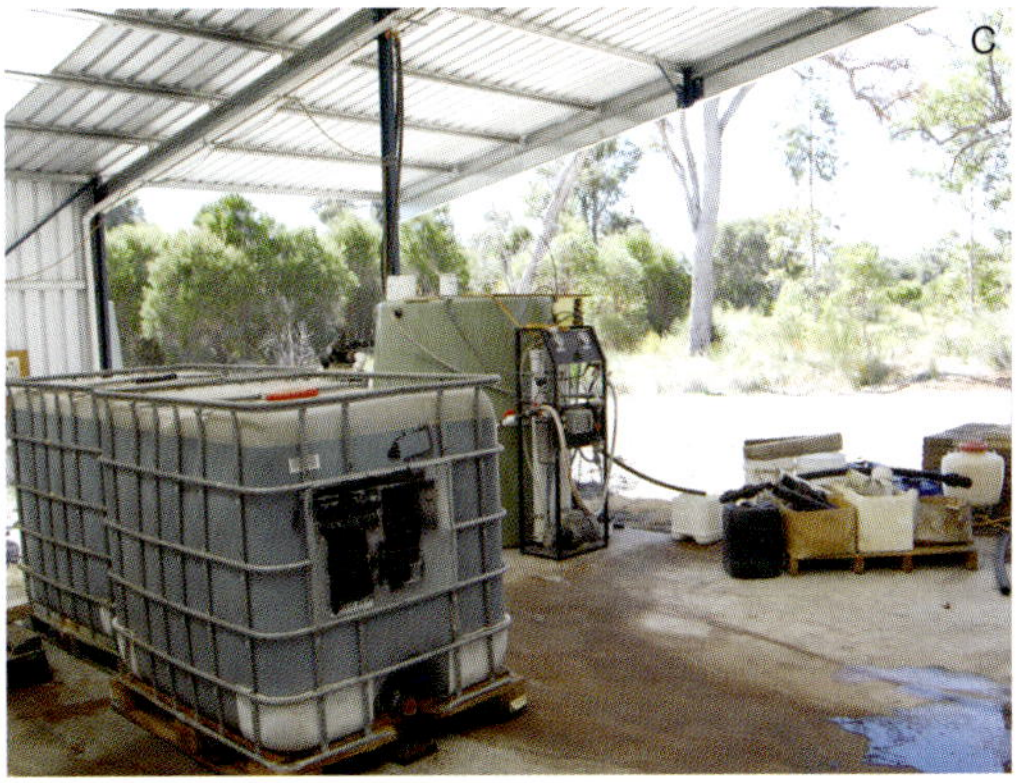

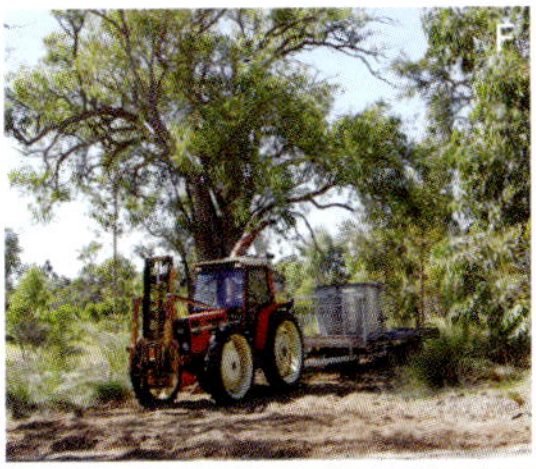

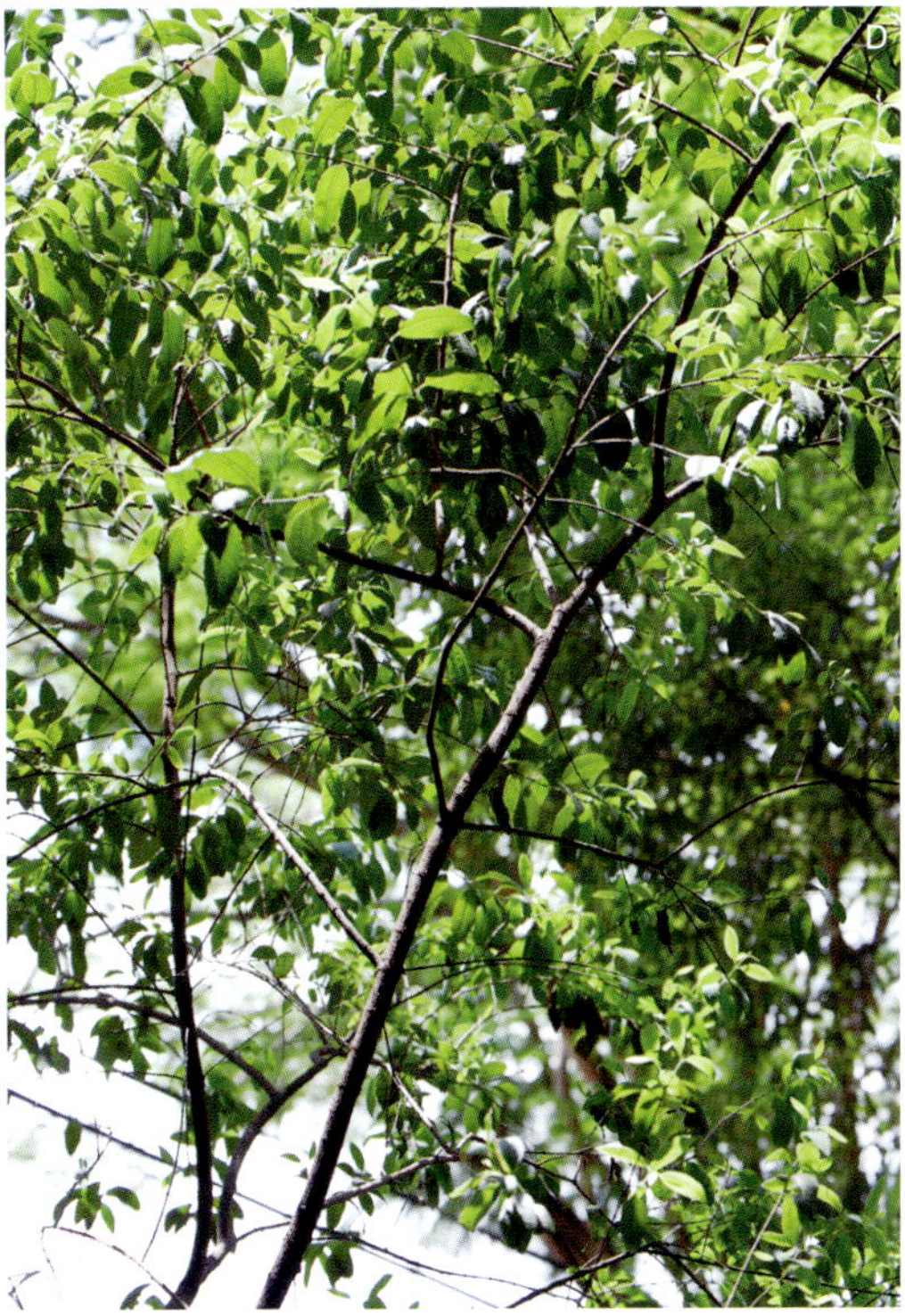

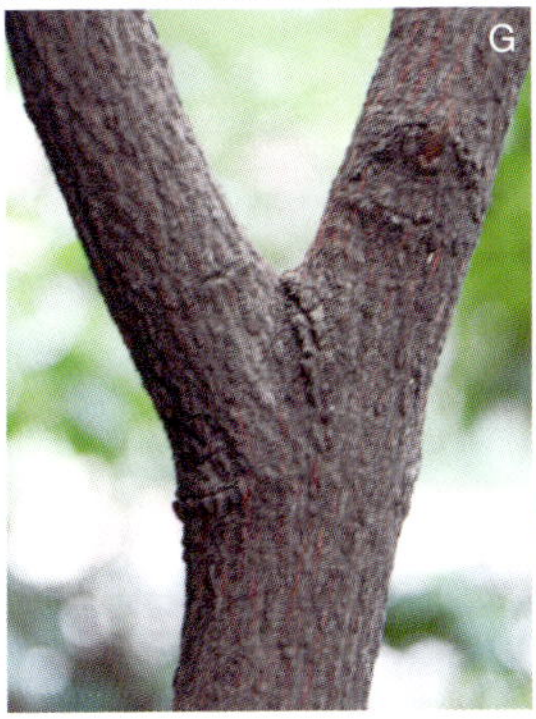

A:オーストラリアンサンダルウッドの抽出精油　B:インディアンサンダルウッドの抽出後の精油
C:オーストラリアンサンダルウッドの出荷前の保管タンク
D:生い茂るインディアンサンダルウッドの木　E:インディアンサンダルウッドの抽出　F:オーストラリアンサンダルウッドの農場。伐採した心材と根をトラクターで蒸留所まで運ぶ　G:インディアンサンダルウッドの木

サンダルウッドの木は絶滅危惧種のため、インド政府によって伐採も管理されており、病原菌に感染している以外は、樹齢30年以下の木を伐採することは禁止されています。感染した木は若くても伐採されますが、3～4週間で病原菌を駆除し、その後に精油を抽出します。抽出された精油は病原菌の影響を受けることなく、問題なく市場に出荷され、使用されます。

大量のハイドロゾルは、農家で生活用水としても使われる

蒸留の伝統的な方法は、木をそのまま水に浸し、それを熱しながら蒸気を起こして、最後に冷却する方法でした。現在では、そのままの木を浸すのではなく、家具などを作った際に出る細かい木クズなど、あらかじめ細かく砕いたものを蒸留しています。私がオーストラリアを訪れた時、手にとって見せていただいた木クズの量は、ひと山2トン分で、1回の蒸留でふた山分の4トンを使用していました。実際に手に取ると、何とも言えない芳醇で温かみのある香りがします。

蒸留時間は、伝統的な方法だと48～72時間前後かかっていましたが、現在は多少短くなっています。農家によってかかる時間は違っていて、それを公表している農家はほとんどありません。いかに効率よく抽出できるかといった蒸留の仕組みは、農家ごとに秘密にされているのです。

私が伺った時も、「その仕組みに関しては詳細を公表してほしくない」と言われました。他の農家でも同じ事を言われますし、もちろんそれは厳守します。それぞれの農家が通常、水蒸気蒸留法

にかかる目安の1~2時間の中で、常にその仕組みに向き合い生産性を高めたり、システムトラブルにどう対処するかなど試行錯誤しています。24時間ずっと人がつきっきりで稼動させることは難しいため、農家の方たちは、効率性と採算性をどのように向上させるかという面で、日々大変な努力していることに間違いありません。

また、蒸留の間に使用する水の量が非常に多いのも特徴で、ハイドロゾルが大量に産出されますが、農家ではそれをトイレの水やシャワーの水として活用しています。なんとも「贅沢な水」ですが、サンダルウッドの抗菌や抗感染の働きを考えるととても合理的で、農家にとってみると、この大量に産出される水をどう活用するかというのは、日常生活内での知恵です。

初めてその場面に遭遇した時には、使っていて嬉しいような贅沢すぎるような、心地よさを伴う複雑な気持ちが湧きました。こういった活用は、水がある程度豊かな地域でなければできません。水源が貴重な地域では、この排水を水蒸気蒸留のシステムの過程で冷却水として再活用する方法もとっており、農家によって、それぞれの工夫と活用がなされており、興味深く思います。

インドで抽出される「アッター精油」とは?

サンダルウッドの精油の中でも、希少価値のある「アッター(Attar)」をご紹介します。これは、サンダルウッドの精油に、他の精油が混じった状態で生産される精油です。もともとインドのアーユルヴェーダの中で活用されてきた精油でもあります。通常の水蒸気蒸留法の過程において、最終段階で冷却され、精油とハイドロゾルの部分で分離されるタンクがあります。その最終的に分離されるタンク内に、あらかじめサンダルウッドの精油を入れておき、ローズやジャスミン、チャンパカやケウダなどの蒸留を行うのです。

タンクの中には、通常の過程と同じようにどんどん精油が流れ込み、入れておいたサンダルウッドの精油と一緒に混ざります。もちろん水とは分離しますので、下層にハイドロゾル、上層に精油を見ることができます。しかし、ローズやジャスミンなどは抽出量が少なく、抽出方法も簡単ではないため、1回の抽出では微量しか採れません。そのためサンダルウッドに充分に精油を融合させるために、同じ作業を15回ほど繰り返します。特にジャスミンが混ざったアッターの精油は、ジャスミンの花を溶剤抽出法以外で抽出できる特別な精油ということになります。

このような手間のかかる過程を経て抽出された香りがアッターであり、単にシングルの精油をブレンドした時には感じられない、神秘的で魅惑的な香りを感じることができます。

ベースノートであるサンダルウッドのブレンド

サンダルウッドの主な化学成分は、サンタロール（Santalol）とサンタレン（Santalen）です。樹齢を重ねるごとにサンタロールの含有量が増え、サンタレンの含有量は減少します。アルコール

サンダルウッドの歴史

History of Sandalwood

もともとサンダルウッドにはいくつかの種類があり、野生として生息していた場所は南インドからマレーシア諸島です。文献によるとその歴史は長く、4000年前にインドからペルシャやアラビアの砂漠を通ってエジプトに運ばれ、ギリシャ、ローマへと渡りました。多くの寺院がサンダルウッドの木によって建てられ、エジプトでは死体の防腐処理としても活用されました。また、シロアリを寄せつけないということでとても重宝され、儀式などにおいては人々を浄化するという大切な役割を担っていました。

第一次世界大戦までは、ヨーロッパでの活用のために多くの木がヨーロッパに運ばれ、蒸留が行われていましたが、終戦後は、蒸留作業の95%がインドで行われることになりました。

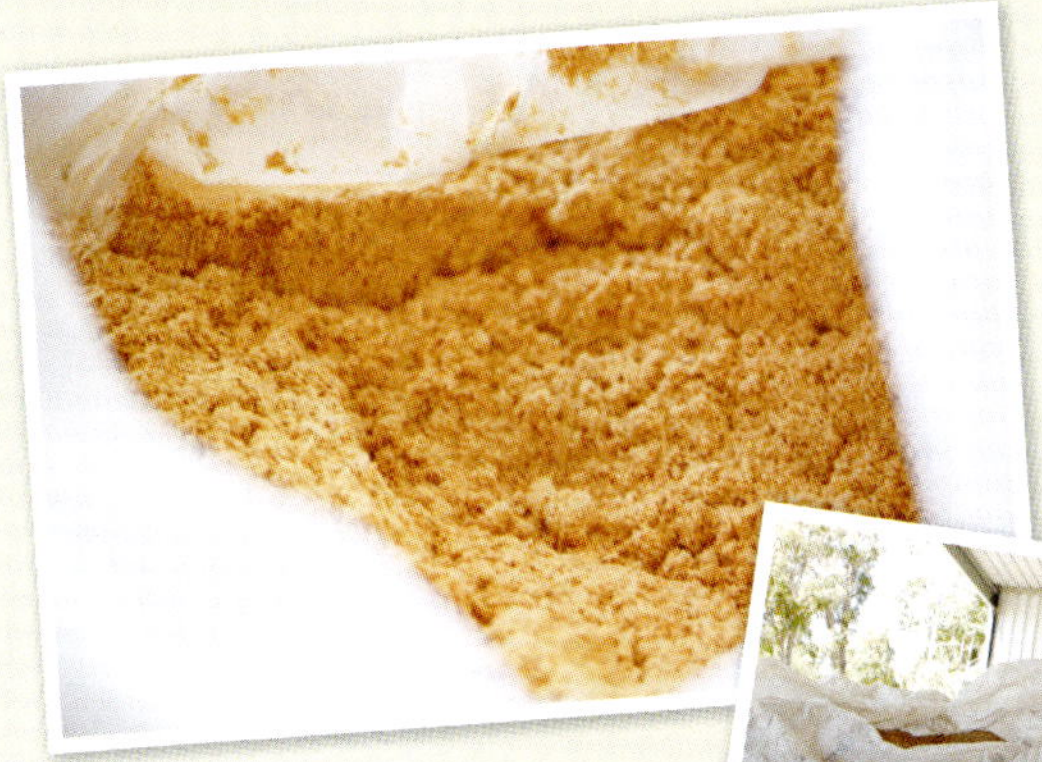

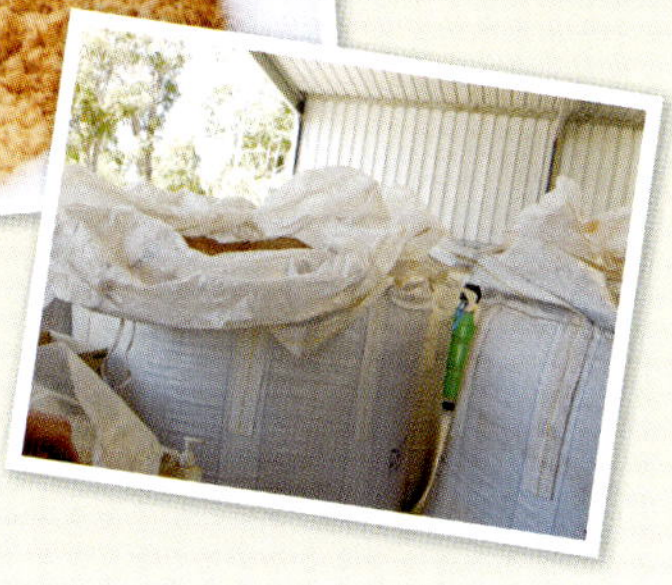

に分類されるサンタロールと、セスキテルペンに分類されるサンタレンということで、安全かつ温和で抗感染の働きを持つ有効な精油です。

透き通るような薄い黄金色で、甘くウッディーな香りの代表格として、ブレンドの際にも徐々に香る深さを発揮するサンダルウッド。ベースノートに位置し、ブレンド全体を包み込むような重要なバランスをとりますが、その香りを鼻に近づけてもすぐにはっきりと香りが届きません。じわじわと時間をかけてその魅惑的な香りを私たちに感じさせてくれます。

土台としては、多岐に渡る精油と相性が良いと言える精油ではありますが、より甘さや深さを創造したいと思うがあまり、特徴的な精油とブレンドしすぎると、途端にアンバランスな「重い」印象の香りに仕上がってしまいます。あくまで甘さや深さを引き立たせるためには、その前後をカバーする軽く感じる香りや特性の違う精油を加えてみることも、サンダルウッドには必要です。

料理で、甘さを引き立たせるために塩を加えることがよくありますよね。そういった発想も、ブレンドの新しい感覚が生まれるきっかけになると思います。もしかすると、これまでサンダルウッドと混ぜたことのない香りの中に、皆さんがイメージした香りが隠れているかもしれません。

ウッディーな香りを仕上げる際の注意点

サンダルウッドはすぐに香る精油ではないため、「あまり香りがしないな」と判断して多量に加えてしまったり、「ウッディーな香りを創造する」という目的でシダーウッドやヒバ、パイン、ヒノキなどの精油とブレンドしてしまう場合もあります。しかし、時間が少し経過してから鼻に届く時にとても息苦しく感じたり、頭痛を感じる場合もあります。ウッディーな香りを創る際には、ウッディーな精油ばかりを組み合わせればいいわけではないのです。ウッディーな精油の温かさや甘さを引き立てるには、どんな精油を選べば心地よく鼻に届くかを、実際にブレンドして体感してください。「頭ではこうイメージしているけど、実際には違った」と感じることもあると思います。

また、「森の香りを創って下さい」と言われると、木の精油ばかりをブレンドする場合があります。しかし、森は木の香りだけが存在しているでしょうか？　木の精油だけを混ぜても、残念ながらうまくいきません。ブレンドのバランスやイメージに必要なのは、森に存在する土、木、葉、花などの要素の融合体であり、それを空気感として感じることです。そのため、土、木、葉、花のそれぞれの割合を自分の感覚で組み立てる必要があります。

ウッディーな精油だけでブレンドした場合と、132ページでおすすめしているレシピのようなブレンドも、ぜひ比較してみてください。そして何よりも、シングルとしてサンダルウッドの精油に触れ、その特徴や香りを感じ、自分の感覚で覚えることが必要です。

度々お伝えしていますが、「香りのバランス」「化学的な役割と目的」のどちらが欠けても、ブレンドの調和は崩れます。どれくらいの量を加えたらバランスよく引き立ち、目的を説明できるブレンドになるのか、考えながら挑戦してみてくださいね。

Recipe サンダルウッドを使ったおすすめブレンド

※(　)内は学名、【　】内はノートを示す

＊ リラックス・ブレンド ＊

温かさを感じる甘い香りの中に、フレッシュで呼吸をスムーズに助けてくれるような爽やかさもあるブレンドです。1日の心身の疲れを包み込むような、お休み前やほっと一息つきたい時におすすめです。

ベルガモット Bergamot (*Citrus aurantium ssp bergamia*)	45%【TOP】
ペティグレン Petitgrain (*Citrus aurantium subsp.amara*)	10%【MIDDLE】
ユーカリラディアータ Eucalyptus Radiata (*Eucalyptus radiate*)	5%【TOP／MIDDLE】
ネロリ Neroli (*Citrus aurantium var. amara*)	20%【TOP／MIDDLE／BASE】
パチューリ Patchouli (*Pogostemom cablin*)	5%【MIDDLE／BASE】
サンダルウッド Sandalwood (*Santalum album*)	15%【BASE】

＊ スパイシー・ブレンド ＊

甘さと苦さの中に、スパイシーな心地よい刺激を感じることができるブレンドです。体調を整えたい方、冷えや代謝の悪さを感じている方におすすめです。

オレンジスウィート Orange, Sweet (*Citrus sinensis*)	40%【TOP】
カルダモン Cardamon (*Elettaria cardamomum*)	25%【TOP】
スプルースブラック Spruce black (*Abies nigra*)	10%【TOP／MIDDLE】
イランイラン Ylang Ylang (*Cananga odorata*)	5%【MIDDLE】
サンダルウッド Sandalwood (*Santalum album*)	20%【BASE】

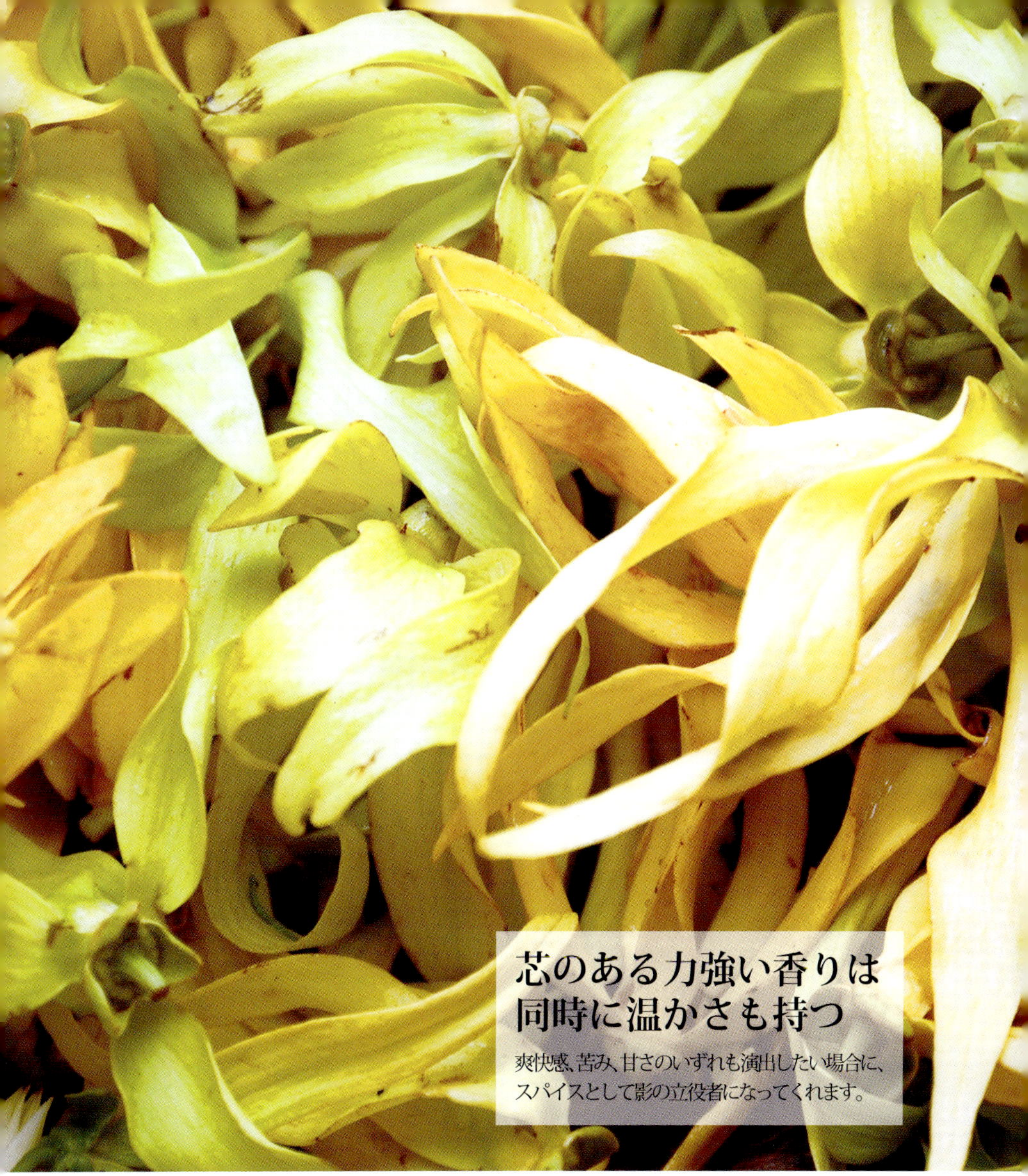

芯のある力強い香りは同時に温かさも持つ

爽快感、苦み、甘さのいずれも演出したい場合に、
スパイスとして影の立役者になってくれます。

Chapter 8

Ylang《イラン》 Ylang《イラン》

Cananga odorata

香水の名作をサポートする芳醇な香り

イランイラン(*Cananga odorata*)は、初めて嗅いだ人の反応に大きな違いがある精油の一つです。お客様の中にはいい香りとおっしゃる方もいれば、顔をしかめてしまう方もいますし、東南アジアへの旅行を瞬時に思い出す方もいらっしゃいます。

イランイランの精油の香りは、生産農家によってもかなり違いがあります。そのため、さまざまなブランドのイランイランを試してみることが大切ですし、「今までイランイランがあまり好きじゃなかったのに、このイランイランは好きな香り」ということが、意外とよくあります。これも香りを感じる楽しさの一つです。

イランイランは香水の原料としても活用され、多くの名作のサポートをしている精油であり、現在でも大切な香料の一つです。インドネシアなどでは、お供え物には欠かせない花としてマーケットでよく目にすることができ、それを手に取ると何とも言えない芳醇で深みのある香りが広がります。香りと共に親しげに、そして温かく声をかけてくれた現地の皆さんの笑顔も印象的でした。

「イランイラン」という名前は、タガログ語の「Alang《アラン》 ilang《イラン》」が由来で、「the flower of flowers＝花の中の花」という意味と、ちょっとした風でも揺れ動く「ぶら下がっている」という意味合いを持つとされています。写真でもその姿が見える通り、大きく垂れ下がったような枝と大きな葉の中に花が咲いています。木の下に入ると、大きく包み込まれるような感覚があります。

夜明け前に最も強い香りを放つ花

イランイランは種から栽培されることが多いのですが、稀に挿し木からも栽培されます。堆肥には牛糞がよく使われます。木は３年目で約２～３ｍの高さに成長し、その後、15～20ｍに成長しますが、収穫のために２～３ｍの高さが維持され、４年目から本格的に抽出のための収穫に入ります。

葉は大きく垂れ下がるように伸びるのが特徴で、花は葉の間に群れるように咲きます。花が水分を含みすぎると良い精油の抽出ができないため、収穫は雨季を避けて行われます。これは質の良い精油を抽出するためにとても大切なことです。

花は日中でも充分香りを楽しむことができますが、夜に受粉するため、夜明け前に最も強い香りを放ちます。花は４～８㎝ほどの大きさで、細長い花びらを持ちます。緑、黄色とそれぞれの色がありますが、咲いてから20日前後で完全に濃い黄色に変化します。この色が、花が最も精油を保持しているというサインになるので、抽出する日を計算できます。

収穫は、女性や子どもたちによって手作業で行われます。明け方から始まり、どんなに遅くても午前９時前後には終了です。完全に黄色に変化した花を選定して収穫します。一つの木から収穫される花は５～20㎏で、木の成長過程によっても量が異なりますが、平均的には10㎏前後でしょう。

現在の主な産出国はマダガスカル、インドネシア、コモロ諸島、フィリピンなどです。

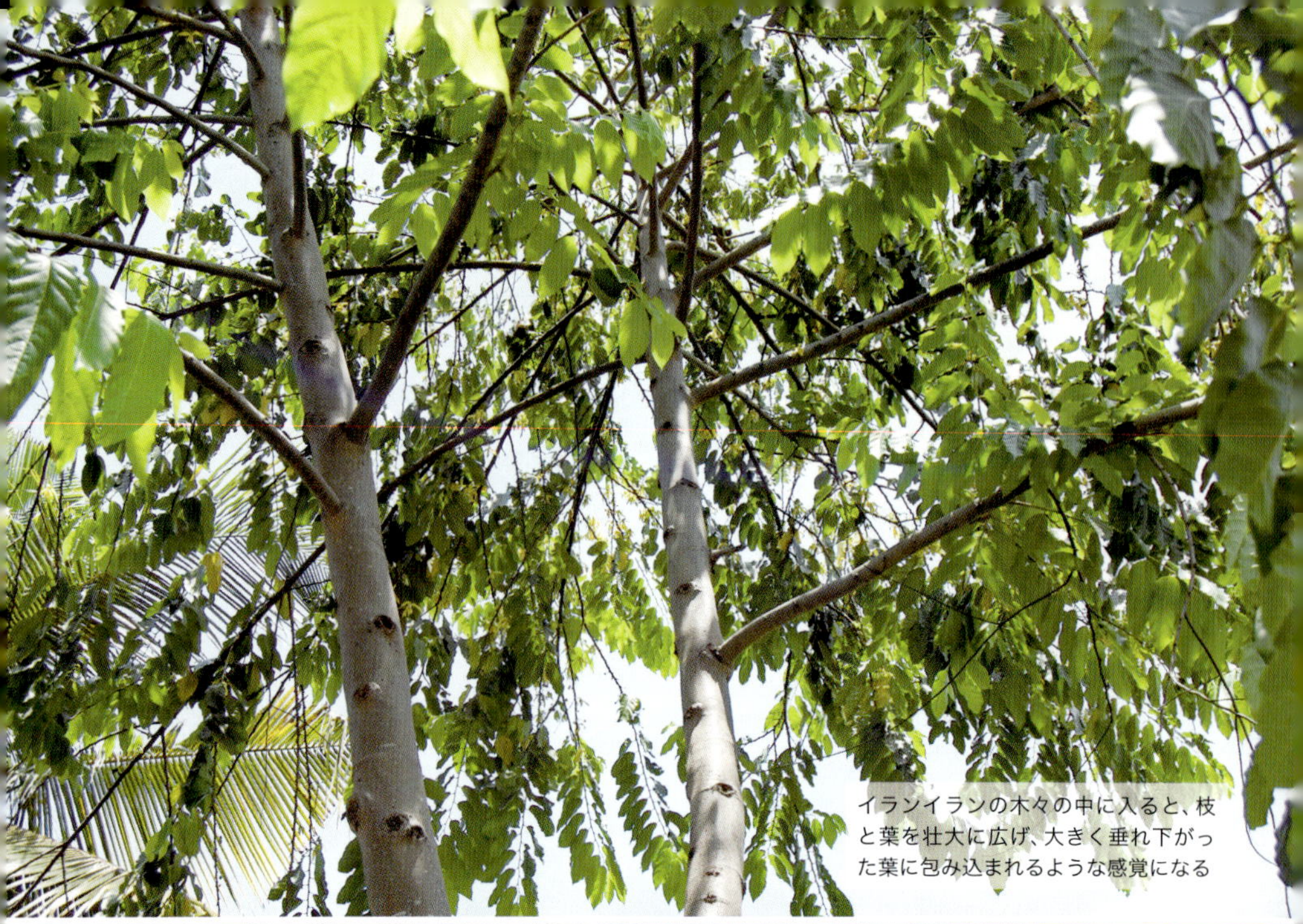

イランイランの木々の中に入ると、枝と葉を壮大に広げ、大きく垂れ下がった葉に包み込まれるような感覚になる

B
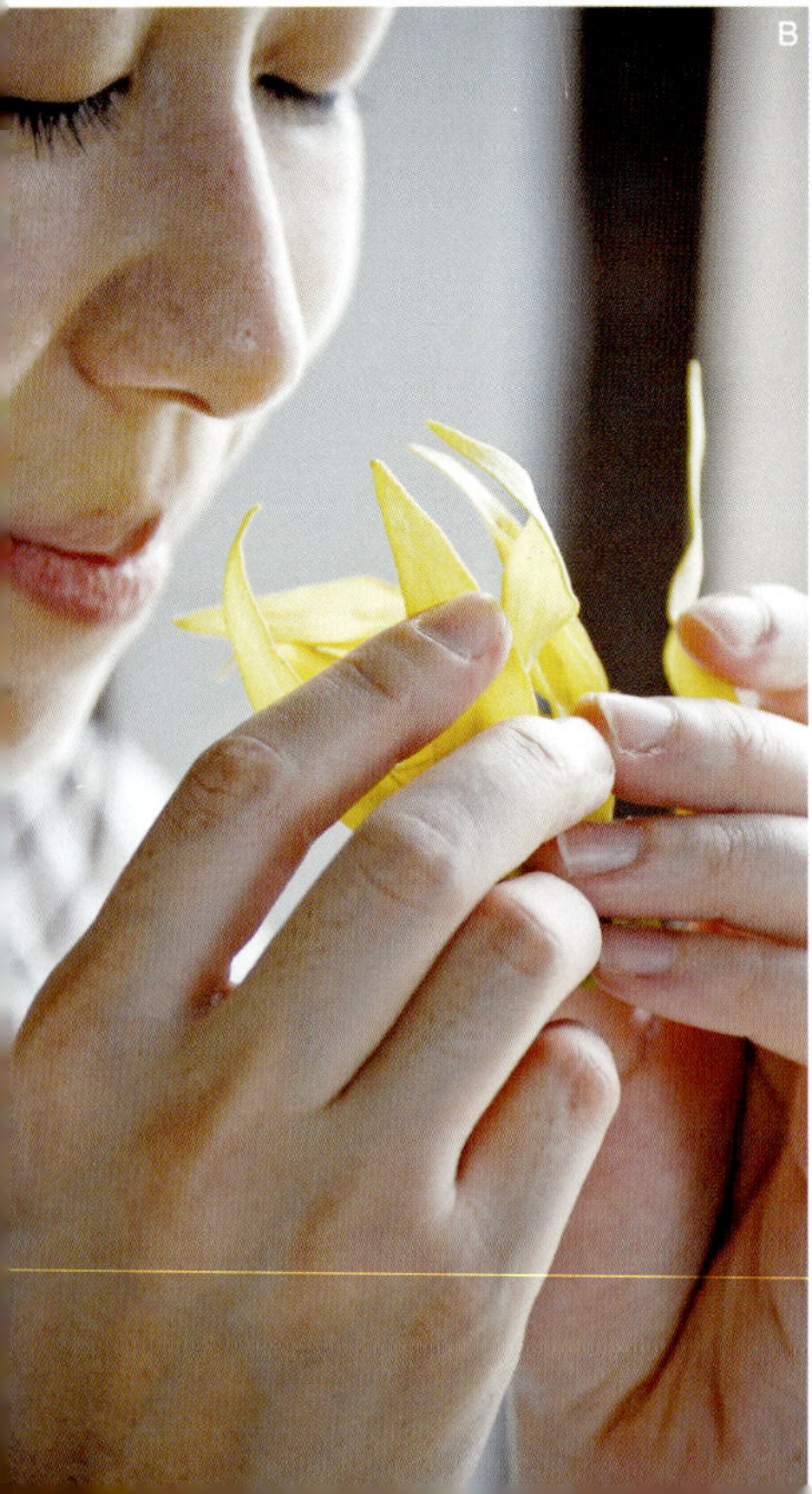

A
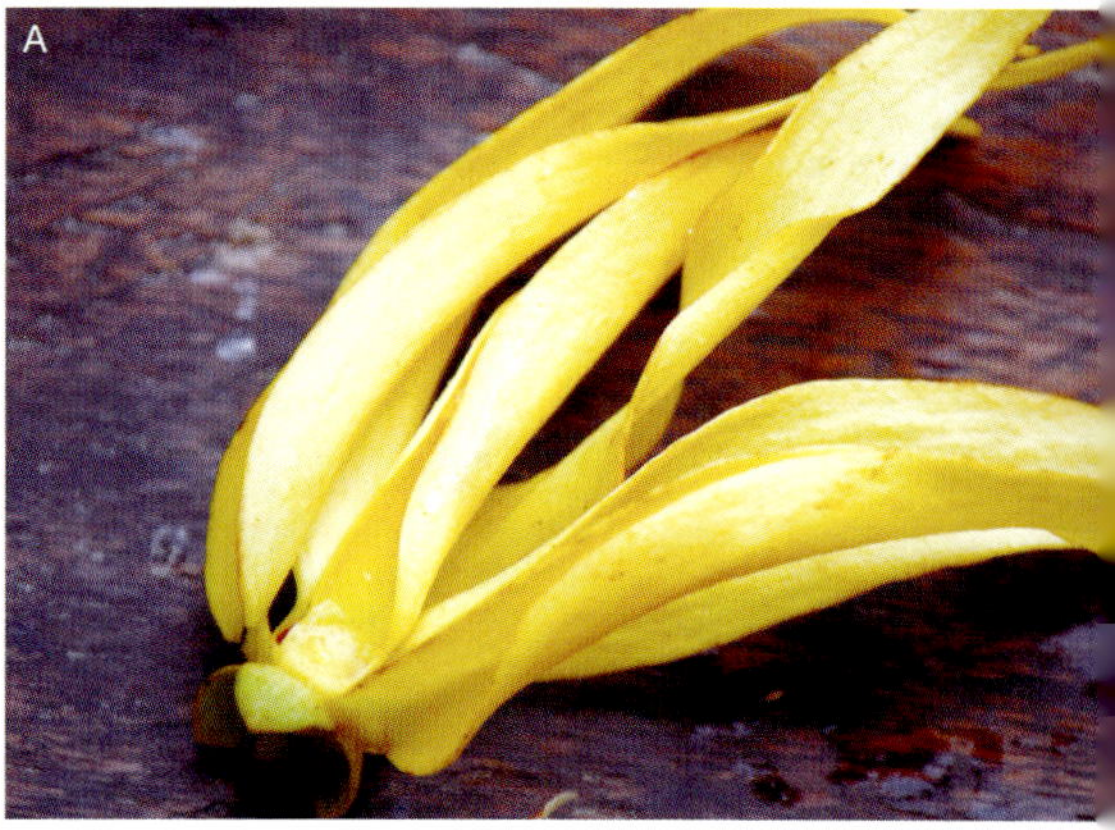

Ylang Ylang

Cananga odorata

A：黄色に輝くイランイランの花弁
B：イランイランの芳醇な香りを感じる著者
C：収穫後、袋に詰められたイランイランの花弁
D：マダガスカルのイランイラン蒸留所と作業員
E：垂れ下がるような姿を持つイランイランの花と葉。葉の上に、若芽が育っているのが見える
F：イランイランの木の全容
G：青緑色を持つ、まだ新しいイランイランの若芽。やがて黄色に変化していく
H：昔ながらの銅でできた蒸留器

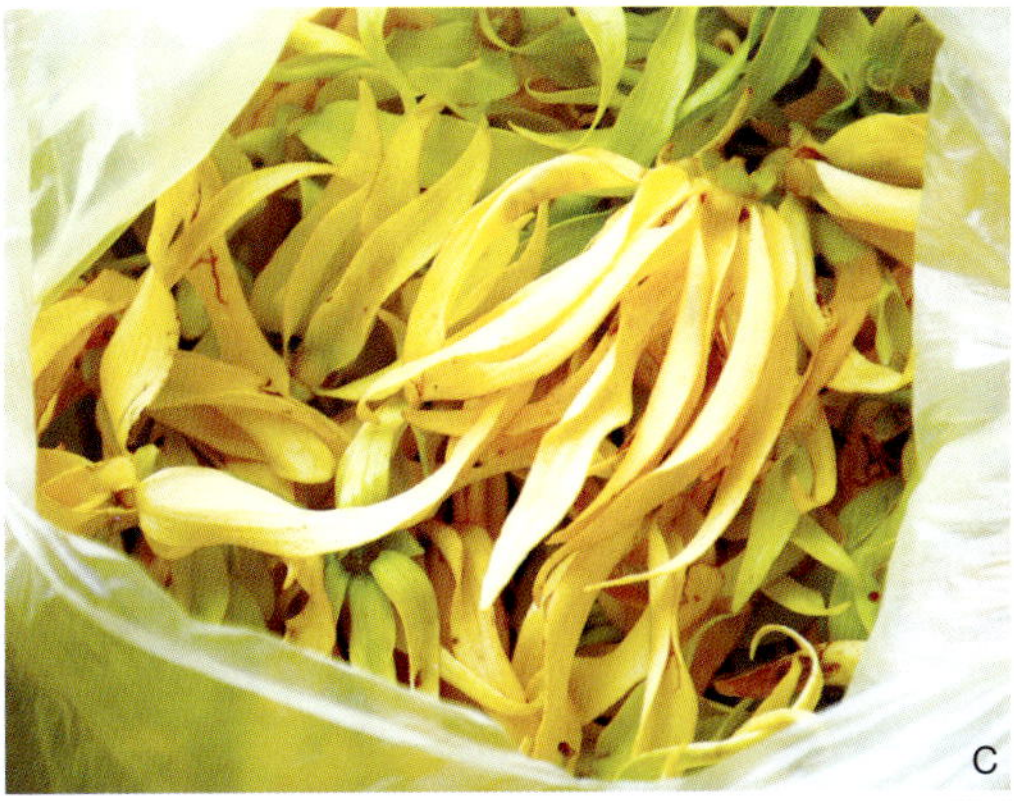

C

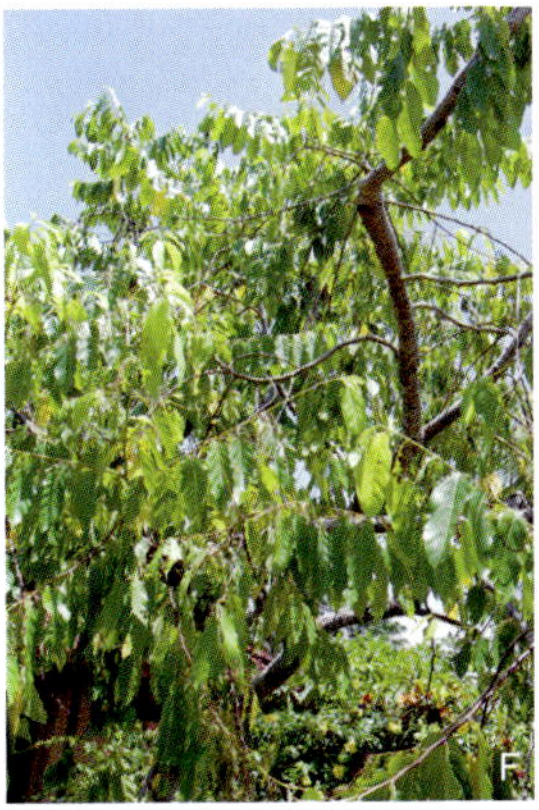

F

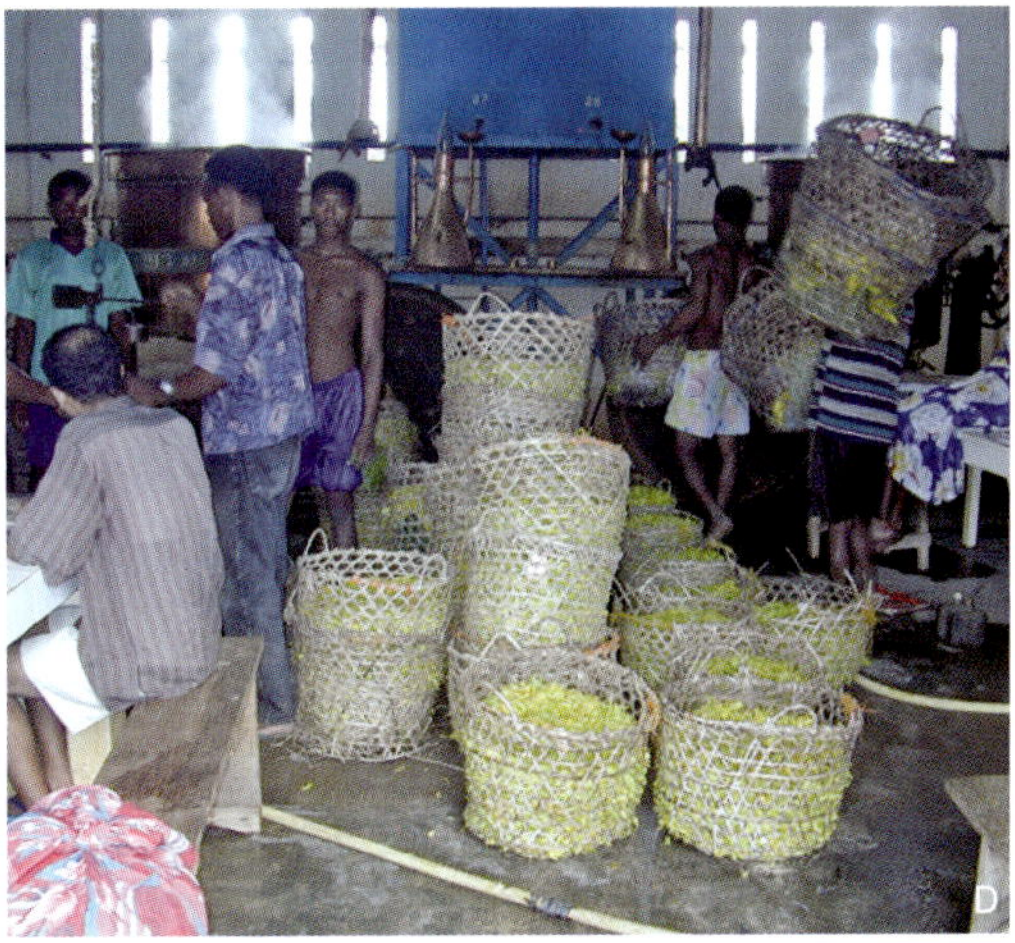

D

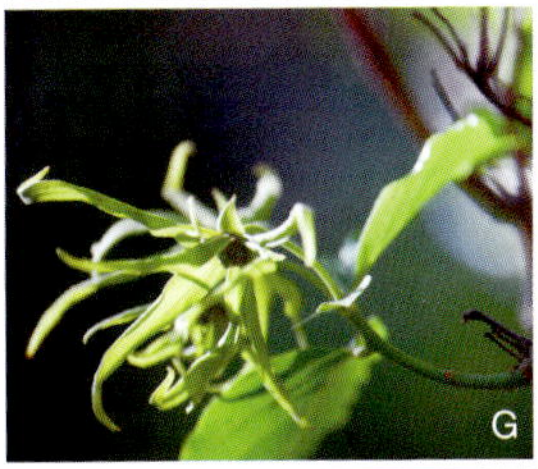

G

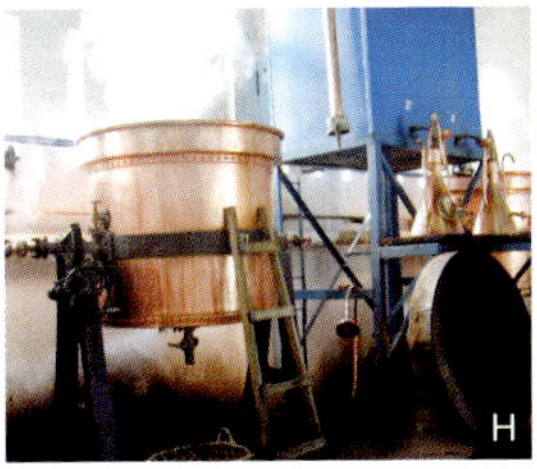

H

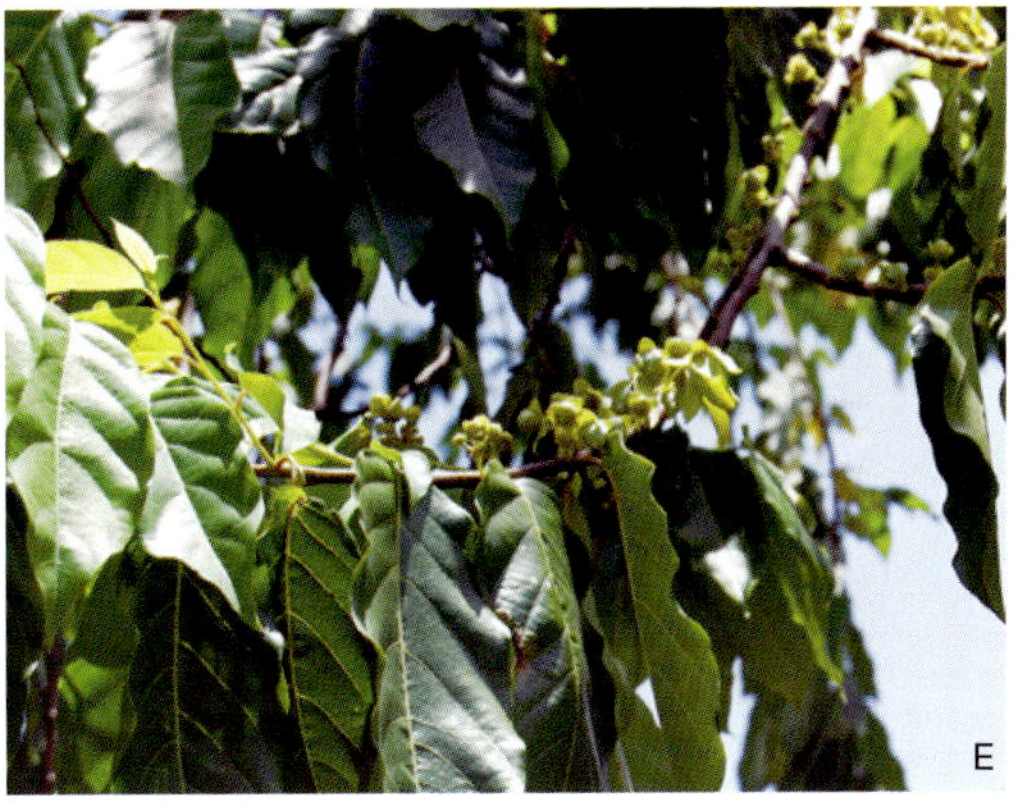

E

〝一番絞り〟は最高のグレード！

精油は水蒸気蒸留法で抽出され、およそ明け方前から14〜25時間前後をかけて花の収穫から抽出までを行います。この蒸留時間と抽出法は各農家によって違いがあります。昔は全て直火抽出の方法がとられていましたが、現在は水蒸気蒸留法での抽出が広まっています。

一度の抽出で使用される花は90kg前後で、使用する水の量はおよそ60リットル。そこから抽出される精油は1〜2リットルほどとなり、この一番最初に抽出された精油が、「イランイラン・エキストラ（Ylang Ylang Extra）」と名前がつく、最も質が良い精油です。

その後、繰り返し精油の抽出が行われ、精油の香りや質に合わせてイランイラン1、2、3……と段階的に仕分けされ、これらは「イランイラン」という名称のみで出荷されます。〝一番絞り〟と言えるエキストラにはエステル類が多く含まれており、3のレベルにはほとんど含まれません。含有成分が異なるために、この2つでは、香りにも色にも違いが生まれます。また、本来であれば一番絞りのグレードが私たちの手に届くことが望ましいのですが、抽出量や価格の面で、一番流通しているのは2と3レベルのものを混ぜた精油だと言われています。

また、このグレードは基準となるルールがなく、あくまで各農家がどのように管理するかに委ねられている点があります。イランイランの精油は、ソープやキャンドルなどにも活用されますが、精油の香りが個々に違って感じるのは、農家による管理や、グレードの違いにあるのです。

私は農家に足を運び、精油に直接触れている一人として、できればアロマセラピーワークの活用には、一番絞りであるエキストラをおすすめしたいと思いますし、その素晴らしい香りを堪能してほしいと願っています。ただ、グレードが下がって価格が安くなることが、悪いわけではありません。あくまでどんな用途に使用するかという観点を大切にして下さい。実際に感覚として自分でエキストラの香りを〝体感〟して、知っているかがブレンド要素として重要で、それぞれの目的に合わせて、選定できる判断力が身につくことを願っています。

さまざまな活用方法が期待されるイランイラン

イランイランの花はとても繊細で、収穫してから日持ちせず、部屋などに置いておくと1日で黒く変色してしまいます。私が、雨季の合間のちょうど天候が良い時期に、インドネシアに滞在した時のことです。宿泊した部屋にイランイランの花を持ち帰って、どれぐらい香りが発散するか、1日置いてみました。すると、少量の花でも部屋中が素晴らしい香りで満たされ、精油とはまた違った柔らかさを感じました。正直、そこまで香りが広がるとは予測していなかったため、外出先から戻った時に驚いてしまいました。

インドネシアでは新婚初夜のベッドにこの花を散らしたり、ココナッツオイルなどと混ぜてスキンケアに活用したり、また頭皮やヘアケアの素材として、ビクトリア王朝時代から活用されていたことがわかっています。

その他、感染症、高血圧や緊張状態のサポート、糖尿病の補助療法、てんかん症の発作前のケアに選択する精油としてメディカルな観点での研究結果などが発表されています。さらに、月経周期やホルモンバランスを整えるための活用、スキンケアとして肌の張りなどを保つために必要なホルモンの分泌など、さまざまな活用法が期待される精油でもあります。

グレードによっても大きく変わる化学成分

イランイランの主な化学成分は、エステル類に分類される酢酸ベンジル（Benzyl acetate）、アルコール類のリナロール（Linalol）、その他 メチルエーテル（Methyl ether）、酢酸ゲラニル（Geranyl acetate）、安息香酸メチル（Methyl benzoate）などです。またセスキテルペンに分類される化学成分を多く含みます。

前述のように、エキストラはエステル類の酢酸ベンジルが多く含有されていますが、1、2、3とグレードが落ちるにつれてその含有率は格段に下がります。それと比例するようにセスキテルペンに分類される化学成分がどんどん多くなり、全体の80％前後がセスキテルペンとなります。エキストラのセスキテルペン含有率は10～20％前後ですから、その違いは如実です。そのため、エキストラとグレード3を比べると、全く違う精油の香りに感じてもおかしくありません。また、化学成分

イランイランの歴史

History of Ylang Ylang

第一次世界大戦前までは、フィリピンで最も多くのイランイラン精油が抽出されていました。ドイツ人薬学者であり、マニラで薬局を開いていたF. Shtekが、質の良いイランイランの精油を人々に分けていたところ、たちまちフレグランスとしてもポピュラーになって、抽出工場も増加しました。

しかし大戦後は、フランスによって木の栽培や抽出はコモロ諸島に移設され、これを期にフィリピンでの生産は減少します。仏の香水会社が精油を活用することで、最盛期はコモロ諸島で90%の抽出が行われ、100万本以上の木が植えられました。

そして1960～70年代を境に減少傾向に陥り、合成品が多量に生産されるようにもなり、イランイランの精油は世界中に知れ渡るようになったのです。近年では、フィリピンでの栽培と抽出も、かつてより盛り返していると言われます。

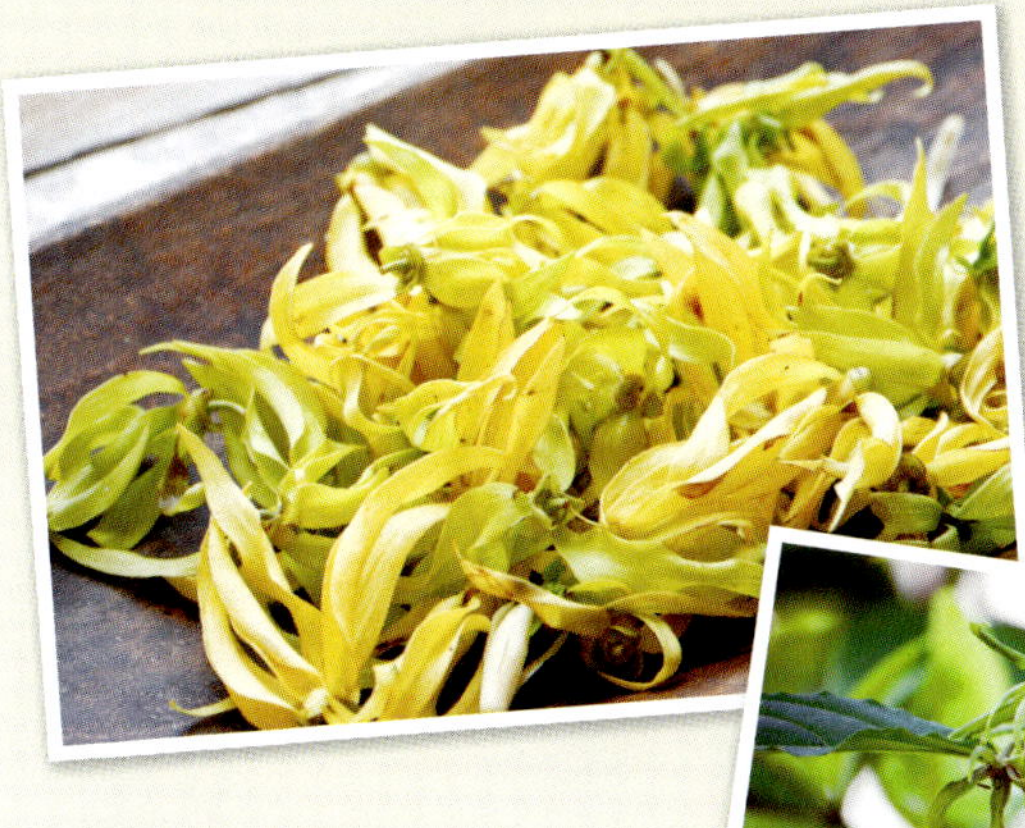

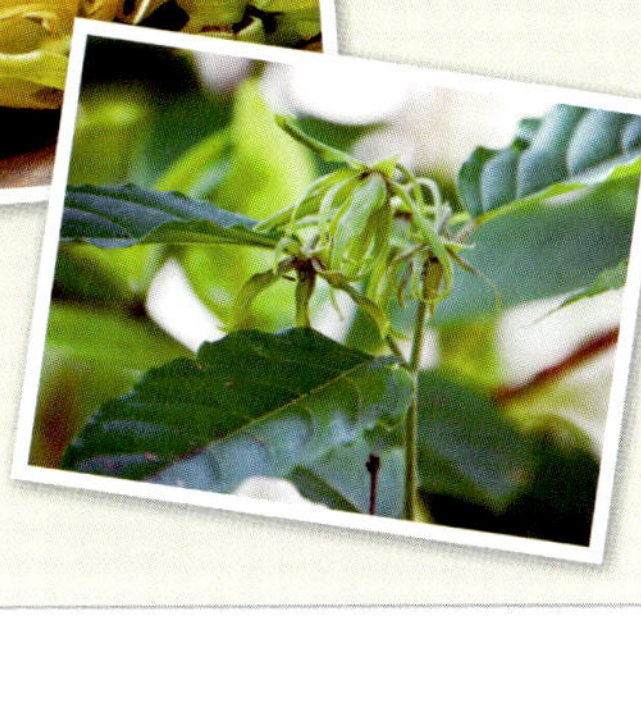

は抽出された年の作具合や天候などにも左右されます。

しかし残念ながら、こういったことを把握して精油を買い付けたり、選定している人は少ない印象を受けます。感覚の判断を養う必要があるということと、実際にこういった事実を把握しながら用途ごとに活用することで、より理解が深まりブレンドの楽しさも増していくと思います。

特徴的な香りを、何とブレンドして活かすか

イランイランの精油は茶黄金色で、とても深く甘い香りが特徴です。嗅ぎすぎると頭痛を引き起こす場合もあるため、その点を考慮しながらブレンドを行うことも大切です。また、イランイランの香りの好き嫌いには、大きな個人差があります。心地よく感じる場合は問題ありませんが、そうではない場合には、無理してイランイランの香りを強要することのないようにしましょう。シングル（単品）よりもブレンドを提案することによって、より良く活用できます。

ブレンドする際には、イランイランの香りが優しく柔らかく感じたり、ツンとした刺激を感じないようにバランスを考えることが目標です。また、イランイランの匂いを消すために、他の精油を選定してはいけません。香りを消したいのであれば、最初からイランイランの精油をブレンドの素材として選ぶべきではありません。ブレンドは「お互いが相乗して高め合う香りの創造」であり、「消し合ったり隠れ合ったり」して特性や香りの良さがなくなってしまうのでは、意味を成さない

のです。

　また、その香りの強さと深さゆえ、決してブレンドが簡単な精油ではありません。皆さんも、ブレンドしたにも関わらず「イランイランの香りしかしない」と感じたこともあるでしょう。どうしても他の精油に比べると、強い印象を与えてしまいますので、単一な香りとして仕上がってしまう可能性も高くなります。「花の精油だから、リッチなイメージでローズなどと混ぜてみたり……」という経験はありませんか？　そしてそのあまりにも強い香りに、想像している「リッチ」な感じを全く感じることなく、がっかりしてしまったことなどもありませんか？

　イランイランの精油をうまく活用していくためには、一緒に加える精油との相性だけでなく、そのバランスや配分がポイントとなりますので、これまでうまくできないと感じている方は、今までの量の半分の配分や、それよりも少量の配分で試してみてください。良いと思うものをたくさん入れても、良い香りになったり、それがよく働くとも限りません。

　このように、今までやっていなかった方法に、新しいブレンドの発見があるかもしれません。すぐにイランイランの香りを感じるよりも、〝心地よく、かすかに〟イランイランを感じられるブレンドができるようになれば、これまでとは違った視点で、イランイランの活用はとてもスムーズになっていくでしょう。あくまで、「香りを楽しむ」という感覚に沿って、イランイランの香りを感じられるかが、継続して活用できるかどうかの指標となると思います。

Recipe イランイランを使ったおすすめブレンド

※（　）内は学名、【　】内はノートを示す

＊ バランシングブレンド ＊

深みと甘さの中に、心に触れるような温かさを感じるブレンドです。特に忙しい時間を過ごしている人や、ホルモンバランスや心身のバランスを整えたい人に。

オレンジスウィート Orange, Sweet (*Citrus sinensis*)	45%【TOP】
ゼラニウム Geranium (*Pelargonium x asperum*)	10%【MIDDLE】
ラベンダー Lavender (*Lavandula angustifolia*)	10%【MIDDLE】
サイプレス Cypress (*Cupressus sempervirens*)	10%【MIDDLE】
イランイラン Ylang Ylang (*Cananga odorata*)	10%【MIDDLE／BASE】
サンダルウッド Sandalwood (*Santalum album*)	15%【BASE】

＊ フレッシュスパイシーブレンド ＊

ほどよいフレッシュさと甘さを感じる香り。特に疲労感を伴う人へのボディトリートメントや、呼吸をスムーズにサポートするのにおすすめ。男性にも活用しやすいブレンドです。

ベルガモット Bergamot (*Citrus aurantium ssp bergamia*)	20%【TOP】
マンダリン Mandarin (*Citrus reticulata*)	25%【TOP】
カルダモン Cardamon (*Elettaria cardamomum*)	10%【TOP／MIDDLE】
ユーカリラディアータ Eucalyptus,Radiata (*Eucalyptus radiate*)	15%【TOP／MIDDLE】
ペパーミント Peppermint (*Mentha x piperita*)	5%【TOP／MIDDLE】
ネロリ Neroli (*Citrus aurantium var.amara*)	15%【TOP/MIDDLE/BASE】
イランイラン Ylang Ylang (*Cananga odorata*)	10%【MIDDLE／BASE】

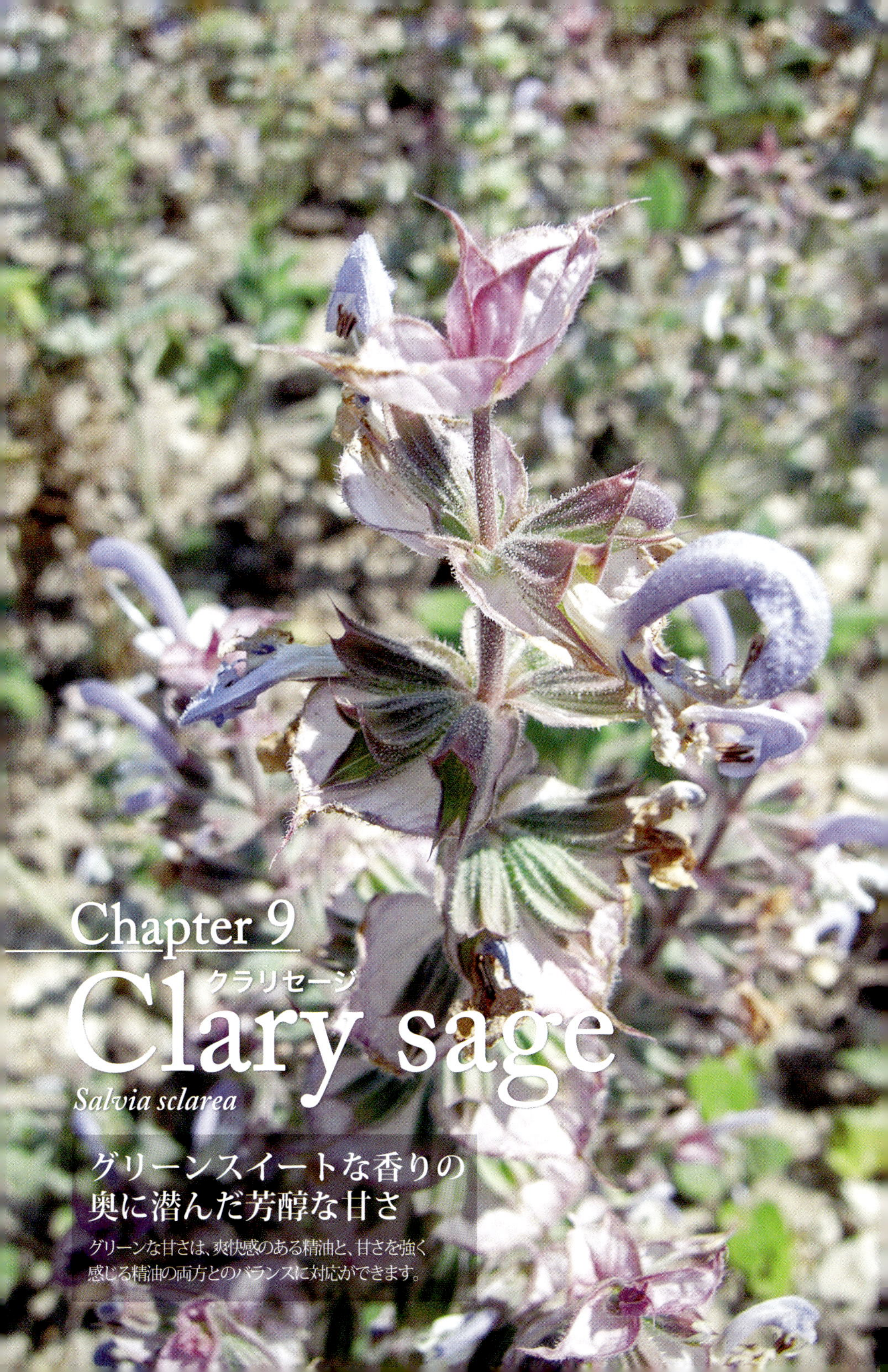

Chapter 9

Clary sage《クラリセージ》

Salvia sclarea

グリーンスイートな香りの奥に潜んだ芳醇な甘さ

グリーンな甘さは、爽快感のある精油と、甘さを強く感じる精油の両方とのバランスに対応ができます。

日本人の身近にはない植物

私は授業の中で必ず、生徒の皆さんにクラリセージ（*Salvia sclarea*）の写真を見せながら、「これは何の芳香植物かわかりますか？」と質問します。しかし、すぐに正解が返ってくることはあまりありません。「セージ」という言葉から「緑の葉」と想像している人が多いようで、鮮やかな花を見ると、違った植物を想像してしまうのかもしれません。昔の私も、その一人でした。

また、授業では嗅ぎ分けの練習もしますが、はっきりと嗅ぎわけができないことが多く、生徒さんが苦戦している精油の一つです。身近にある植物ではないため、馴染みも浅く、私も好きになるのには時間がかかりました。

イギリスに留学していた時、クラスメイトや先生など多くのイギリス人が、クラリセージを好んで使用していた印象があります。日本人が柑橘系の精油を手に取りやすいのと同じように、クラリセージの精油が使われていました。当時「本当にいい香りだよね～」と言われても、共有できていない自分がいました。これは、国や環境の違いによる感覚の違いなのでしょう。

キラキラと輝く薄紫とピンク色の花

私が南フランスの蒸留農家に足を運び、初めてクラリセージ畑に向かったのは、蒸し暑くとても陽差しの強い夏でした。車から降りた瞬間、柔らかく、甘くて優しい香りが温かい空気と共に押し寄せてきたのが印象深く残っています。そして、クラリセージ農家の畑に足を踏み入れた時に思わず「参りました……」と思ってしまったのです。

想像していた以上に可愛らしいその姿と、女性に有効な植物であるその所以の一つとして淡いピンクやパープル、赤紫、青みがかったピンクなどの花の色が、明らかに私にメッセージを送っているように感じたのです。そして何よりもその神々しい姿。光に照らされ、クラリセージが持つ色の全てがキラキラしている姿を見て、このことを多くの人に伝えたいと思いました。

一帯は全てクラリセージの香りで満たされ、どれぐらいの範囲でそれが広がっているのか、わからないほどでした。私は身長が１５５㎝ですので、少なくとも太もも近くまでしかないクラリセージが、頭上を越えるほどの空間全部をその香りに染めていたのです。しかし、具合が悪くなるということもありませんでした。今でもこの畑に立ったときのことは鮮明に覚えていますが、「クラリセージの香りは、これぐらいの程度で鼻に届くと、こんなに心地よいと感じるものなんだ」ということを、あらためて体感し学ぶことができました。

畑に実際に足を運ぶのは、決して収穫や抽出だけではなく、ブレンドにおけるこういったアート性のヒントが隠れているので、何にも変えられない現場でもあります。また、「クラリセージがさまざまな女性疾患のサポート役となっている根本が、植物の姿にもある」と精油を活用する人に理解してもらうことが、香りをより楽しんでいただけるきっかけになるのではないかと思います。

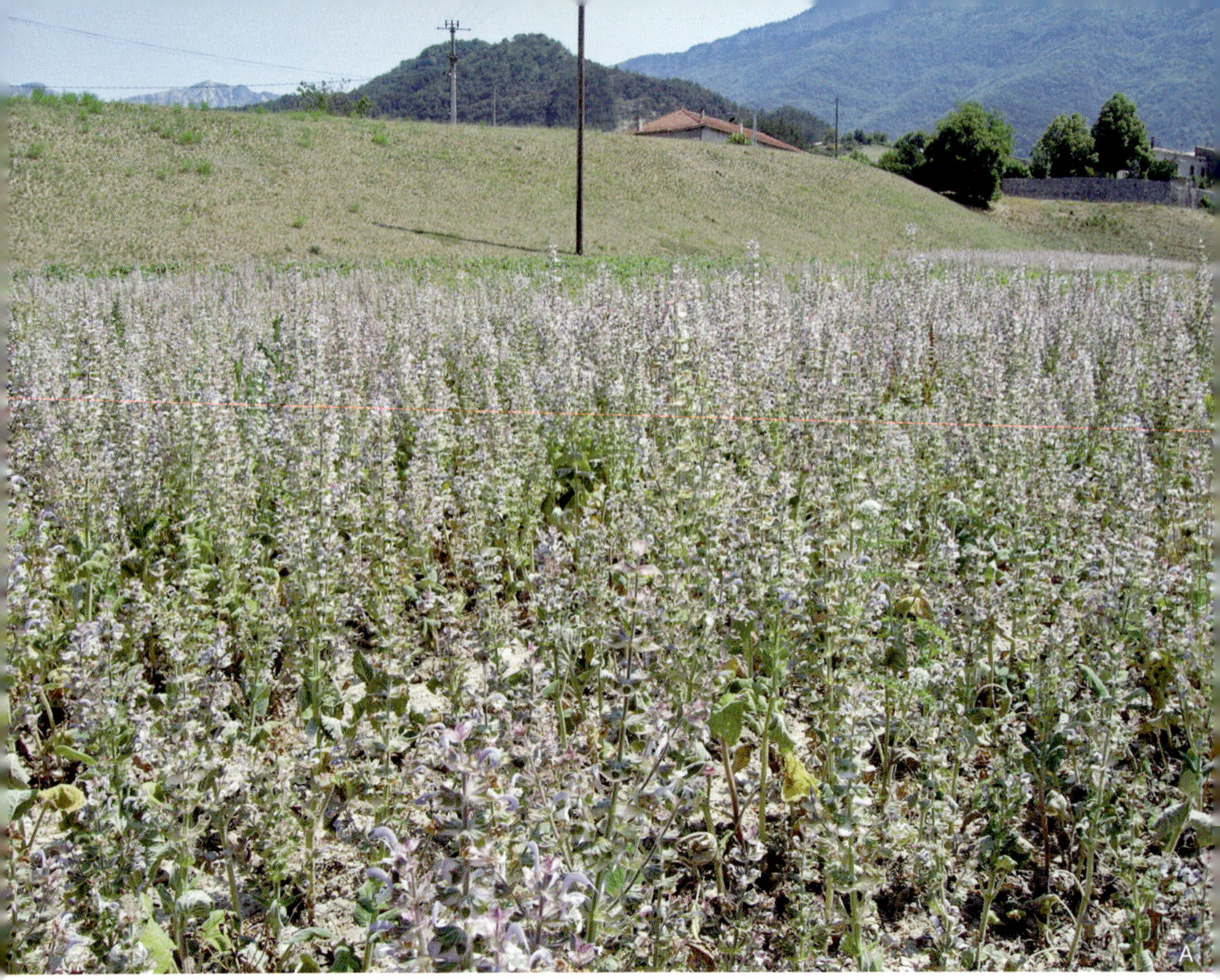

Clary sage

Salvia sclarea

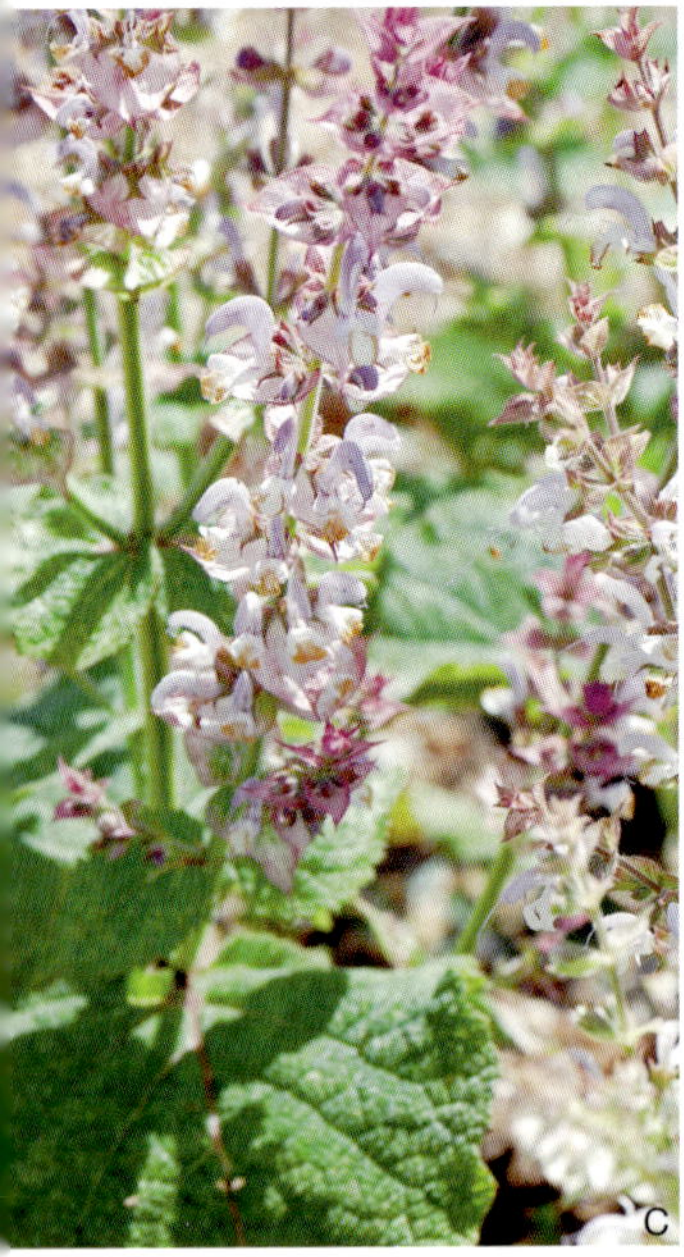

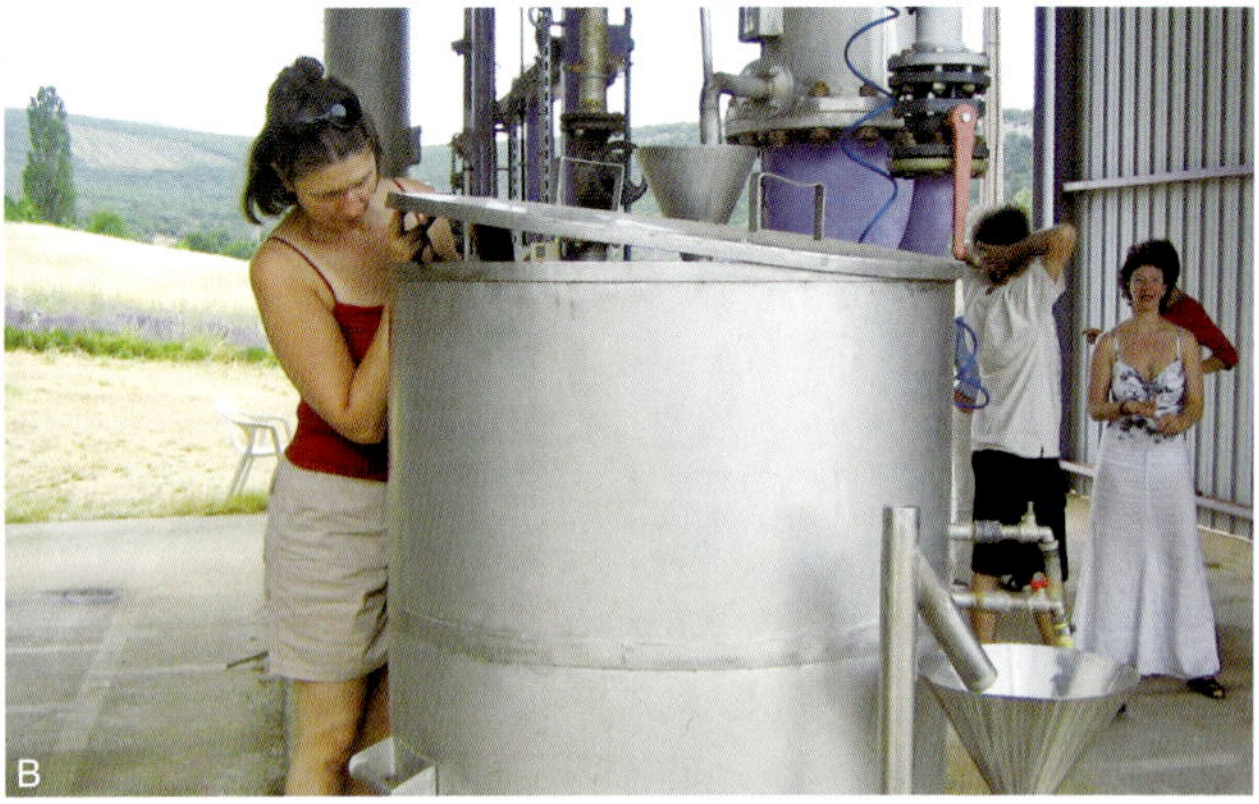

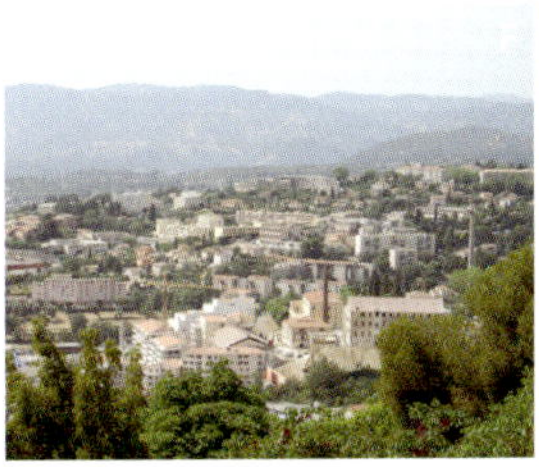

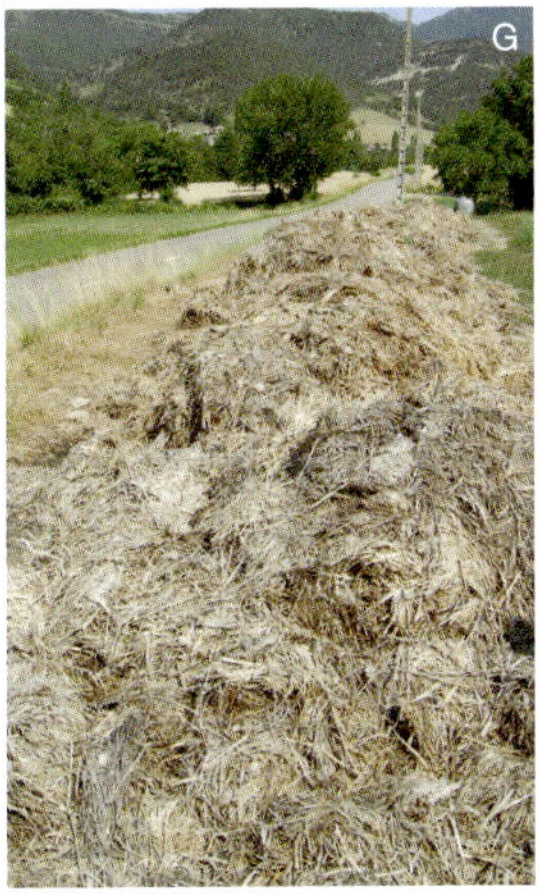

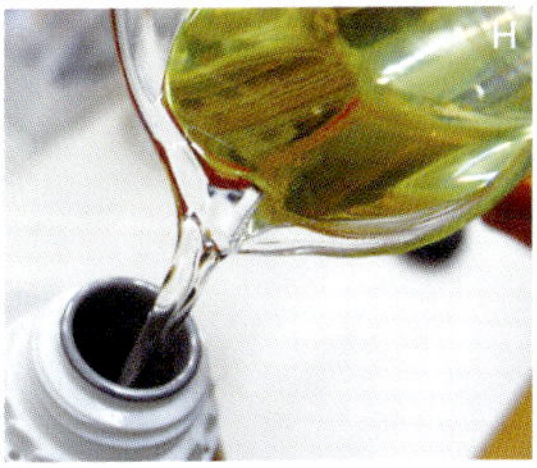

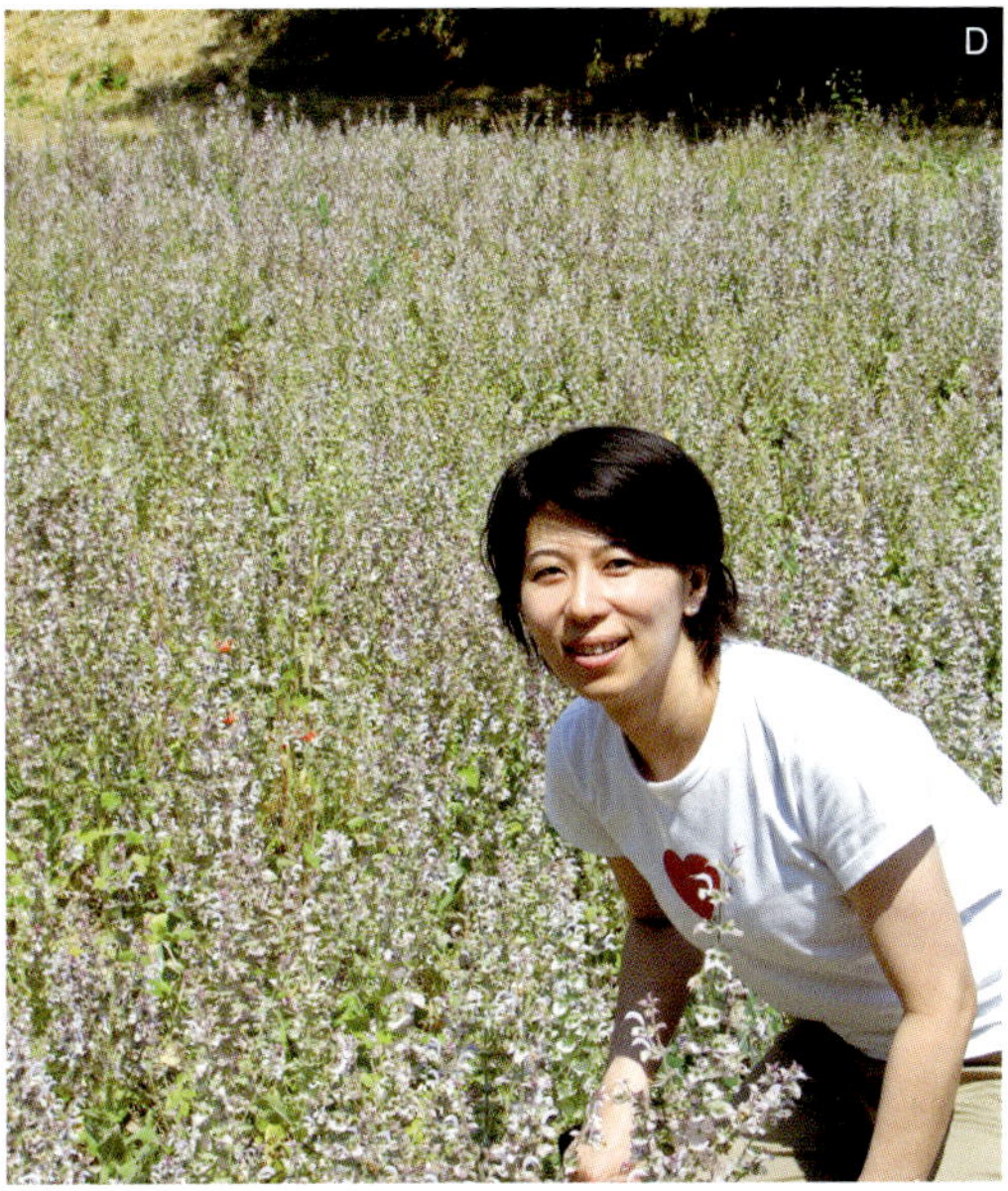

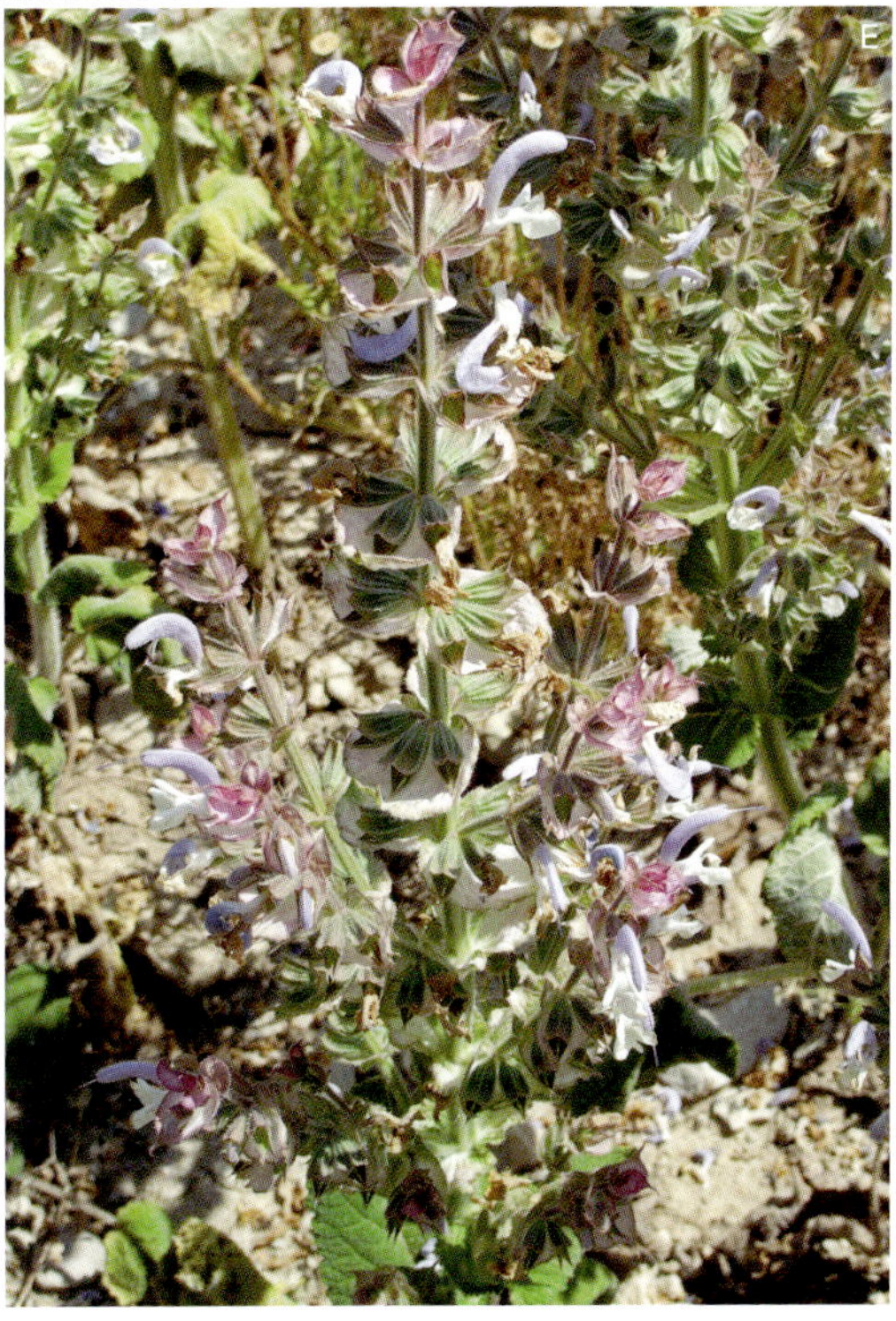

A：広大なクラリセージの畑。ある一定層の空気は、優しいクラリセージの香りで充満している
B：クラリセージの蒸留器を覗き込む、著者の友人
C：日に透けるクラリセージ
D：クラリセージの畑に立つ著者
E：神々しく光るクラリセージ。この姿が集まると光輝く、キラキラまぶしい出で立ち
F：フランスの畑の周りの街並み
G：抽出後は、堆肥として使われる
H：薫り高く花に届く、フレッシュなクラリセージの精油

クラリセージとラベンダーの共通点とは

「Clary」という名前は、「Clarus」というラテン語を語源とし、「Clear＝明瞭な」という意味合いがあります。また、古くから目の洗浄などにも使われ、目にも良い精油として活用され続けています。クラリセージの精油に含まれているスクラレオール（Sclereol）は、タバコの香りづけにも活用されてきました。

クラリセージは通常、１２０㎝前後まで成長します。標高が高めの乾いた石灰質の土壌を好み、適度な雨が降る場所が、最高品質で収量の高い精油を産出できます。ヨーロッパ全土、モロッコ、ロシアなどで栽培されていますが、特に昔から質の良い精油を産出しているのが南フランスです。

一方、湿った場所で栽培されているものは、花も小さく、収量が少なくなります。また、高地で比較的小さい農家で栽培され、春に新しい苗が植えられます。

栽培しているクラリセージは低地のものと比べて、精油の収量が2～3倍多いということも興味深いところです。こういったことから、水はけや陽差しが良い高地にある土壌は、結果として精油の質にも差を生じさせます。

クラリセージが生育する環境と同じ条件下で育つ植物に、本書でも紹介しているラベンダーがあります。そのため南フランスでは、ラベンダー農家がクラリセージを栽培していることも珍しくなく、それが良質なクラリセージが産出される理由でもあります。

クラリセージの収穫は7～8月上旬で、花が咲き終わる時期には収穫も終了します。この時期も、ちょうどラベンダーが収穫される時期と重なっています。水蒸気蒸留法で花と葉から抽出されるクラリセージの精油は、薄い黄青な透明色で、特徴的なグリーンスイートな香りがします。品質の良いクラリセージは、奥に芳醇な甘さをしっかりと持ち、その特徴は揮発の最終段階で発揮されます。

また、蒸留する際に、花や茎、葉を全て釜に入れて抽出した場合と、花だけを抽出した場合には、その成分に大きな差が見られます。花だけの場合には、60％以上がエステル類であるのに比べ、全体から抽出した場合には、40％前後までエステル類の含有率が減少することがわかっています。

ここからもわかる通り、農家によって同じ抽出方法でも精油の質の違いが生じますし、含有成分が違うということは、色や香りにも違いが生じることになります。安価で流通する多くのクラリセージの精油は、全体から抽出されているものが多いと言えます。花のみから抽出するのは手間のかかる作業ではあるものの、エステル類の割合が高いほど、優しい甘さを奥に感じることができます。これは、今後成分分析表を参考にする上でも有効なポイントではないかと思います。

クラリセージに含まれている化学成分は、70％がアルコール類であるリナロール（Linalol）や、エステル類である酢酸リナリル（Linalyl acetate）です。クラリセージと同じように、この2つの成分がほぼ半分ずつ含有されている精油が、ラベンダーです。ここでもラベンダーとの共通点を見ることができますね。二者の違いは、一般的なクラリセージの場合では、リナロールよりも酢酸リナリルの方が含有率が高いということです。

⚜妊産婦には使用しない方がいい？

総合的に、神経系や呼吸器系、スキンケアなどマルチに活用でき、毒性や皮膚刺激もなく安全な精油として重宝されるクラリセージですが、産婦人科系の活用に際してはいつも議論が生じています。それはさまざまな文献で、クラリセージの精油に含まれるスクラレオールの化学構造が、妊娠を成立させるまでに必要な女性ホルモン(卵胞ホルモン)のエストロゲンと似た構造を持つために、妊産婦には使用しない方がいいという記述も多くあるからです。

化学成分単体で考えると、アルコール類の中でもジテルペノールに属するスクラレオールは、モノテルペノールやセスキテルペノールに比べると分子構造が大きく体内に取り込まれにくいため、安全性が高いとされています。そして、「体内に取り込まれた際に、本当にエストロゲンと同じ働きを示してしまうのか」という厳密な研究は、未だされていないのが現実です。

従って、クラリセージの妊産婦への使用に関して全て制限をかけてしまうのは、構造が似ているという理由だけでは不充分で、アロマセラピーの基本を守って活用する上では問題がないと提唱している人も少なくありません。他に構造が似ているからという理由でいくと、「リモネン(Limonen)とメンソール（Menthol）も同じような働きをするのか」という議論にも発展していきます。

この点に関しては、確実な立証というまでの研究やデータがまだ不充分なために、専門家によるとらえ方にも差が生じており、実際に私も海外で両方の見解を聞いたことがあります。最終的には

クラリセージの用途と歴史

Use and History of Clary sage

クラリセージは、南ヨーロッパに生育していたものが原種として広がり、料理やフレーバー、ワイン、薬効目的など、さまざまな分野で活用されてきました。また、粘性を持つ種子を水に浸したもので、目をケアするためにも使われていました。

しかし、歴史についての確実な文献は少なく、実際にクラリセージが今日どのような経路で伝わってきたのか、明確にされていない部分も多く残っています。セージ（Sage ／学名：*Salvia officinalis*）と混同され、その毒性や活用の危険性を示されている場合も多いため、セージとクラリセージの違いをしっかり認識すると共に、学名の確認が常に必要となります。

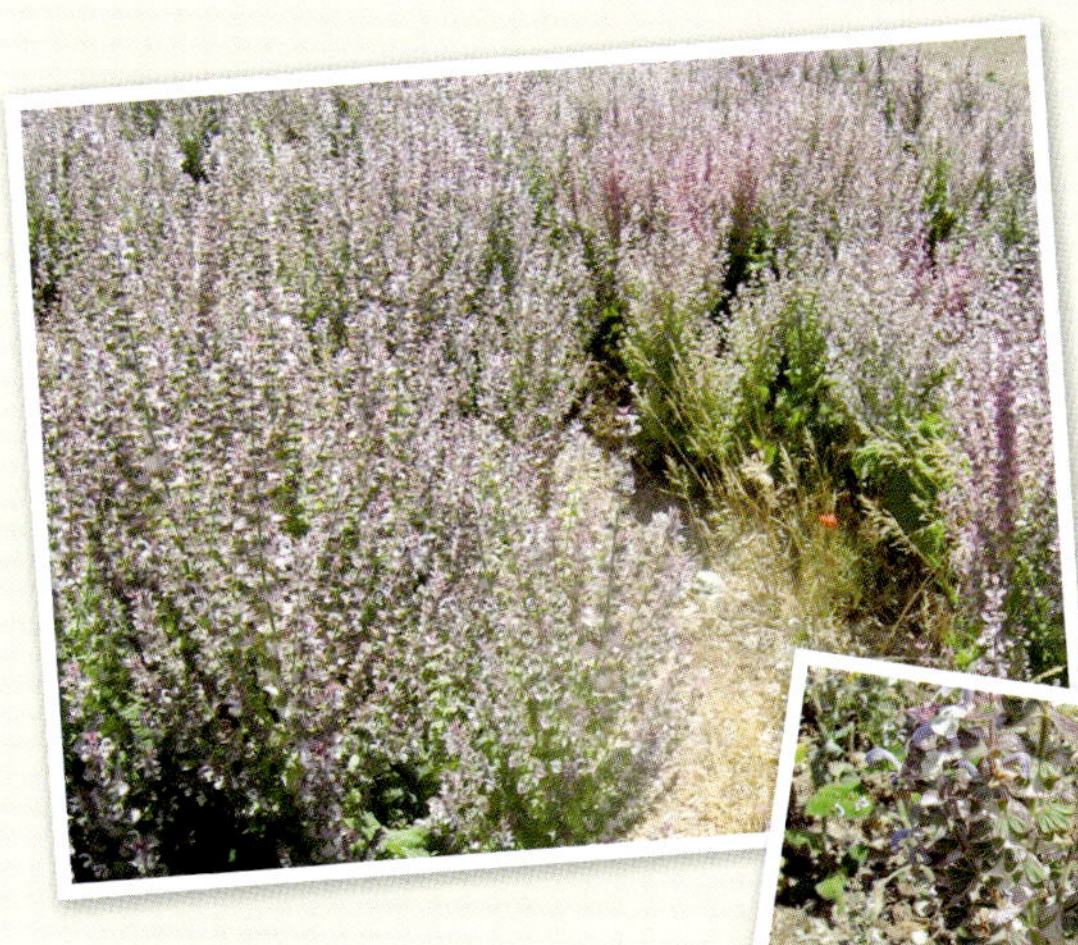

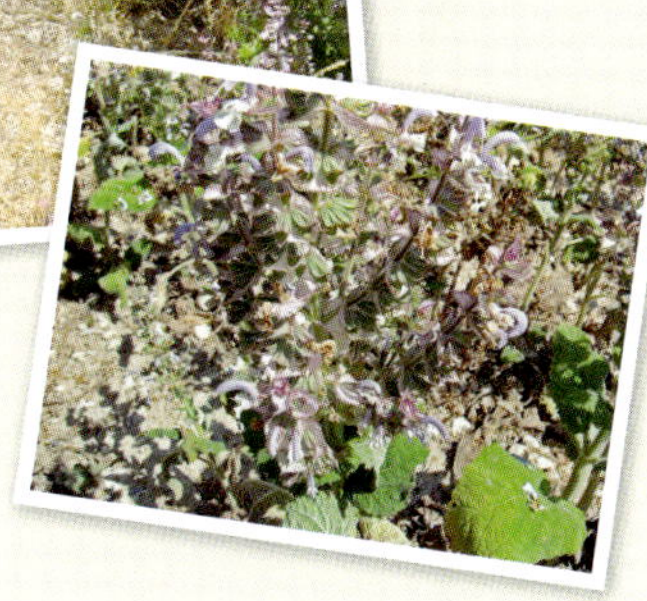

使用する皆さんや専門家が、それぞれにどの意見を尊重して精油を「できる限り安全に」活用するかという判断が必要となります。難しい部分ではありますが、精油の選択というのは常に「絶対」とは言えず、こういった使用する側の判断力が求められることも事実です。

「クラリセージという精油が影響を与える」というように、妊産婦に影響を与える精油として、書籍や学校で具体名と共に取り上げられてきた歴史的な経緯がありましたが、近年、その背景や根拠に関して疑問が唱えられています。単純に「クラリセージ＝だめ」という構図ではなく、年々新しく生じている疑問点を含めて背景を理解する必要がありますので、多くの人が、精油の基本や根本を見直すべきだと感じているのではないかと思います。

ただ、ここで注意しなければいけないのは、「アロマセラピー」という枠組みを逸脱した使用方法や希釈を行った場合には、問題が起きる可能性があるということです。これは決してクラリセージだけではなく、全ての精油について言えることです。

これまでは、妊産婦への活用が避けられてきたことから、大きな問題は生じていないように感じますが、クラリセージの精油の香りを普通に嗅ぐことが妊産婦にとって危険なのか問題ないのか、断言するのは難しい部分です。まず、自分で判断ができずに「不安だな」と思ったら、使用してはいけません。

また私は、妊産婦に過剰な恐怖心を与えることも適切ではないと思います。どんなケースでもそうですが、どうしても使用しなければいけない状況ではない、または目の前にいる妊産婦がクラリセージの香りを好きではないとすれば、精油の選択肢には入ってきません。こういったことを認識しながら、月経痛やＰＭＳ、更年期障害をはじめとする婦人科系のトラブルのサポートとしてどのように使用できるか、そして心地よい香りとして届けることができるかを、現場で体感していくことが必要です。

ブレンディング力が試される精油

日本ではクラリセージの香りが苦手であることから、ブレンディングの際にもなかなか手が伸びず、活用しづらいという意見もよく耳にします。しかし、ここで注意したいことは「無理して使わなくてはいけない」と思って、無理やり使用するのは逆効果だということです。その特徴を活かしつつ、どうブレンドすれば良い香りを創れるのかを追求していくことが大切です。香りが苦手でも用途が素晴らしい精油こそ、アロマセラピストのブレンディング力が試されます。

婦人科系のトラブルやホルモンバランスの不調和を感じている方が、クラリセージの香りを好む場合もあります。これについて私は、人間が持つ「本能」が何かを補おうとして反応するのではないかと思うのです。そんなことも理解しながら、必要とする人に、必要とされる香りと働きをバランスよく提案できるブレンディングに挑戦すべく、まずクラリセージと仲良くなりましょう。

Recipe クラリセージを使ったおすすめブレンド

※（ ）内は学名、【 】内はノートを示す

＊ リラックス・ブレンド ＊

ほのかな甘さと深さを感じるグリーンスイートな香りで、どんどん変化していく香りを味わえます。ホルモンバランスの不調和や、婦人科系のトラブルなどのリラクゼーションサポートにもおすすめ。

ベルガモット Bergamot (*Citrus aurantium ssp bergamia*)	40%【TOP】
クラリセージ Clary Sage (*Salvia sclarea*)	10%【TOP／MIDDLE】
ゼラニウム Geranium (*Pelargonium x asperum*)	15%【MIDDLE】
ネロリ Neroli (*Citrus aurantium var. amara*)	10%【TOP／MIDDLE／BASE】
イランイラン Ylang Ylang (*Cananga odorata*)	10%【MIDDLE／BASE】
ベティバー Vetiver (*Vetiveria zizanoides*)	15%【BASE】

＊ リフレッシュ・ブレンド ＊

呼吸をスムーズにしてくれるすっきりと爽やかなトップノートに加え、甘さと優しさも兼ね備えたブレンド。精神疲労を感じる時や、頭痛などの不調和や痛みなどの不快感のサポートに役立ちます。

オレンジスウィート Orange, Sweet (*Citrus sinensis*)	35%【TOP】
グレープフルーツ Grapefruit (*Citrus paradisi*)	20%【TOP】
ローズマリー1,8シネオール Rosemary,Cineole 1,8 (*Rosmarinus officinalis ct cineole 1,8*)	15%【TOP／MIDDLE】
ローレル Laurel (*Laurus nobilis*)	5%【TOP／MIDDLE】
クラリセージ Clary Sage (*Salvia sclarea*)	10%【MIDDLE】
フランキンセンス Frankincense (*Boswellia carterii*)	15%【BASE】

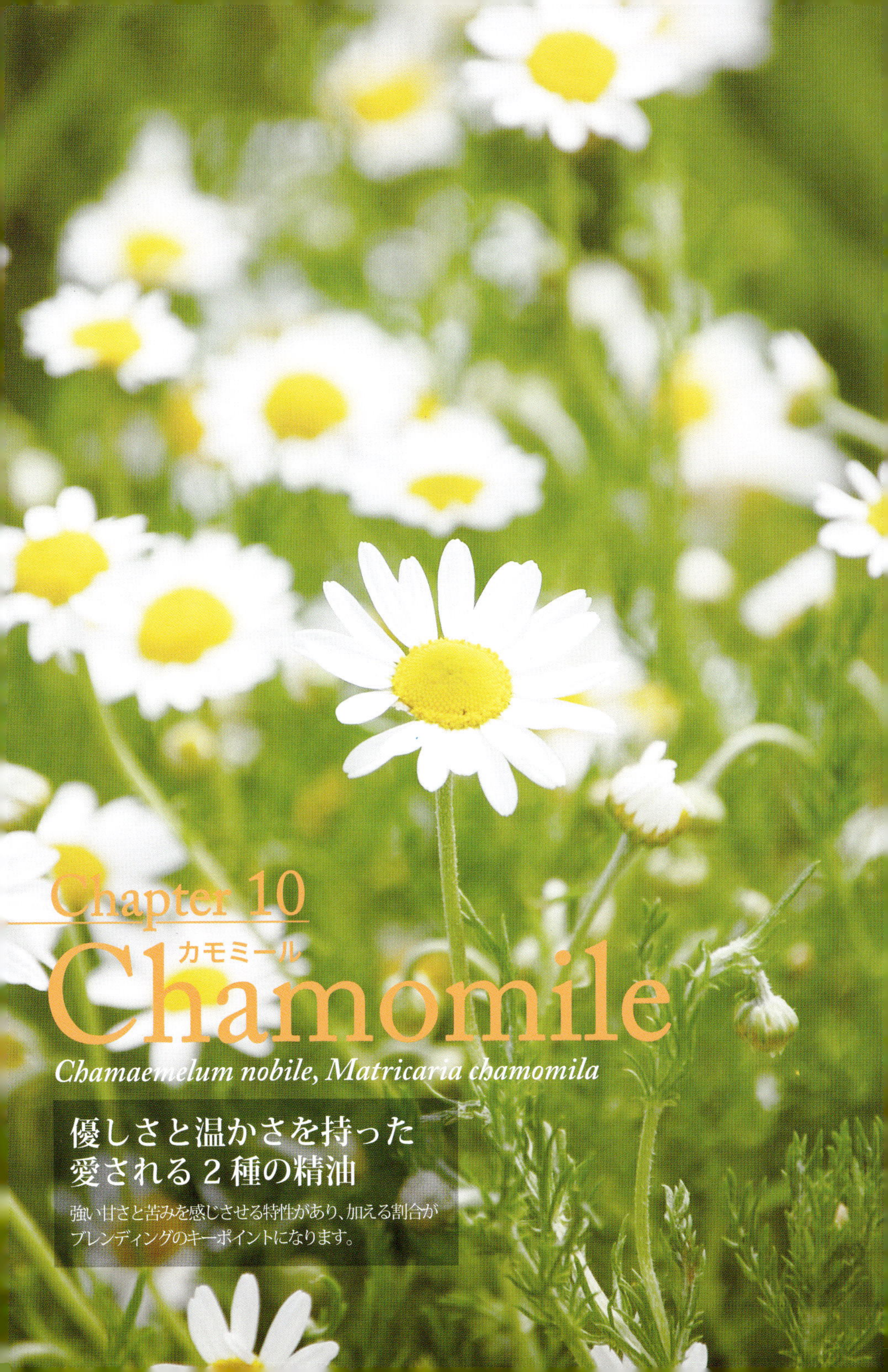

Chapter 10

Chamomile《カモミール》

Chamaemelum nobile, Matricaria chamomila

優しさと温かさを持った
愛される２種の精油

強い甘さと苦みを感じさせる特性があり、加える割合がブレンディングのキーポイントになります。

イメージで広まっている「カモミールの香り」

カフェやレストランで、ハーブティーの代名詞になるほどにまで有名になった、カモミール(*Chamaemelum nobile, Matricaria chamomila*)。「カモミールティー」という名称も、すっかり一般的になりました。ただ残念なことに、多くの人に〝名前だけ〟が伝わり、実際にどんな植物なのかはなかなか伝わっていません。アロマセラピストでも、植物の状態でローマンカモミールとジャーマンカモミールの両方に触れたことがある人は少ないでしょう。

また、お客様に「カモミールの香りが好き！」と言われ、精油の香りを試していただくと、苦い顔をされ、「これはカモミールじゃない」と言われることもあります。実際の香りよりも、イメージの方が記憶として良く残っていますので、こういった場合は難しさを感じます。

しかし、逆に「これまで感じてきたカモミールは苦手だけれども、純粋な精油の香りやハーブティーなら受け入れられる」という方もいます。精油を伝えるアロマセラピストは、少なくともカモミールがどんな芳香植物で、どういった特徴と香りを持ち合わせているかを、難しい言葉やイメージではなく、楽しくお伝えすることが大切な仕事の一つであり、そこに、自身の言葉が必要です。

「私はジャーマンカモミールを上手に活用できません」というお話を生徒さんからもよくお伺いするのですが、その感覚は私もよく理解できます。私は留学中、ジャーマンカモミールがとても苦手でした。自分の精油ボックスにも入れてありましたが、一応持っていたという感覚でした。何よりもその香りの印象が強く、使うのを避けていたのだと思います。ジャーマンカモミールに対する私の印象が180度変化したのは、実際の植物に触れてからのことでした。

ジャーマンカモミールの精油はなぜ青いか

ローマンカモミールとジャーマンカモミールは、どんな違いがあるのでしょうか？　まず精油の色が違いますよね。ローマンカモミールもジャーマンカモミールも、真ん中が黄色で花びらが白いため、見た目にデイジーのような花と表現されます。ローマンカモミールの精油は透明で黄色みがかった色をしていますが、収穫によっては少し青色が含まれた透明の色の場合もあります。

それに対してジャーマンカモミールの精油は真っ青です。これは、セスキテルペンに属するカマズレン（Chamazulene）という成分が多く含まれ、これが水蒸気蒸留法によって抽出される際に青色になるためです。この青さは、アロマセラピートリートメントなどに活用する場合、肌に塗布した時点で消えてしまいますので心配はいりません。

また、ジャーマンカモミールには素晴らしい働きがあるため、その性質を活用したいがために、このカマズレンブルーの色をもつ他の精油に対して、「カモミール」と名づけている場合がありますが、それらの学名は *Tanacetum anuum* など違ったものを示しています。そのため、カモミールと日本語で記され、違う学名が記されているものがあるかもしれません。この学名を持つ精油は、使

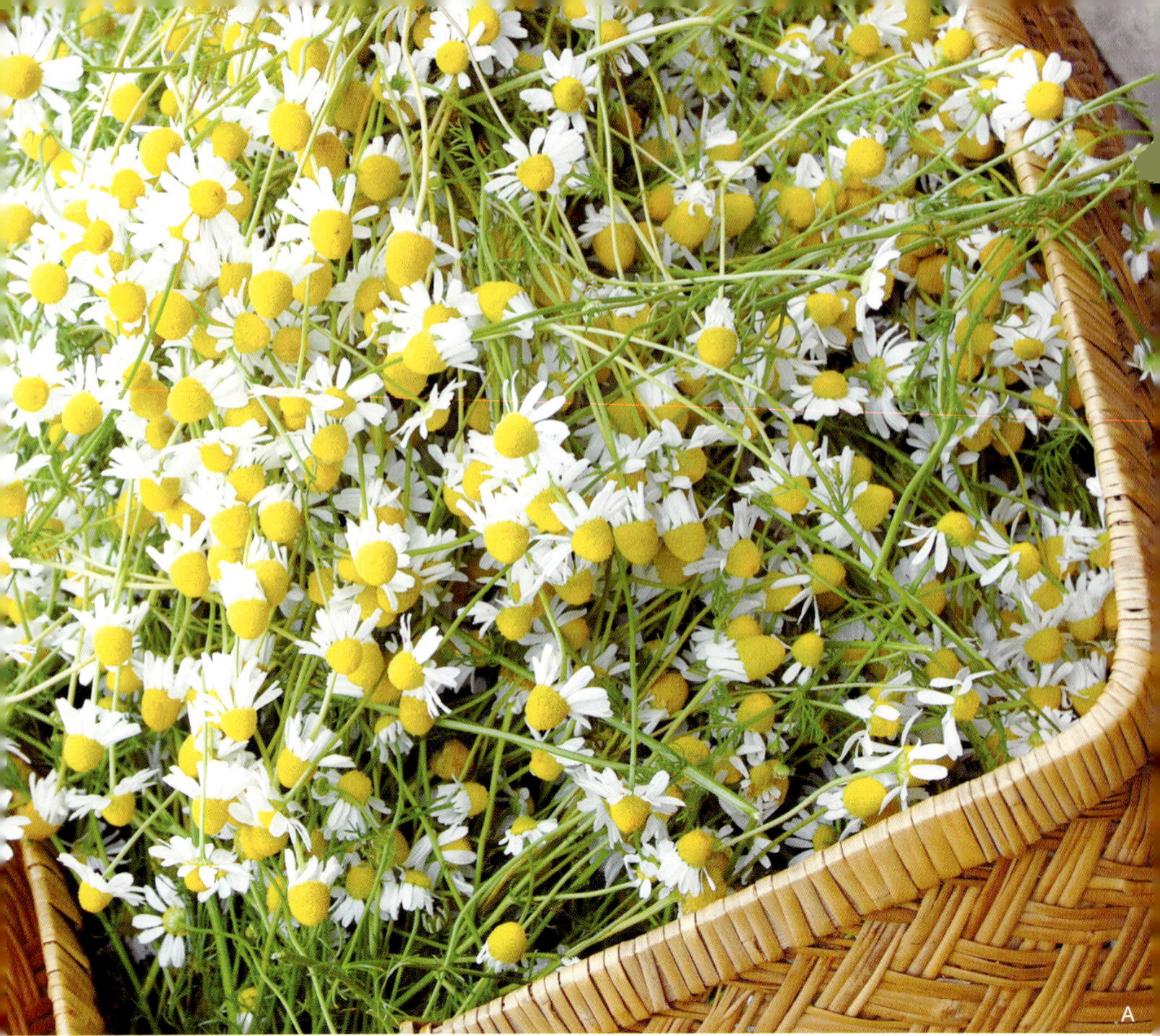
A

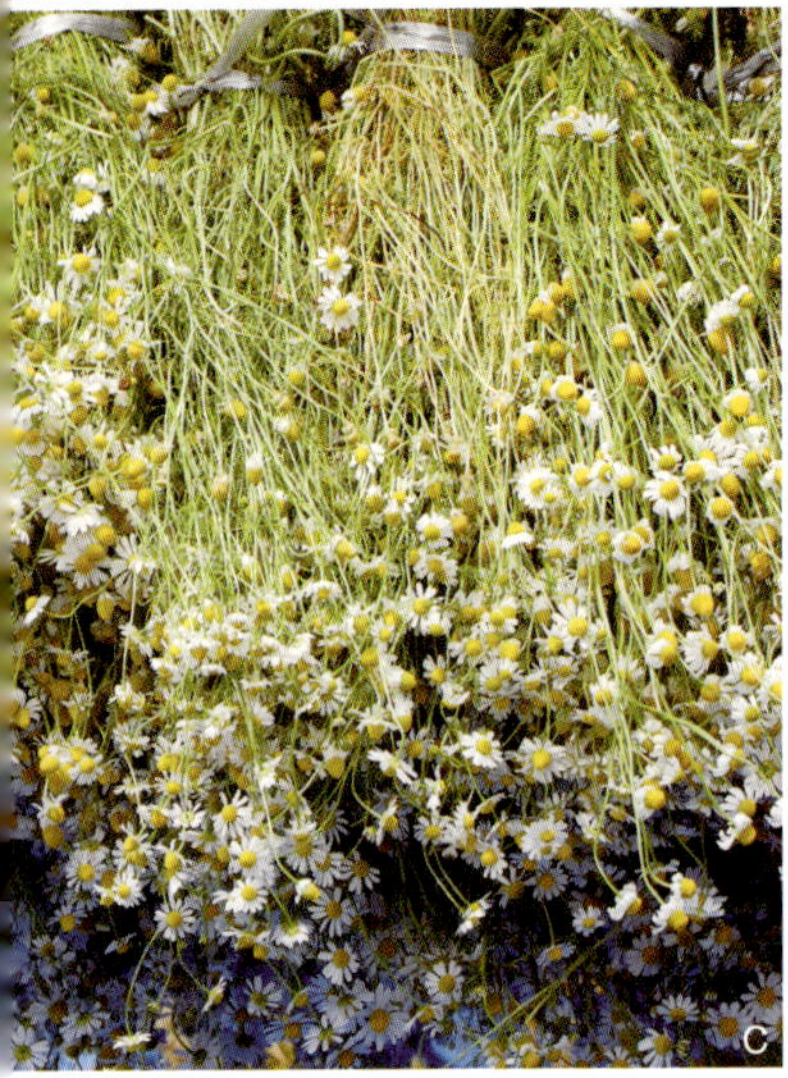
C

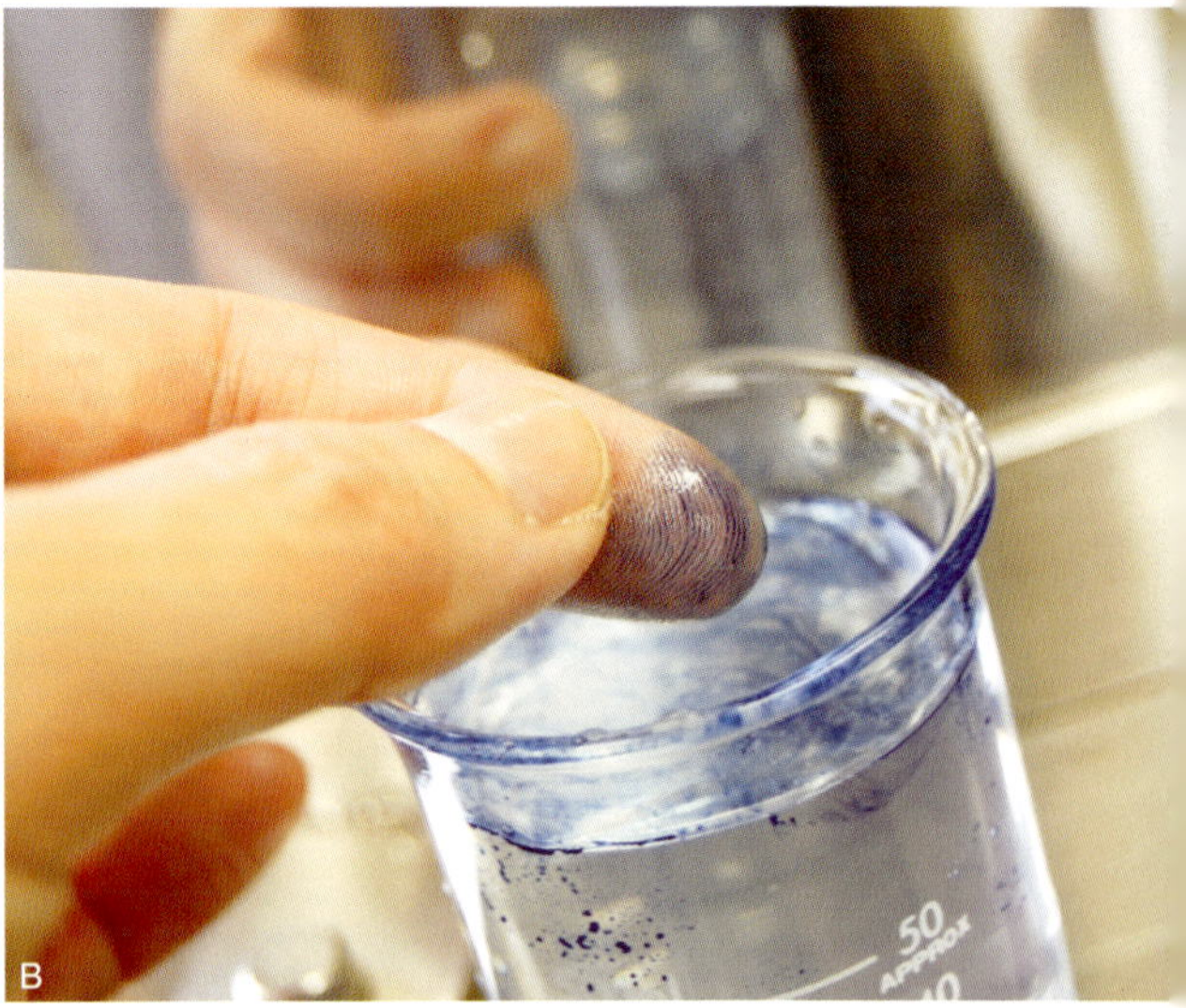
B
50
APPROX

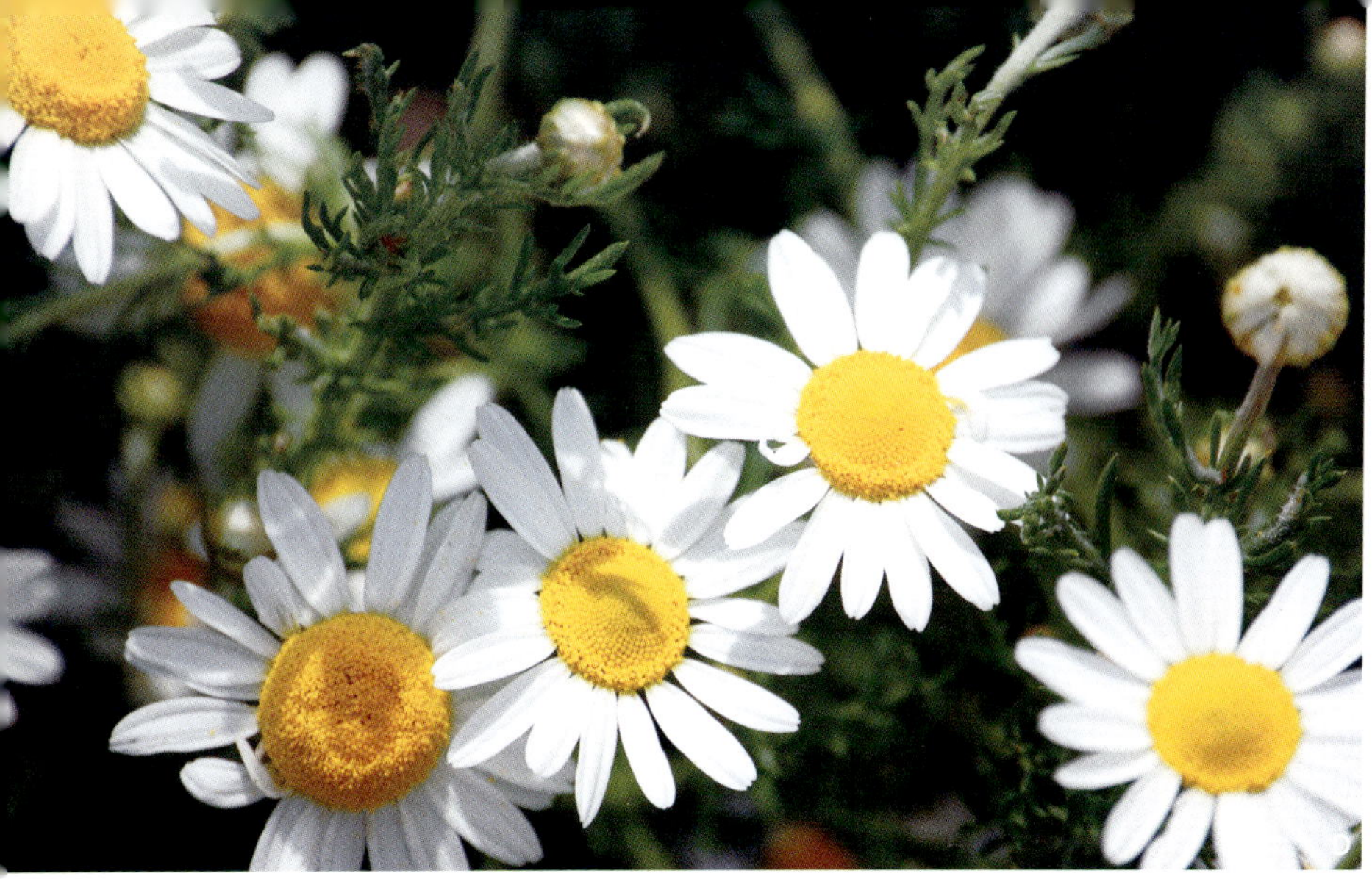

Chapter
10

カモミール

Chamomile

Chamaemelum nobile, Matricaria chamomila

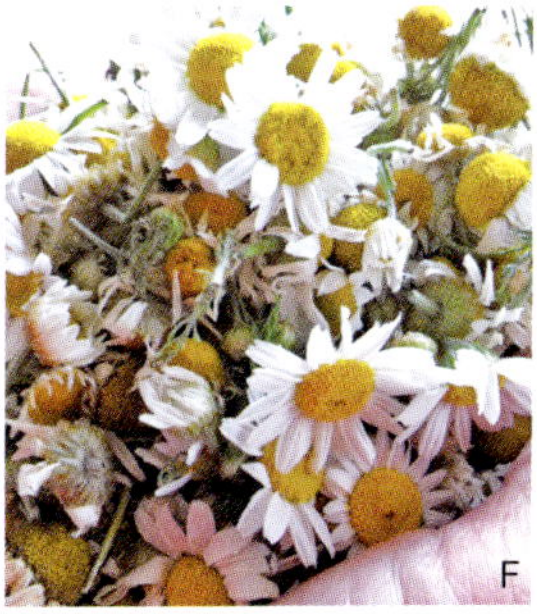

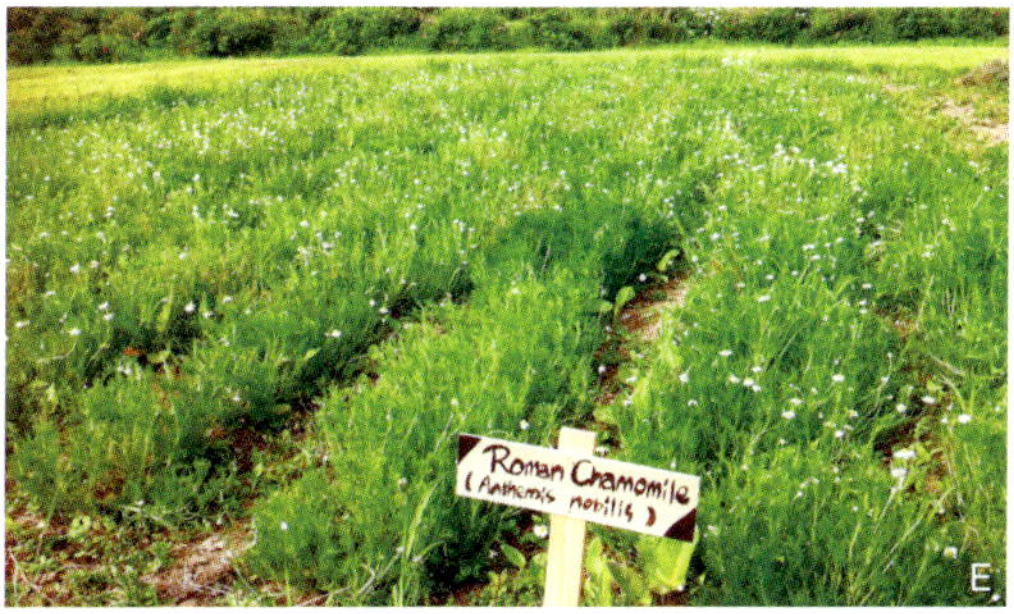

A：収穫後のジャーマンカモミールは、青々しくフレッシュな香りを放つ　B：抽出後のジャーマンカモミールの精油には、青いカマズレンが含まれる　C：乾燥させているジャーマンカモミール。香りも、青さから徐々に甘さが引き立ってくる　D：ローマンカモミールの開花
E：ローマンカモミールの畑
F：華やかで優しい甘さを保持するローマンカモミールの花弁
G：一緒に並べて比べる機会の少ない、ローマンカモミール（右）とジャーマンカモミール（左）

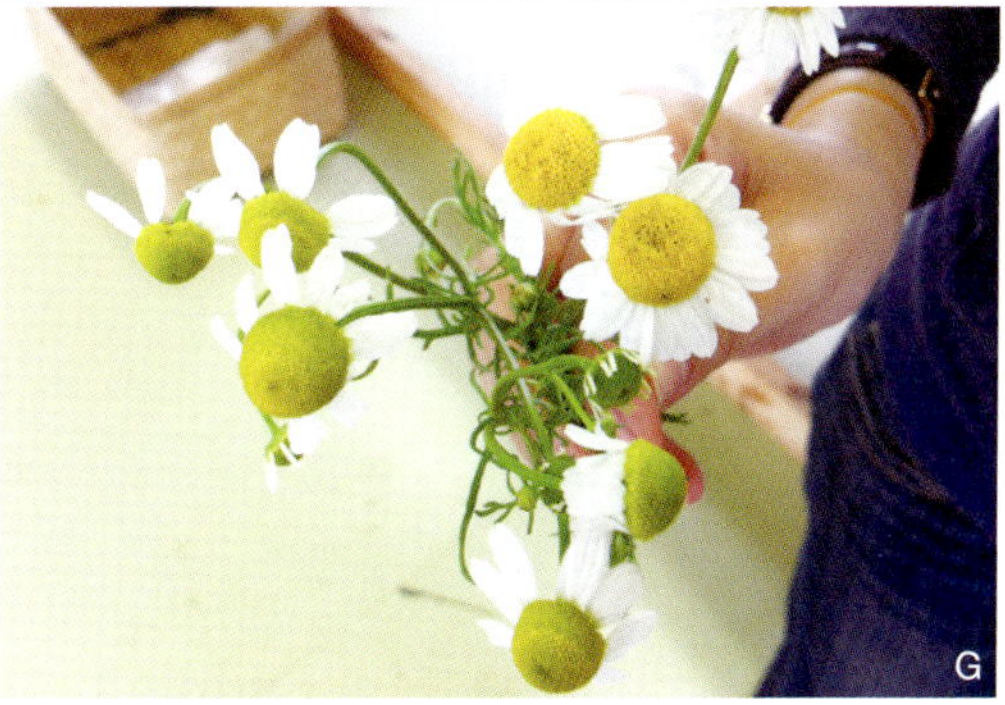

用によって強い刺激と毒性も懸念される成分が含まれていますので、精油を手に取る場合には、まずしっかりと学名を確認する必要があることを忘れないでください。

ローマンカモミールはりんごの香り？

ローマンカモミールの学名は、*Chamaemelum nobile*（もしくは*Anthemis nobilis*）といい、ギリシャ語で「ground apple＝地面のりんご」や「小さいりんご」という意味を持っています。多くの書籍には、名前の意味から「りんごのような香り」と記されていますが、実際に皆さんはローマンカモミールの精油を嗅いで、りんごのような香りだと思ったことがありますか？

「そうは感じたことがない」という声がすぐに聞こえてきそうです。実際に精油を嗅いだイメージとはほど遠いですよね。私もこの点が、なかなか文字と感覚が合致しない部分でした。しかし実際に植物に触れた時、その名の通り、りんごのような甘い香りが優しく充満し、感動したのです。

私は生徒さんにもこれを体験していただいていますが、「実際にローマンカモミールに触れて、初めてテキストが理解できた」と皆さんつぶやきます。ジャーマンカモミールとは違った姿と香りをしっかりと届けてくれるのです。北海道の自社契約農家でも栽培を行っているのですが、私は一人でも多くの方に、この「文字の精油と植物の合致点」をどこかで作ってほしいと願っています。

ローマンカモミールは花びらのつき方がシンプルなものと、二重になっているものがあり、どちらも同じ用途で活用されています。比較的大きめに花びらが開いていて、大きさは10円玉前後〜500円玉ぐらいまでで、元気に明るい印象を与えてくれる花です。シンプルなものはある程度の土にも順応し、強めの陽差しを必要とするのに対して、二重のものは栄養価の高い土と陽差しを必要とします。背丈は25〜40㎝前後と、とても低いのが特徴です。

メディカル的なイメージのジャーマンカモミール

ジャーマンカモミールの学名は *Matricaria chamomila*（もしくは *Matricaria recutita*）で、「特徴的な、嗅いだことのないような香り」、「薬のような香り」、「漢方薬や薬草のような香り」という意味を持つことから、メディカル的なイメージが多いことがわかります。皆さんがフレグランスに活用したいと思う香りではないでしょう。背丈は60〜80㎝弱で、生い茂っている印象があります。花はローマンカモミールに比べると1円玉前後のサイズと、とても小さいことに驚く方もいます。

ジャーマンカモミールは、精油の香りだけだととても強いイメージがあるのですが、実際に植物に触れてその香りを感じると、「ああ、きっと私たちがジャーマンカモミールの香りの使い方を間違っているんだ」と感じさせられるほどに、柔らかく心地よい香りがします。

これは文字やテキストではなく、嗅覚で感じる直感です。ほのかに感じるジャーマンカモミールの香りを精油に置きかえると、使うのはほんの少量でいいのです。通常、私たちは何滴も精油を使用しますが、実際にジャーマンカモミールの心地よい香りは、私たちが頭で考える滴数の量ではないのです。そしてこうした気づきが、感覚を大事にした精油の使用方法につながると思います。

ジャーマンカモミールも、北海道の自社契約農場で栽培を行っていますので、どちらも実際に体感していただけるように、年に1回収穫を行っています。そこで、このローマンカモミールとジャーマンカモミールの違いを肌で感じると、その後のカモミールの精油の活用は意識的にも大きく変化します。ちなみに、ハーブティーに活用されているカモミールは、ジャーマンカモミールを乾燥させたものが使われているのも覚えておいてくださいね。

どちらの精油も、抽出に際しては多くの花を必要とします。そのため精油も割高になり、場合によってはとても高値になります。また、蒸留前に丁寧に処理した花だけを使用する場合と、全草を釜に入れる場合とでは、収量に大きな違いが生じます。花だけの場合は、多くて1％ほどの精油を抽出できますが、全草の場合は収量が0.2～0.4％前後と、花だけの時の半分ぐらいの量になります。

ローマンカモミールのブレンドのコツは〝優しさのバランス〟

ローマンカモミールを構成する主な化学成分は、テルペン類に属するアルファピネン（α-Pinene）、ベータピネン（β-Pinene）や、エステル類に属する酢酸リナリル（Linalyl acetate）、またアルコール類に属するアルファテルピネオール（α-terpineol）などです。安全に使用できる精

カモミールの産地

Origin of Chamomile

ローマンカモミールはヨーロッパで多く栽培され、イギリスやフランス、ハンガリー、ベルギーなどが産出国として知られています。特に第二次世界大戦前までは、ベルギーでの栽培収穫がとても多く、歴史的にも有名です。

イギリスの地方では、ローマンカモミールの茎や葉の特性を活かし、芝として庭先にたくさん栽培している家も多く目にします。

ジャーマンカモミールもまた、ヨーロッパで多く栽培され、ブルガリアやユーゴスラビア、ベルギー、スペイン、ハンガリー、ロシアなどでも産出されています。寒い土地にも順応できるため、日本では北海道など雪で覆われる地区でも栽培することが可能です。

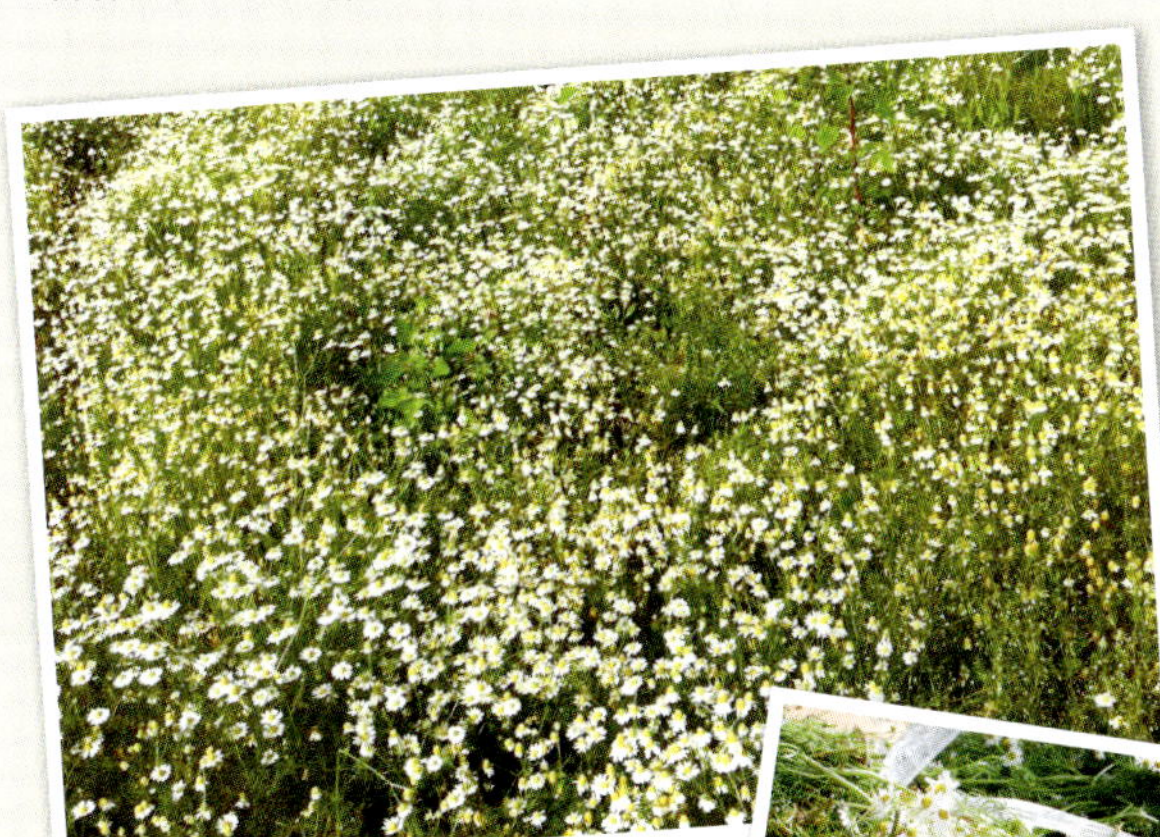

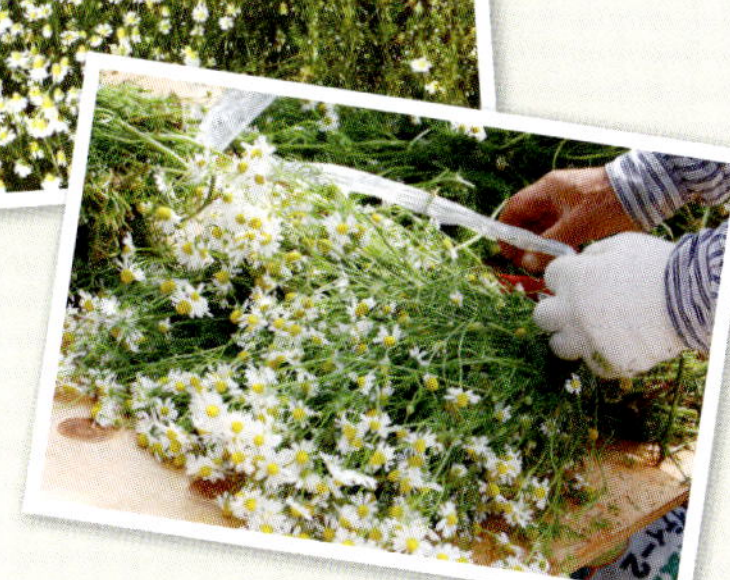

油で、多くの人が活用しやすいと言えるでしょう。

しかし想像以上に強い香りでもあり、ブレンディングの際に、優しい精油だからといってどんどん加えると、いつのまにか他の精油を全く感じない香りになります。もしくは、優しいイメージではなく、甘くモヤモヤと濁ったような、なんとも表現できない香りになることがあります。

これが、成分的に判断する精油の活用と、実際に嗅覚で感じる「優しさ」の違いです。あくまでこのローマンカモミールの優しさを生かすためには、嗅覚で感じられる「優しさ」を軸として、他の精油との配分を大切にして下さい。もしこれまでうまくブレンドできないと感じていた方は、今までの半分以下の少量から加えていくことをおすすめします。

ジャーマンカモミールは、ブレンド難易度が高い

ジャーマンカモミールには、前述のカマズレンや、オキサイド類に属するビサボロールオキサイド（Bisabolol oxide）、ビサボレンオキサイド（Bisabolone oxide）などが含まれます。カマズレンやビサボレンは、少量でも含有されていると、強い抗炎症作用が働きます。また、皮膚炎や火傷などの活用にも大きく貢献してきた精油です。

ジャーマンカモミールはメディカル面でたくさんの活用がクローズアップされていますが、香りの特徴を踏まえたブレンドに使われることに関しては、はまだまだ未発達です。〝よい香りに結び

つきにくい精油〟として、ブレンディングの授業の中でも、「ジャーマンカモミールをどうブレンドするか？」という課題を出していますが、普段手に取らない分、イメージが湧きにくいようです。

皆さんも、ジャーマンカモミールを嗅いだ時に感じる第一印象と、少し時間が経ってからの香りを比べてみてください。最初苦いような香りがしますが、徐々に少し甘さのあるグリーンな香りに変化することがわかります。そこでさらに植物のジャーマンカモミールの香りをイメージできると、「この精油をどう引き出すか？」「この素材をどう活用するか？」という、料理にも似たイメージが浮かんでくるかもしれません。

いずれにしても、特徴的な香りを放つ精油ですので、まずブレンドに活用できる、相性のよい精油を探すことが大切です。私の中でも、ジャーマンカモミールをどううまく活用するかは今でも課題であり、同時に楽しみでもあります。そのため、先入観を一切持たずに、いろいろな精油と組み合わせてみるということを日々挑戦してきました。そこで大変相性が良いと感じてきた中に、ローズオットーがあります。お互いに強い香りを保持する同士なのですが、この2つを軸として他の精油を変化させていくブレンドに、何度か挑戦したことがあります。

配合のバランスをとるのがとても難しい精油ですが、決して化学的な判断のみに偏らないようにしましょう。アロマセラピーの根本である「精油を嗅覚で楽しむ」ということを、ここで思い出さなければいけません。できないのは精油のせいではなく、精油を扱う私たち次第です。ジャーマンカモミールとは、一度真剣に向き合ってみることをおすすめします。

Recipe カモミールを使ったおすすめブレンド

※（　）内は学名、【　】内はノートを示す

＊ ローマンカモミールのクールダウンブレンド ＊

ローマンカモミールのフローラルで甘い香りと、グリーンで大地をイメージするような香りとのバランスを取ったブレンド。甘さの強い精油同士をブレンドするのではなく、グリーンフローラルな精油をブレンドすることによって、よりローマンカモミールの甘さを引き立てます。緊張や疲れを解く夕方から夜にかけてのクールダウンなどにおすすめ。

ベルガモット Bergamot (*Citrus aurantium ssp bergamia*)	45%【TOP】
ローマンカモミール Chamomile,Roman (*Chamaemelum nobile*)	10%【MIDDLE／BASE】
タイムリナロール Thyme,Linalol (*Thymus vulgaris ct linalool*)	20%【MIDDLE】
ペティグレン Petitgrain (*Citrus aurantium subsp.amara*)	10%【MIDDLE】
パチューリ Patchouli (*Pogostemom cablin*)	15%【BASE】

※ローマンカモミールの配合を変えると香りが変化します。加え過ぎは香りが単一になるので注意が必要です

＊ ジャーマンカモミールの休息ブレンド ＊

ジャーマンカモミールの特徴を生かしながら、甘さと、フレッシュでウッディフローラルな印象のあるブレンド。体全体の循環や免疫強化に、また、ホッとしたい時に心身をサポート。少し甘さを強くしたい場合、サイプレスをサンダルウッドに変更しても可。

オレンジスウィート Orange,Sweet (*Citrus sinensis*)	55%【TOP】
ラベンダー Lavender (*Lavandula angustifolia*)	10%【MIDDLE】
ローズオットー Rose Otto (*Rosa damascena*)	5%【MIDDLE／BASE】
ジャーマンカモミール Chamomile,German (*Matricaria chamomila*)	10%【MIDDLE／BASE】
サイプレス Cypress (*Cupressus sempervirens*)	20%【MIDDLE／BASE】

※ジャーマンカモミールの配合を変えると香りが変化します。加え過ぎは香りが単一になるので注意が必要です

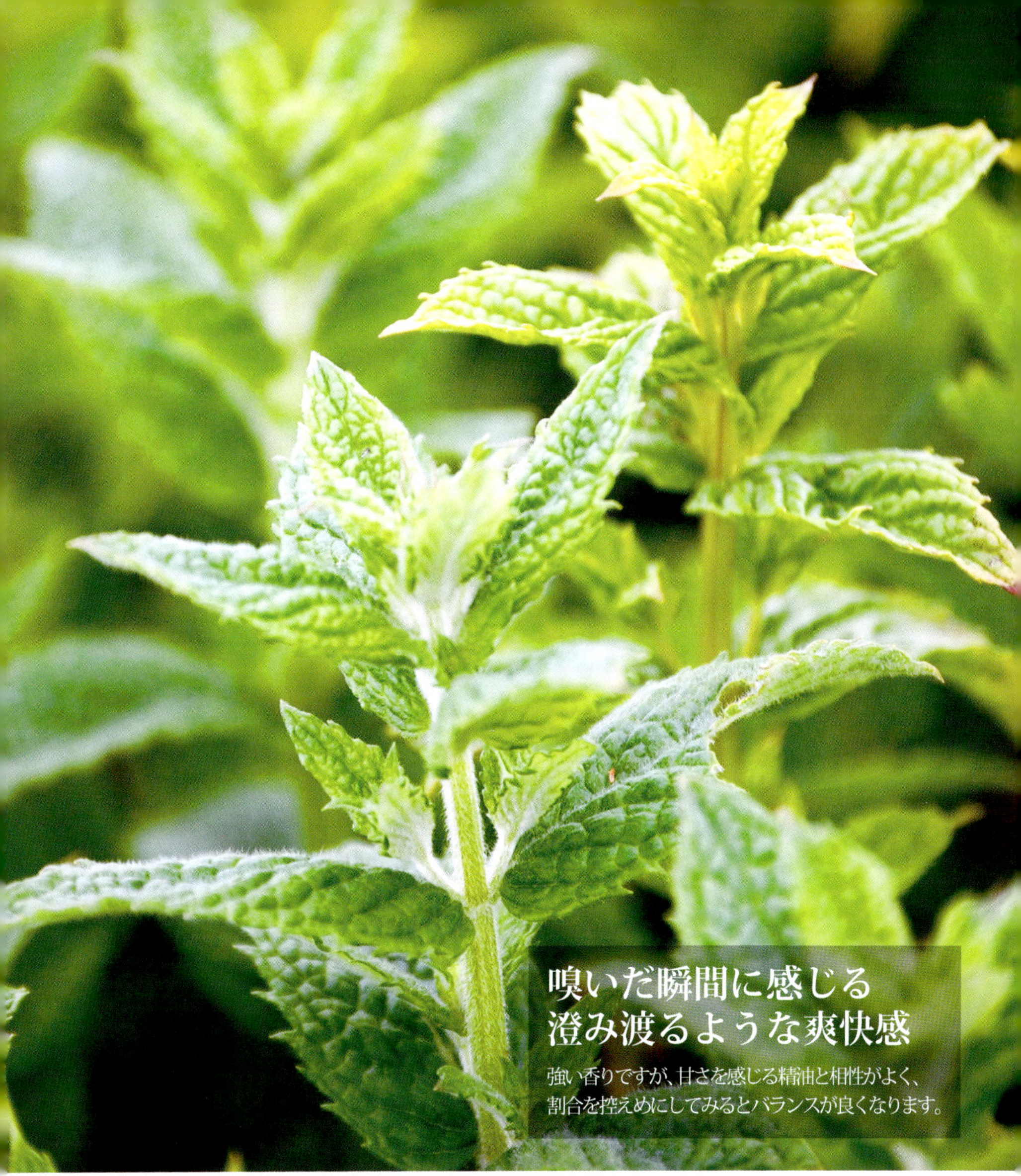

嗅いだ瞬間に感じる
澄み渡るような爽快感

強い香りですが、甘さを感じる精油と相性がよく、割合を控えめにしてみるとバランスが良くなります。

Chapter 11

Peppermint《ペパーミント》

Mentha x piperita

ペパーミントと日本ハッカ

ペパーミント（*Mentha x piperita*）は、スッとした爽快感を感じる精油であり、食品や歯磨き用品、口臭ケアなどにも多く活用されているため、名前にもとても馴染みがあります。
しかし、実際に１００％純粋なペパーミントの精油を嗅ぐと、普段よく嗅いでいる香りと比べて、その香りの強さと爽快感に思わずハッとするはずです。また、その爽快感の中に程よい甘さを感じることができるのも特徴でしょう。

現在は世界中で栽培されているペパーミントですが、日本では北海道の道東地区に自生してきました。その原種を、本書でも紹介していますが（１７２ページ）、葉の大きさは想像以上にダイナミックです。

日本ハッカ（*M.arvensis*）はペパーミントに比べてメンソール（Menthol）とプレゴン（Pulegone）の含有率が高く、特にケトン類に属するプレゴンは、使用方法と容量によって毒性を示すことが懸念されるため、注意して使用することが必要です。

また、日本人にとっては自国で生産できる植物の一つとして、とても愛着のある植物です。しかしながら、生産量が多かった時代に比べ、生産農家は年々減少して数えるほどになっているのが現状です。私も、この状況において少しでも復活に貢献できるよう、北海道の自社契約農家での栽培を継続しています。

収穫時期によって成分が異なるペパーミント

ペパーミントは、乾いた葉から水蒸気蒸留法で抽出されますが、精油は薄い黄青の、透き通った色です。およそ1mに成長し、スペアミント（*Mentha viridia*）などと比べると葉の形に鋭さがあります。収穫の際は、次年度の生育も考慮され、根からしっかり刈り上げます。観賞用のものは、生い茂るような1メートル弱の高さで見ることが多いでしょう。また、ペパーミントの中でもブラックペパーミントなどは、葉と茎の色が黒茶のように濃いことがわかります（173ページ）。

比較的、さまざまな土壌に適応できる植物であり、かんがい地域や、元々湿地で水引きもよく、過度に乾燥しすぎない土地でよく生育します。また、アメリカの農業研究者であるRabak氏によると、ローム層状で砂が多い軽い土壌で育ったペパーミントの方が、メンソールをより多く含んだ精油が抽出できると報告されています。

また、7~9月頃まで長い期間で収穫が可能です。収穫と蒸留の関係として興味深いのが、ペパーミントの成分のうち50~60%を構成する主要のメンソールとメントン（Menthone）の成分含有量の違いです。収穫が早い時期であるほどメンソールの含有率は低く、メントンの含有率は高いことが報告されています。そして収穫時期が遅くなるほどに、その反対の現象が起こります。

メンソールはアルコール類に属する成分となり、メントンはケトン類に属しています。そのためメントンの含有が多い場合は、鼻で感じるフレッシュ感と共に、揮発性がより高くなります。

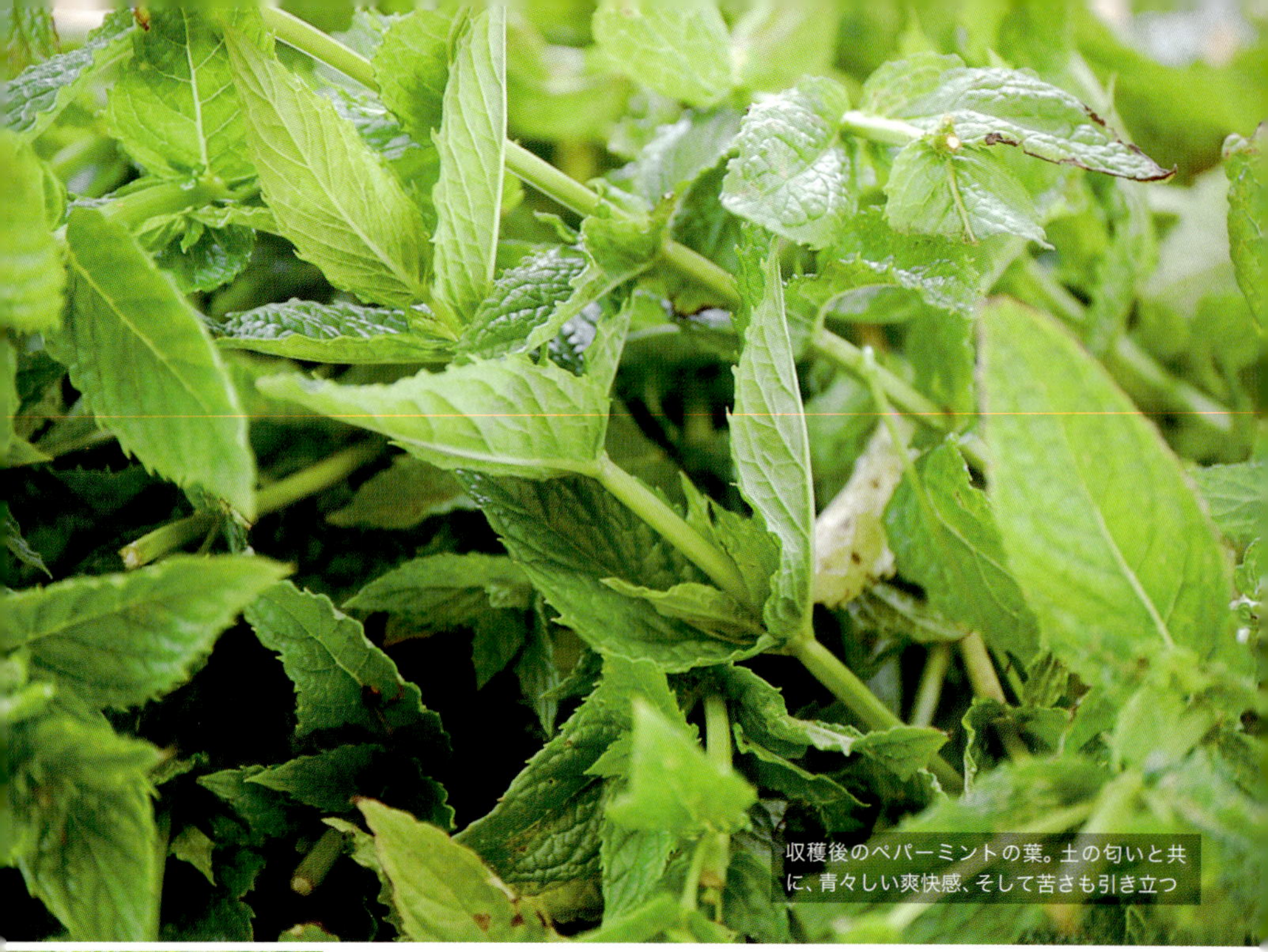

収穫後のペパーミントの葉。土の匂いと共に、青々しい爽快感、そして苦さも引き立つ

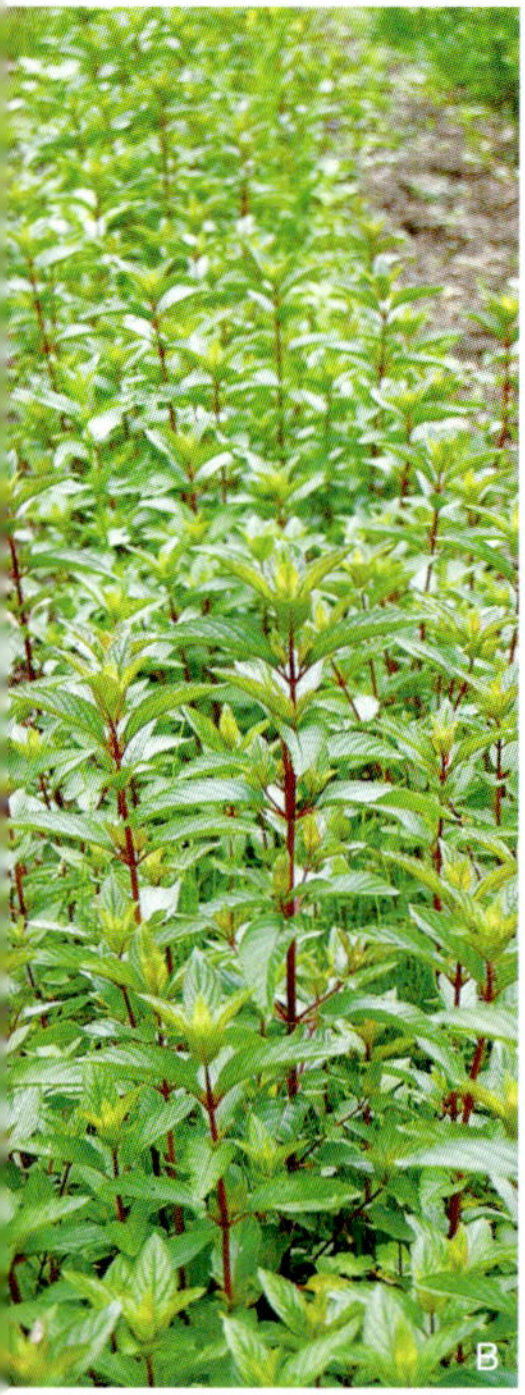

Peppermint

Mentha x piperita

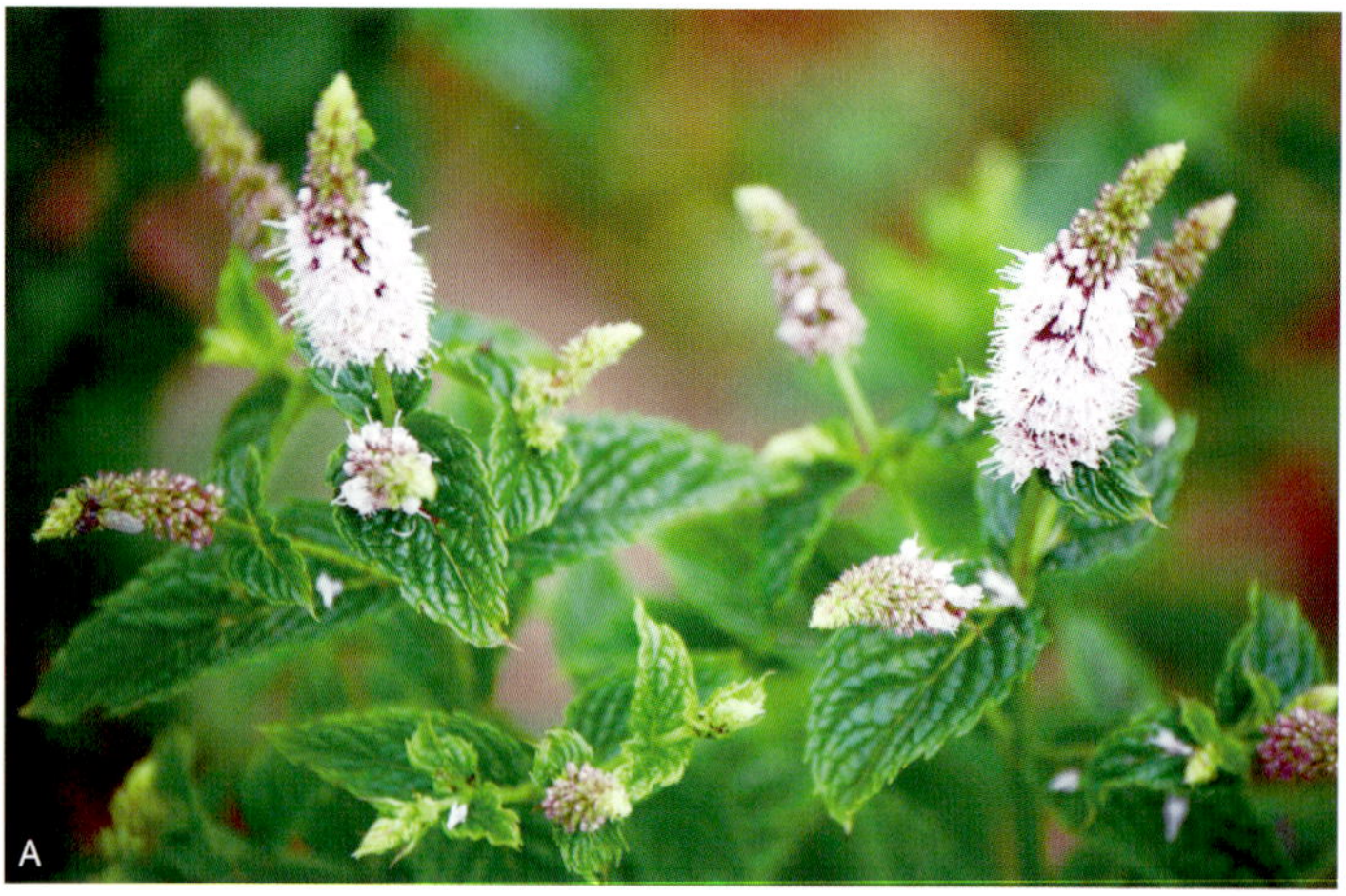

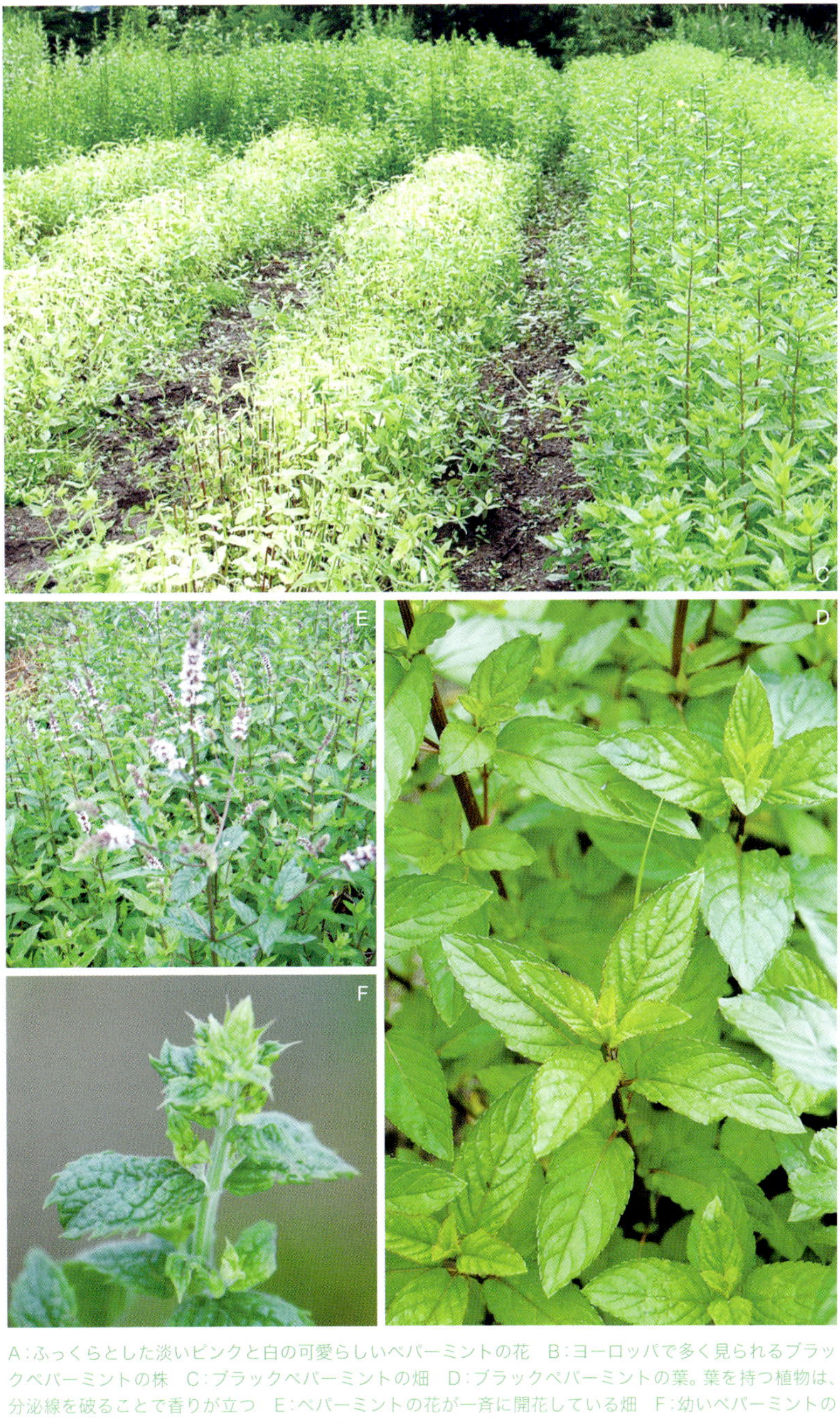

A：ふっくらとした淡いピンクと白の可愛らしいペパーミントの花　B：ヨーロッパで多く見られるブラックペパーミントの株　C：ブラックペパーミントの畑　D：ブラックペパーミントの葉。葉を持つ植物は、分泌線を破ることで香りが立つ　E：ペパーミントの花が一斉に開花している畑　F：幼いペパーミントの若芽。しばらくすると花が咲き、その後収穫時期を迎える

また、ペパーミントに限らずシソ科の植物は、乾燥する際に直射日光によって約24％の精油成分が失われ、日陰でも10％弱の精油成分が失われます。25～30℃の環境下であれば、約50％以上の精油が蒸発によって失われます。収穫する際は、日が昇る前の朝早いうちに作業を終了し、また暑すぎても寒すぎても、収穫や蒸留に不具合が生じるのです。

このように精油は、ペパーミントに限らず環境に大きく左右されるため、その結果が価格に反映されることや、成分、色、そして香りに変化をもたらすことを覚えておきましょう。作物であると考えると、毎年同じ色や香りにはならないですし、逆に言えば、毎年の生育による植物の違いや抽出された精油の違いを楽しむことができるのです。そして何よりも純粋な精油を活用する私たちがこの現状を理解することは、農家の人たちへの支援にもつながります。

しかしこれは、時に商品作りにも影響を与えるため、お客様にはマイナス面として見えることもあります。人工的な調整が良しとされるものと、自然の変化を受け入れるべきものとの違いは、購入していただくお客様へも、販売する側が伝えていかなければいけない重要ポイントでもあります。

妊産婦ケアに活用は可能か？

通常活用されているペパーミントは、スペアミントとウォーターミント（*M.aquatica*）の交配種ですが、さらに掘り下げると、ミント種には多くの交配種が存在するため、本来は *M. sylvestris* と

M. rotundifolia そして *M. aquatica* の３つにまたがる交配種であるという見解もあります。専門家の間でもわかりづらい部分が多いミントの種類ですが、精油も多く存在し、含有されている化学成分にははっきりと違いを見ることができます。

ペパーミントとスペアミントの大きな違いはメンソールとカルボン（Carvone）の含有率です。カルボンは、ケトン類であるという理由だけで危険視されることもありますが、ケトン類は成分として「安全に使用できるもの」と「安全に使用できないもの」の2種に分けることができます。

使用方法や容量にもよりますが、通常の「アロマセラピー」の活用枠で考えた場合、ケトン類には「安全に使用できるもの」として、スペアミントに含まれているカルボン、グレープフルーツに含まれているヌートカートン（Nootkatone）、ローズマリーケモタイプのベルベノン（Vervenone）、ジャスミンに含まれているジャスモン（Jasmon）などがあります。

「安全に使用できないもの」としては、セージやタンジーに含まれているツヨン（Thujone）や、ペニーロイヤルミント（*M.pulegium*）に含まれているプレゴン、ヒソップに含まれるピノカンフォン（Pinocamphone）などで、その他カンファー（Camphor）は使用用途や対象によって、たとえば筋肉疲労回復などの目的で、スポーツ選手や妊娠していない成人が使用する場合は、有効です。ペニーロイヤルミントは、一般のアロマセラピーでは通常使用されないだけでなく、妊産婦ケアへの活用は、歴史的なさまざまな事故の症例から、禁忌とされています。

ペパーミントやスペアミントに関して、妊産婦ケアへの活用に禁忌があるという記述を見かけることがありますが、確固たる立証があるわけではありません。プレゴンの含有率は0％ではありませんが、通常は1％以下です。ペニーロイヤルミントに含まれているプレゴンの含有率は85％以上となりますので、ペパーミントやスペアミントとペニーロイヤルミントが一緒であるという判断は適切ではありません。

もちろん使用するためには、基本として妊産婦の経過や状況をしっかり把握している必要はありますが、ペパーミントやスペアミントは充分に妊産婦に有効活用できる精油です。こういった誤解は、プレゴンの含有率に起因するという前提がないまま、「精油の英語名と学名であるラテン名が同じミントの種類に属している」という点で混同され、そういった記述のある書籍が参考にされてきたり、翻訳されていることで生じています。

このように考えると、専門のアロマセラピストは、活用の対象である植物について把握しながら必要なことを確認すること、そしてそれがアドバイスやケアを行う側の責任であることを忘れてはいけません。

塗布すると、スッとするどころか熱くなる！

ペパーミントの精油は、呼吸器系や消化器系、神経系やリンパ系など多くの働きをサポートする精油として知られていますが、肌への刺激が強いことも理解しておいてください。ペパーミントの

ミントの歴史と産地

Origin and History of Peppermint

ミントと呼ばれる種類は数多く存在し、1000年以上の間、医療的な目的で活用されてきたことがわかっています。薬草学者のカルペパーも、この精油が消化器系に効果があることを記しています。イギリスでペパーミントの蒸留が開始されてからは、食品、化粧品、香料などに幅広く活用が広がっていきました。

現在はアメリカが原産国として有名ですが、ペパーミントは19世紀に南ヨーロッパからアメリカに渡り、北から南へと大きく拡大していきました。現在もアルゼンチン、ブラジル、フランス、イタリア、モロッコ、ハンガリー、ブルガリア、オーストラリア、ドイツ、オランダ、スペイン、イギリス、そして日本など広い範囲で栽培されています。

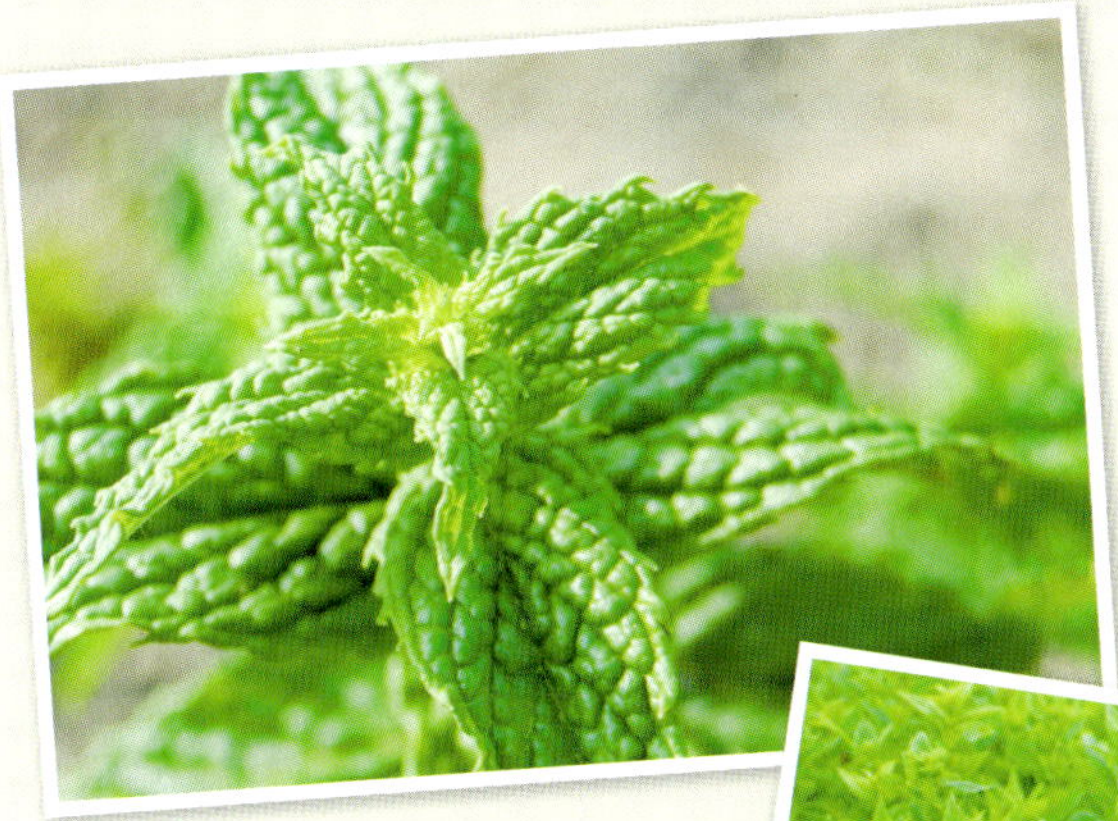

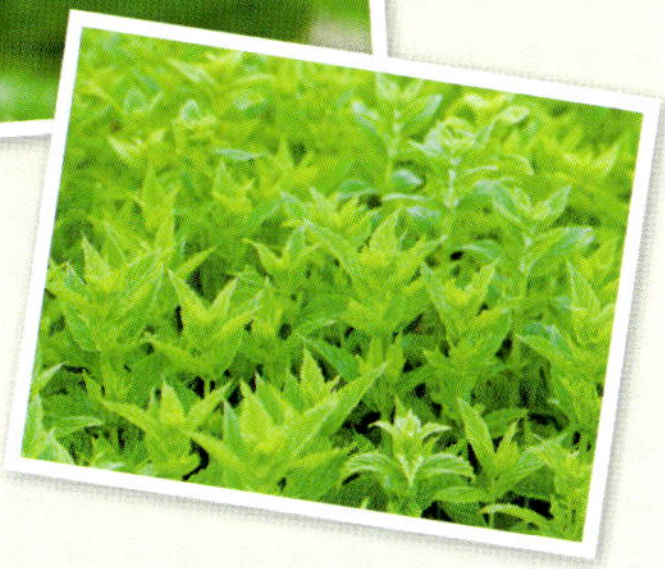

精油を1～2滴手に垂らして少し経つと、焼けるような熱さを感じます。よって、フェイスケアや肌で敏感に感じる場所への活用はおすすめできません。

実際に私はあるスパで、日焼け後にペパーミントの精油のみでフェイシャルケアを受けたことがあります。おそらくセラピストが、精油のことを詳しく知らないで選択したのだと思いますが、何を使っているかは施術を受けるまでわからないようなワークの進行でした。

そして、突然ケア中に顔中が焼けるような刺激に襲われました。単純に香りのイメージから「日焼け後にスッとするからいい」と思ったのかもしれませんが、実際に肌に塗布すると、スッとするどころか熱くなることを、セラピスト自身が理解していなかったのです。

スッと感じるのは、嗅覚から分子が取り込まれた際に、嗅細胞のレセプターに運ばれる上で、「寒い」と感じる冷感センサーに働きかけるからであると、カリフォルニア大学の研究で発表されています。そのため、香りを嗅ぐと「クールでありスッとした印象」を身体に送り込むのです。

しかし、嗅覚から取り込まれる働きと、実際に精油を肌に塗布するということは、その使用方法も取り込まれ方も別です。私は幸いにも肌が荒れることはありませんでしたが、ヒリヒリとした痛さが残りました。私は、精油の活用がずさんなセラピストがいることに、同じく精油を扱うセラピストとして大変ショックを受けました。こうした経験によって精油が嫌になってしまったり、アロマセラピーの印象を悪く持ってしまうお客様もいると考えると、とても残念なことです。

ペパーミントのブレンディングの割合

ペパーミントの精油を活用する場合、シングル（単品）では必ず1％以下の希釈、ブレンドを行う際もブレンドを構成する割合を１００％と想定し、そのうちの５％以下、どんなに多くても10％以下に留めることをおすすめします。精油を全部で20滴お皿に垂らすと想定した場合に、ペパーミントの割合は1～2滴で充分ということです。

ブレンドした精油は、スッとした特徴的な香りがまず前面に出てきます。全体の20％や30％だと、他の精油の香りが全くしなかったり、想像していた香りとは違ったものになるでしょう。ブレンドする時に活用しにくいと感じてきた人の多くは、ペパーミントの割合が多すぎるために、「ペパーミントの香りだけが強くなってしまい、他の精油の香りがしない」というイメージになっているのではないでしょうか。

お客様に「ペパーミントを強く感じますね」と言われるブレンドではなく、「ペパーミントが他の精油とうまく融合していますね」と言っていただくためにも、改めて香りの特徴を自分の鼻でしっかりと感じ取りましょう。一般の方もよく名前を知っていて、活用しやすい精油ではありますが、その配分と使用方法には充分に注意が必要です。そしてスッとした中にある奥の甘さは、ブレンドを行う上でも組み合わせる精油のヒントとなりますので、相性の良い精油探しをしてみてください。

Recipe ペパーミントを使ったおすすめブレンド

※（ ）内は学名、【 】内はノートを示す

＊ リラックス・ブレンド ＊

ペパーミントが持つ甘さを引き立たせるブレンド。日中に限らず、ほどよく疲れを感じるときに優しい香りを感じることができます。特に肉体的、精神的な疲労感がある時に。

オレンジスウィート Orange, Sweet (*Citrus sinensis*)	50%【TOP】
ペパーミント Peppermint (*Mentha x piperita*)	10%【TOP／MIDDLE】
ラベンダー Lavender (*Lavandula angustifolia*)	10%【MIDDLE】
ローレル Laurel (*Laurus nobilis*)	5%【MIDDLE】
サイプレス Cypress (*Cupressus sempervirens*)	10%【MIDDLE／BASE】
サンダルウッド Sandalwood (*Santalum album*)	15%【BASE】

＊ リフレッシュ・ブレンド ＊

ペパーミントが持つ爽快なスッとした香りを感じることができるブレンド。1日の始まりや、スッキリとしたい時におすすめ。

レモン Lemon (*Citrus limonum*)	30%【TOP】
グレープフルーツ Grapefruit (*Citrus paradisi*)	25%【TOP】
ペパーミント Peppermint (*Mentha x piperita*)	10%【TOP／MIDDLE】
ローズマリー1,8シネオール Rosemary, Cineole 1,8 (*Rosmarinus officinalis ct cineole1,8*)	10%【TOP／MIDDLE】
マージョラム Marjoram (*Origanum majorana*)	5%【MIDDLE／BASE】
フランキンセンス Frankincense (*Boswellia carterii*)	20%【BASE】

※妊産婦さんにも安心して活用いただけるブレンドです

Chapter 12

Jasmine《ジャスミン》

Jasminum

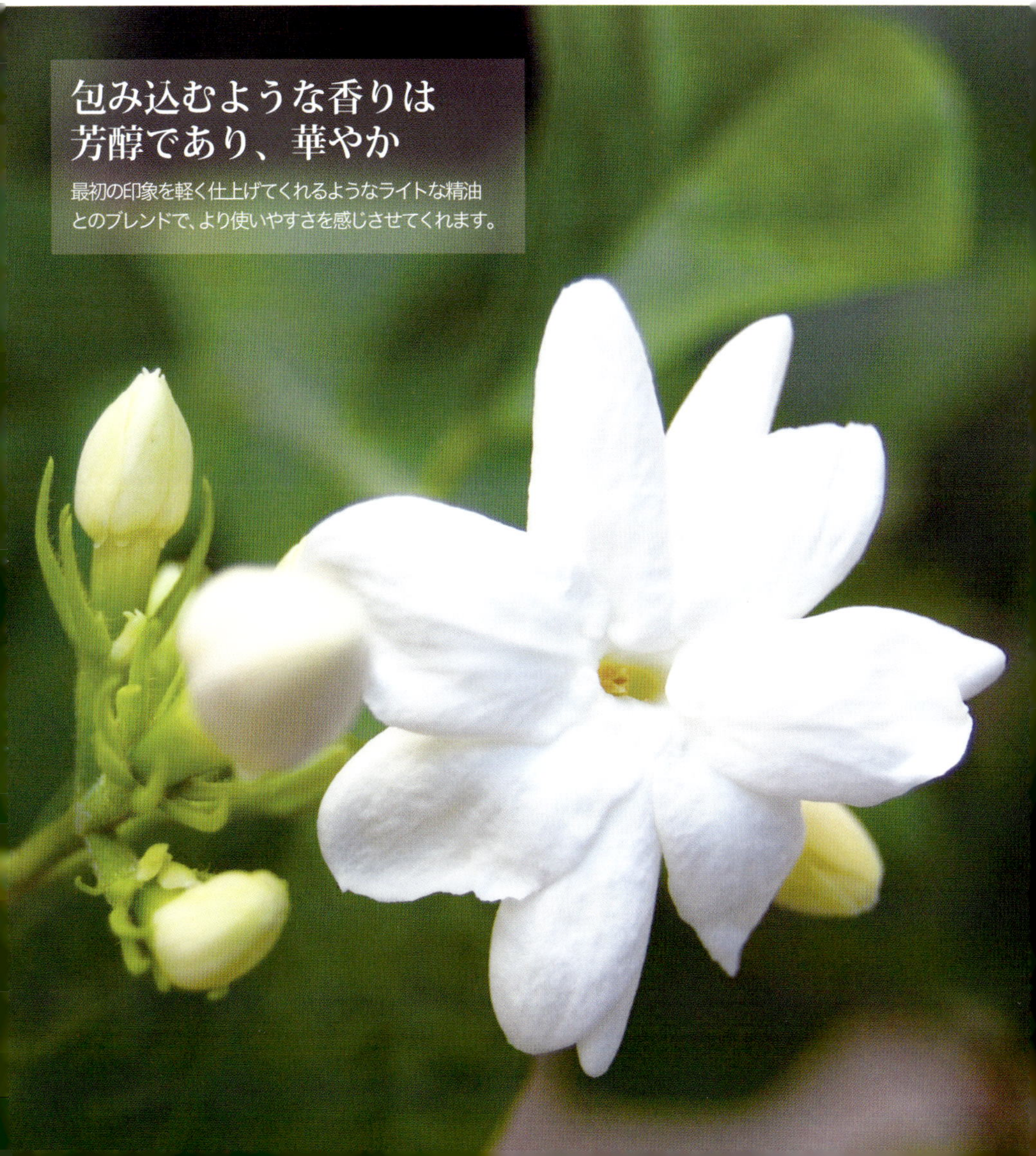

包み込むような香りは
芳醇であり、華やか

最初の印象を軽く仕上げてくれるようなライトな精油
とのブレンドで、より使いやすさを感じさせてくれます。

高価というハードルを超え、人々を魅了する精油

ジャスミン（*Jasminum*）の精油は、ローズやネロリと並んで「高価」というキーワードが浮かんでくる精油ではないでしょうか。ジャスミンの香り成分は、香水業界でも大変高価な香料として活用されています。お客様の中には、この香りを嗅いだ後に、「アジア旅行を思い出す」とご自身のイメージと共にお話される方も多くいますし、全くジャスミンを知らない方が、一瞬にして「ホッとする」という感想を抱くこともあります。このように印象深く、私たちを魅了するジャスミンの香りは、「高価」というハードルを超え、手元においておきたい欲望に駆られる精油の一つです。

日本で簡単に手に入るジャスミンの中でも羽衣ジャスミン（*Jasminum polyanthum*）は、鉢植えや庭先で栽培されているのをよく見かけます。歩いていて、ふと「いい香りがする……」と思ってその香りの先に歩いていくと、白い花がたくさんついている植物にたどり着いたという経験がある方もいると思います。私たちがアロマセラピーで活用するジャスミンは、主にジャスミングランディフローラム（*J. grandiflorum*）やジャスミンサンバック（*J. sambac L. aiton*）です。

ジャスミンサンバックに出合った時の感動

私が初めてイギリスでジャスミンサンバックの香りに触れた時の衝撃と感動は、今でも忘れるこ

とができません。通常は香りの強さや特長、また妖艶さや奥深さに驚くことが多いのですが、ジャスミンサンバックを嗅いだ時は、ブレンドではなく、単品（シングル）の状態そのままで、これだけの香りを醸し出す精油があることに大変驚いたのです。

しかし2000年に帰国した時には、ジャスミンサンバックの精油を購入できる場所がほとんどなく、ジャスミンといえばジャスミングランディフローラム、もしくはコモンジャスミン（*J. officinale*）でした。現在でも、一般的なジャスミンの香りとして表現されたり、教材などに使用されているのはジャスミングランディフローラムが多いでしょう。

こういった状況もあり、2000年からジャスミンサンバックをアロマセラピーの精油として積極的にお届けできるように販売をしたり、実際に香りを紹介したりしてきました。そして、私が衝撃を受けたのと同じように、生徒さんやお客様にも同じ反応が見られることがこれまで多々ありましたので、ご紹介できて本当に良かったなと何度も感じています。

ジャスミンサンバックは、ジャスミンティーの香りづけや実際のジャスミン茶に含まれている花であり、日本ではこのジャスミンティーを口にする機会が多く、コンビニエンスストアでもたくさん販売されています。こうしたことから、私は香りとしてもジャスミングランディフローラムよりジャスミンサンバックのほうが一般にも馴染み深く、受け入れられやすいと感じてきました。

ブレンディングを行う中で、ジャスミンの香りをいくつか紹介すると、9割ぐらいのお客様が、ジャスミングランディフローラムよりもジャスミンサンバックを希望されますし、私は経験上、ジ

Chapter 12 ジャスミン

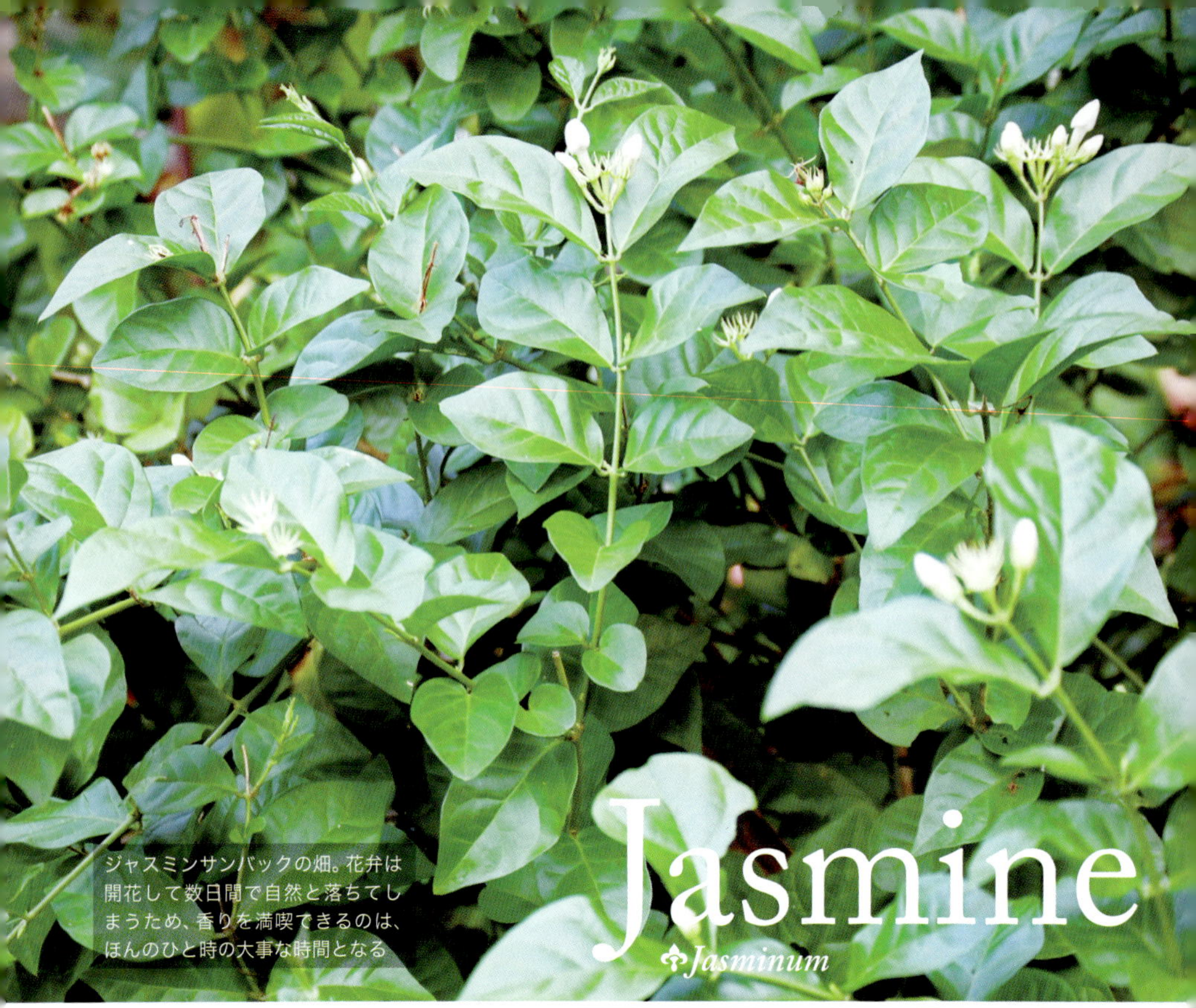

ジャスミンサンバックの畑。花弁は開花して数日間で自然と落ちてしまうため、香りを満喫できるのは、ほんのひと時の大事な時間となる

Jasmine

Jasminum

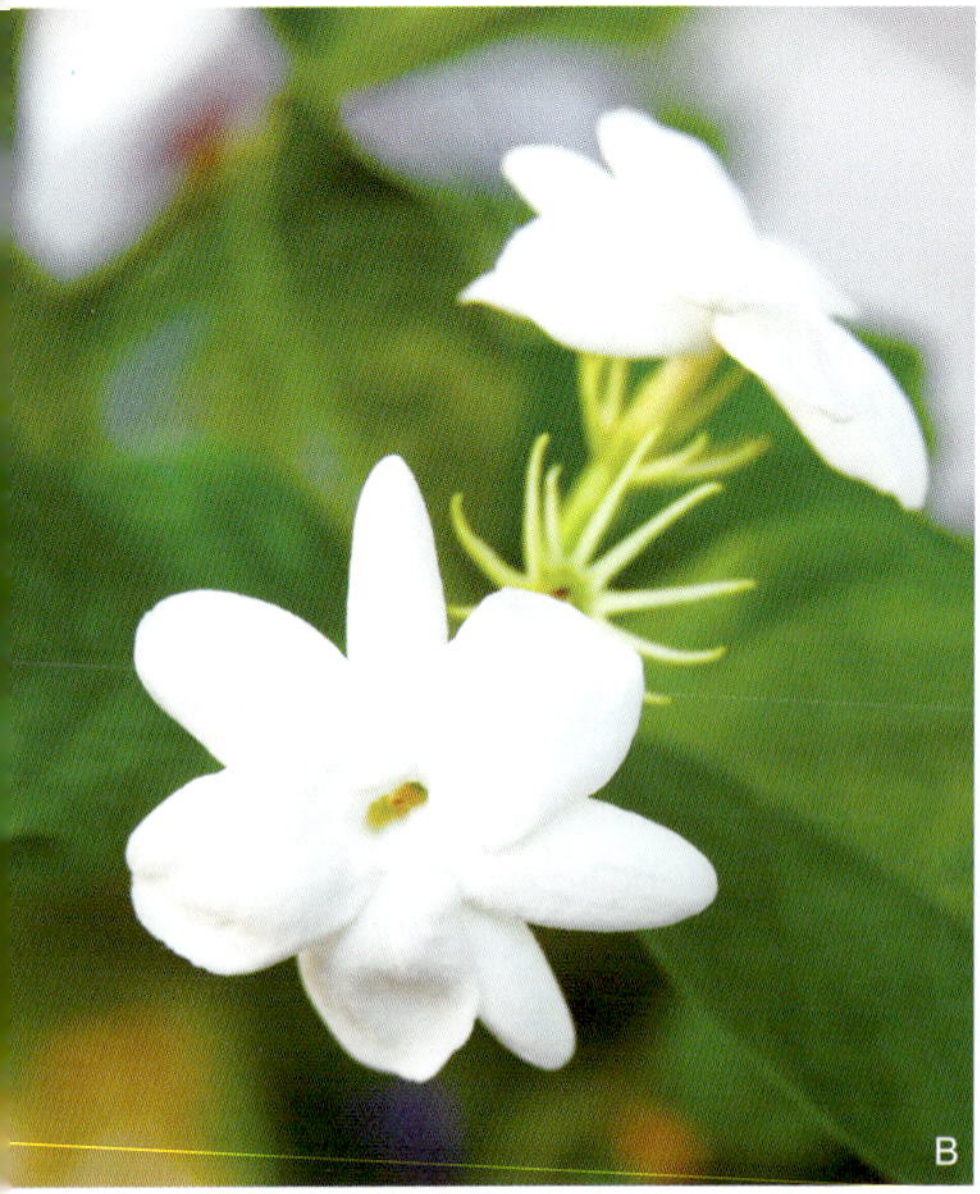

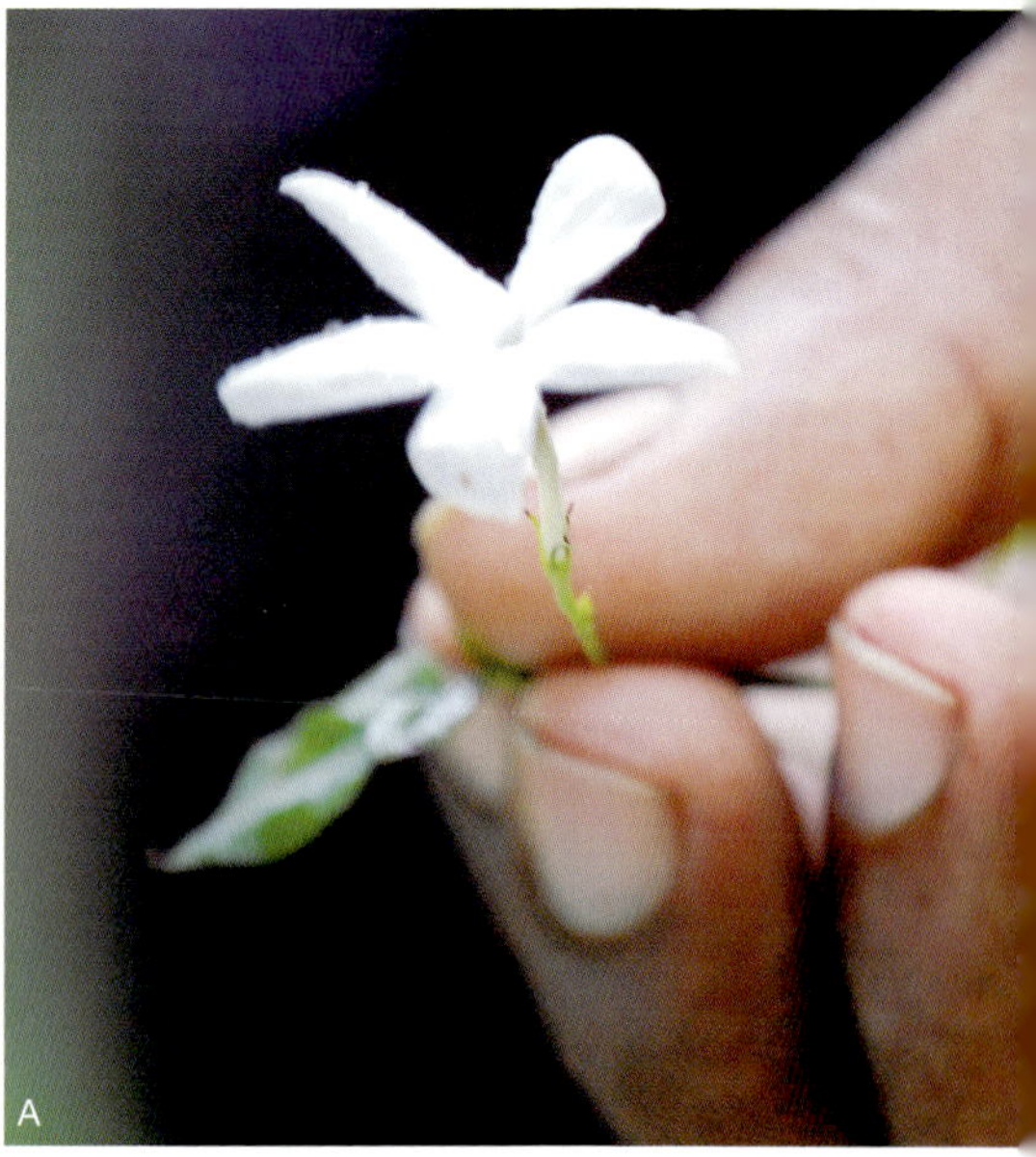

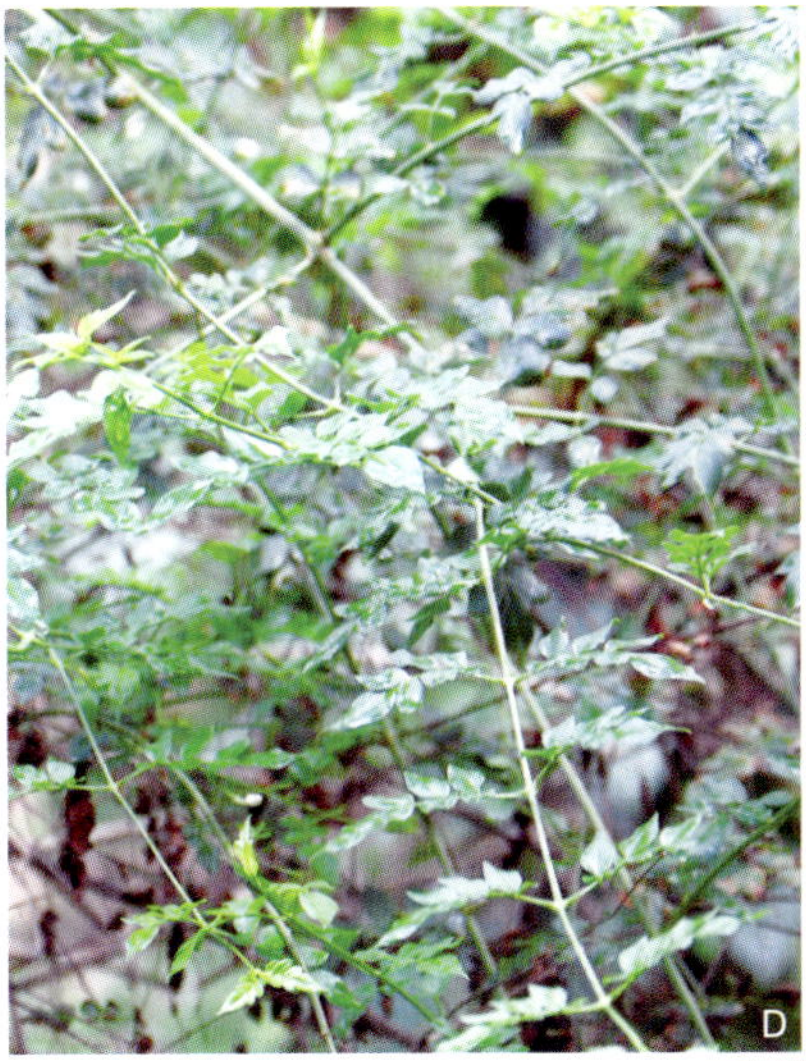

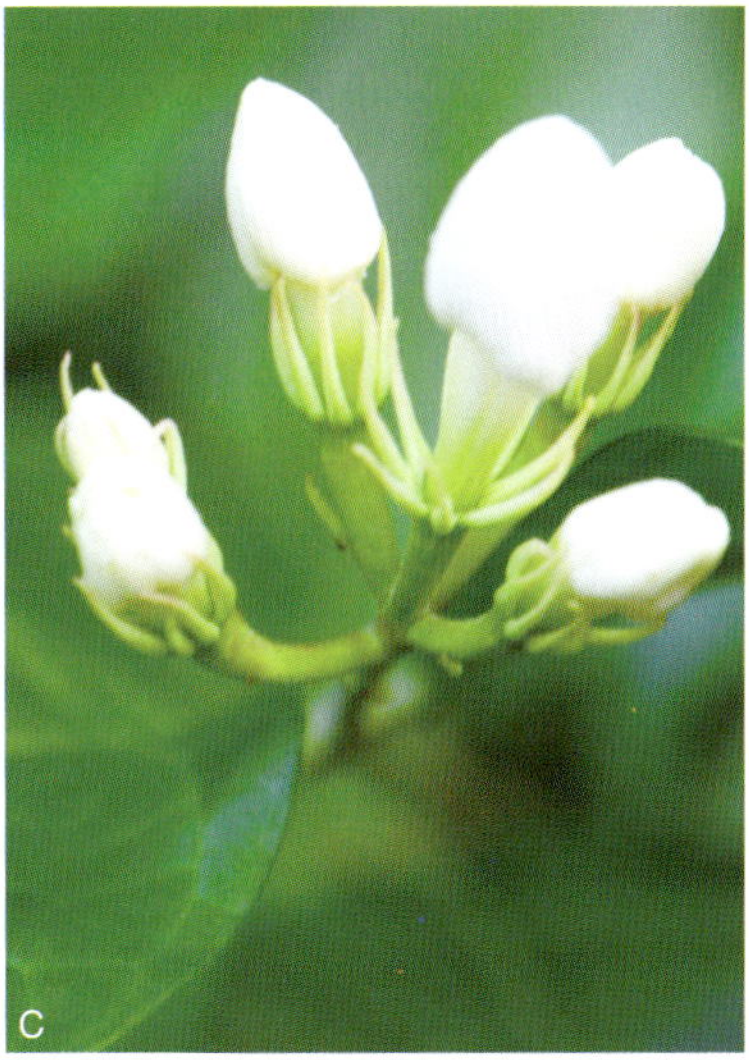

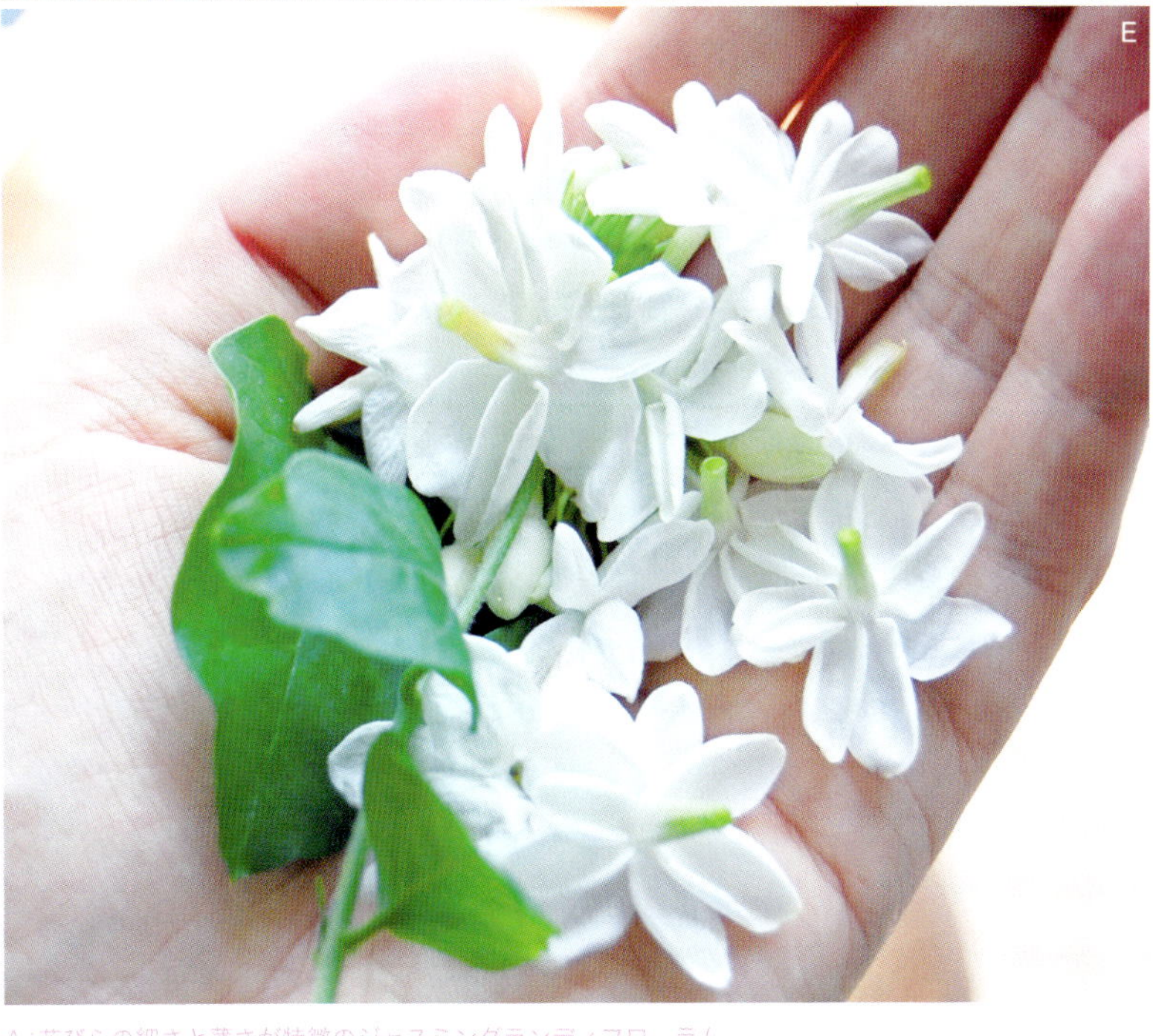

A：花びらの細さと薄さが特徴のジャスミングランディフローラム
B：丸くて厚みがある花が特徴的なジャスミンサンバック。開花前から少しずつ香り出す
C：ジャスミンサンバックのふっくらとした蕾。数日経つと開花する
D：ジャスミングランディフローラムの葉と茎。成長すると、シャープで小ぶりな葉になる
E：ジャスミンサンバックの可憐で香り高い姿を見せてくれる花弁

ャスミンサンバックの方が、柑橘系と比較的相性良くブレンドを創ることができると感じています。ジャスミンサンバックの甘さを好む傾向は、日本人に見られる特性なのか、他の国でも同じことが生じるかはわかりません。しかし、日本人は柑橘系をこよなく愛していますので、本能として自然と相性のよいジャスミンサンバックを選んでいるという見方もあるのかもしれません。こういった点で考えると、文字だけではわからない香りの選択というのは、大変興味深いものです。

ちなみにジャスミンティーは、ジャスミンサンバックの花を乾燥させたものが緑茶などに加えられたもので、ジャスミンそのものが茶葉として乾燥されているものではありません。ハーブティーだと、そのままの植物が粉砕されて細かくなってそこからお茶として煮出されているというイメージがあると思いますが、ジャスミンティーはそういうものではありません。

明け方早くから収穫し、すぐに精油を抽出

実際に植物のジャスミンに触れてみると、その花が放つ香り高さに驚きます。木に近づいた時に強く香るネロリも印象的ですが、ジャスミンはやはり、ローズと同等と言っていいほど、香りに力があります。また香りの印象としては、イランイランやチャンパカと、とても類似しています。これまで嗅ぎ分けのテストなどを授業で行うと、イランイランエキストラの精油をジャスミンサンバックの香りと間違える生徒さんが多いことは、とても興味深く感じています。

インドでは花を摘む期間は7月後半～11月までと比較的長く、モロッコでは6月下旬～12月まで可能です。収穫時期として最適で、香りが良いのが8月と9月です。陽差しをよく浴びた年は、雨の多い年よりも多くの花を収穫できます。熟練した女性や子どもだと1時間で約５００グラム前後の花を収穫できますが、軽い花びらだけで５００g摘むことは、想像以上に大変です。明け方早くから収穫に入り、午前10時くらいまでかかります。日光に当たると香りは随分と消えてしまうため、収穫時間は限られているのです。こういった作業の難しさもまた、精油の価格に反映されています。

ジャスミンサンバックは少し丸みのある花びらで、とても可愛い印象です。一方、ジャスミングランディフローラムやコモンジャスミンは花びらが少し細長くスマートな印象。手に取ると、花びらの繊細さが指先でも感じられ、「Fragile（はかない）」という言葉がそのままあてはまりそうです。

摘まれた花は、すぐにしおれて茶色く変色し、形も変化してしまいます。こうなると、含まれている精油の成分にも変化が生じ、低品質になってしまいます。農家としては、収穫後の花からどれだけ早く精油を抽出するかも大変重要なポイントなのです。これほどまでに、一瞬の姿やその香りをそのまま残しておくことが難しいジャスミン。どれだけ多くの人がその姿と香りの保持に情熱を傾けてきたことでしょう。

このように繊細な花であることを考慮して、精油の抽出には以前はアンフルラージュ法（冷浸法）が使われてきましたが、作業も大変で費用が高額であることから、現在は使用されていません。現在流通している精油は、溶剤抽出法で抽出された「アブソリュート」であり、水蒸気蒸留法と違って溶剤を使用します。

溶剤の残留量などが懸念され、他の精油に比べるとスキンケアにはあまり活用されていませんが、香水や芳香剤に、また、香りをデザインする上では貴重なものとして重宝されています。セラピーとして活用する際には、芳香や長時間肌に触れない方法で使用するのがベストでしょう。

〝花の香り〟が、ブレンディングの際の目標

ジャスミンの花の特徴である、ほのかに、そしてちょうど良く届くこの香りの加減は、人間がとても心地よく感じられる香りです。アロマセラピストが精油を使う際には、量が多すぎても少なすぎてもバランスが取れません。香りのバランスとして一番参考になるのは、精油を採る前の、花そのものの香りです。ですから、こうした状態の植物に一つでも多く触れることが、ブレンディングを行う上で大切な要素になります。

ジャスミンの主な成分は、酢酸ベンジル（Benzyl acetate）やリナロール（Linalol）などですが、実際にジャスミンの香りを形作っているのは、シスジャスモン（Cis-jasmone）などの含有率が低い成分です。この成分は人工的な合成が難しいため、本物に香りを近づけることはできても、本来の香りを完全に再現することはできないと言われています。このように人間の手では創造できない部分があり、それがジャスミンの香りの魅力でもあり、精油そのものなのです。

ジャスミンの歴史と産地

Origin and History of Jasmine

ジャスミンは、アラビア語の「ヤスミン（YasminもしくはYsmyn）」に由来していると言われます。インドでは古くから儀式に欠かせない香りとして活用されていたものが、ムーア人（北西アフリカ・イスラム教徒）によって北アフリカやスペインに運ばれたようです。その後フランスにも渡ったジャスミンは、さまざまな種類が栽培されるようになり、現在は観賞用も含め100種類近くあります。

その他、南フランスやイタリア、エジプト、モロッコ、アルジェリアなどで生産され、それぞれに発展を遂げていますが、残念ながら年々、その生産量は減少しているのが現実です。

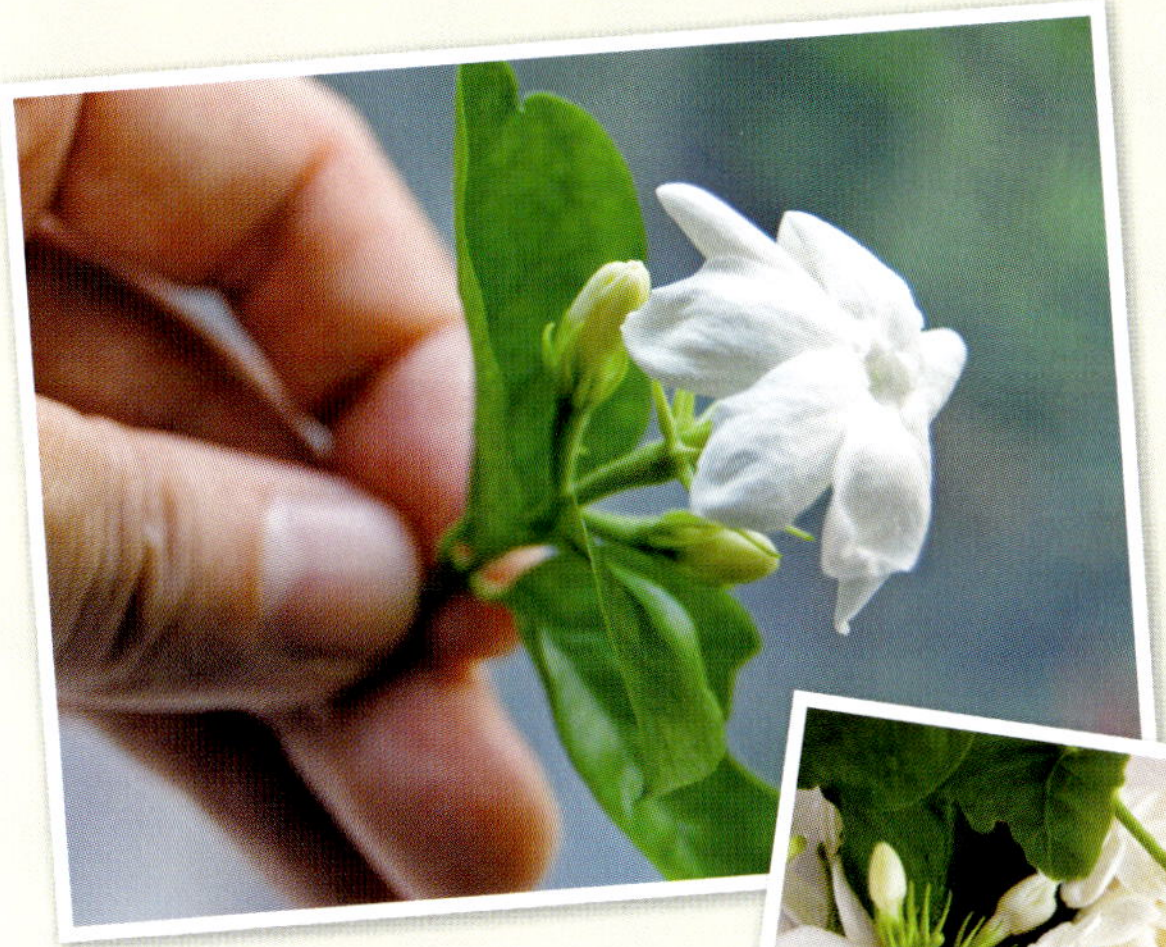

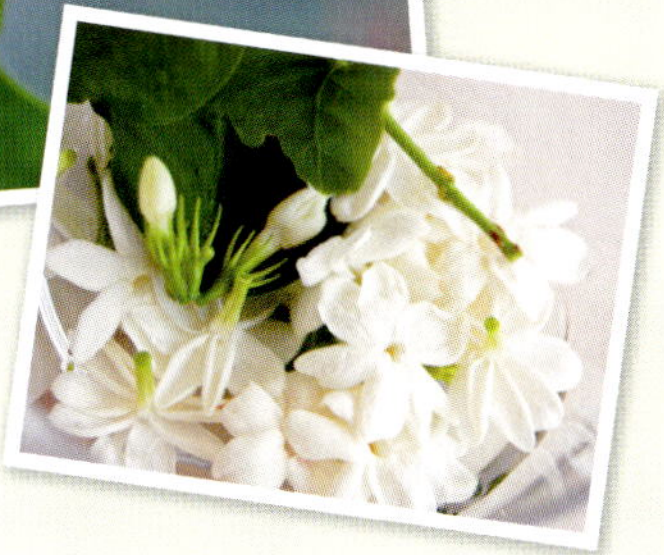

甘さと鋭さが融合するジャスミンの香りは、私たちのメンタル面をも包み込むように優しくカバーしてくれます。不安や落ち込みがある時、ゆっくりとした時間がとれない時や、精神疲労を感じている場合などに活用でき、自分に向き合いながら、自分に優しくなれる時間を演出してくれます。

私は、この香りを感じると自然と笑顔になるというクライアントに何度も出会ってきました。あくまで香りの好みが関係しますが、女性のみならず、男性に対しても同じような働きをすることがある精油です。

香りが強い精油の活用と、その難しさ

さらに、ローズなどと同様、妊産婦の分娩前や分娩時などにも活用できる精油としておすすめです。私は実体験としても、「普段は少し強いと感じる香りでも、分娩前後になると逆に心地よい」と感じた精油の一つです。ただ多量に使用した場合、頭痛を感じたり、具合が悪くなる可能性は考えられますので、ジャスミンのように強い香りを持つ精油の分量には充分注意が必要です。

また、こうした香りの強さは、他の精油の香りを隠す要因ともなります。ローズ、イランイランなどと同じく、ジャスミンそのものの良さを引き出す割合を見つけるのが課題です。意外と合うもの、やっぱり合わないものなど、頭で考えるだけでなく、まず手を動かし、実際にブレンドしてみなければわかりません。柑橘系からハーブ系、花、ウッディな精油まで、多岐に渡ってその相性の

良い精油が存在する可能性があります。そして結果的に、分量が多いからといってジャスミンの香りを軸としたバランスの良い香りに仕上がるのではないということも体感できます。

試行錯誤をしなくてはならないという面では、ブレンドはとてもコストがかかると感じるかもしれません。しかし、ブレンドをする人自身が香りを感じて、しっかりと理解していることは必須です。実際に手を動かして、香りを感じる「練習」をしましょう。そこから、誰も作れないような思いがけないブレンドが、ジャスミンによって新しく引き出されるかもしれません。

また、おすすめの練習方法として、ジャスミンと他の精油をそれぞれティッシュなどに垂らし、直後・30分後・1時間後・6時間後・次の日など、香りの変化を嗅覚で感じてみるというものがあります。アブソリュートで持続性が比較的高いジャスミンの香りは、特徴を感覚として捉えることで、相性の良い精油を探ることもできます。実際にブレンディングする際には、時間の経過によって香りが変化していく特徴を考慮することも大切です。

毎年同じ時期に、このジャスミンの精油を活用したブレンドを商品としてもご提供するのですが、毎年待ってくださっているお客様の反応を見ると、〝やはりこの香りは人を魅惑する香りであることに間違いない〟と実感します。ぜひ皆さんにも、自分らしいジャスミンのブレンドに挑戦してほしいと願っています。

Recipe ジャスミンを使ったおすすめブレンド

※（　）内は学名、【　】内はノートを示す

＊ リラックス・ブレンド ＊

ジャスミンサンバックがもつ甘さと深さがより引き立ち、温かさを感じることができるおすすめのブレンドです。特に精神疲労や落ち込みを感じている時に。

オレンジスウィート Orange, Sweet (*Citrus sinensis*)	70%【TOP】
ベルガモット Bergamot (*Citrus aurantium ssp bergamia*)	15%【MIDDLE】
ジャスミンサンバック Jasmine Sambac (*Jasminum sambac L.aiton*)	10%【MIDDLE／BASE】
パチューリ Patchouli (*Pogostemom cablin*)	5%【BASE】

※分娩前後に活用いただけるブレンドです。妊娠中は使用を避けてください

＊ リフレッシュ・ブレンド ＊

ジャスミングランディフローラムが持つ甘さと鋭さの中に、スパイシーでエキゾチックな印象と男性的なクールさを感じることができるブレンドです。甘さが苦手な方にも大変おすすめです。

マンダリン Mandarin (*Citrus reticulate*)	50%【TOP】
カルダモン Cardamon (*Elettaria cardamomum*)	20%【TOP／MIDDLE】
フラゴニア Fragonia (*Agonis fragrans*)	5%【TOP／MIDDLE】
クラリセージ Clary Sage (*Salvia sclarea*)	15%【MIDDLE】
ジャスミングランディフローラム Jasmine Grandiflorum (*Jasminum grandiflorum*)	10%【MIDDLE／BASE】

※分娩前後に活用いただけるブレンドです。妊娠中は使用を避けてください

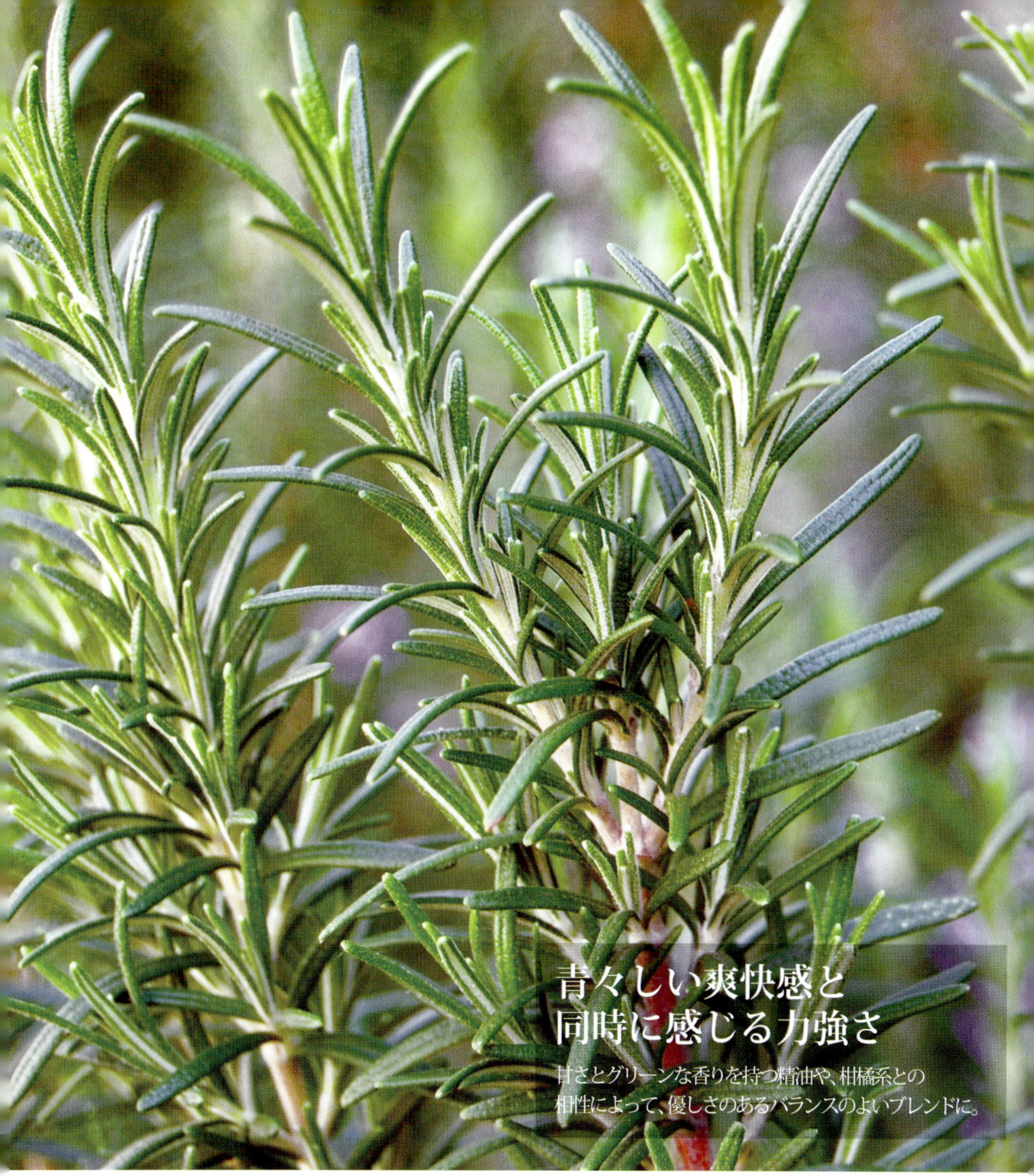
青々しい爽快感と
同時に感じる力強さ
甘さとグリーンな香りを持つ精油や、柑橘系との
相性によって、優しさのあるバランスのよいブレンドに。

Chapter 13
Rosemary《ローズマリー》

Rosmarinus officinalis

ハーブや香水にも長年使われてきた、人気の植物

濃い緑色でとがったような針葉をつけるローズマリー（*Rosmarinus officinalis*）。もともと地中海に沿った国に生息し、スッとした爽快感を感じさせるカンファー調をもつその香りは、長年人々に愛されてきました。また、ハーブとしても代表格の一つであり、アロマセラピーのみならず、料理や医療用ハーブ、化粧品や香水の香りづけとして歴史的に活用されてきました。戦争などの歴史的な流れにおいて、生産場所や携わる人々などの体制に影響が生じ変化してきたハーブの一つでもあります。葉を指でこすった時に感じるスッとした苦みと青さを感じる香りは、人によって医療的な香りだととらえる方もいます。

普段は凛としたイメージのローズマリーですが、薄青いとても可愛い繊細な花をつける時期には、どこかメルヘンな印象に姿を変え、優しさが見える瞬間です。しかし、ローズマリーは年月を経るほどに、その香りは葉から失われ、だんだんと全く香りがしない葉へと変化していきます。

ローズマリーは、地中海沿岸のヨーロッパ地方での栽培が盛んです。葉から水蒸気蒸留法で抽出される精油は、透明で薄い黄金色をしています。同じ*Rosmarinus officinalis*の学名を持つものでも、生育地の土壌や天候、水などによって成分に違いが生じます。これらは「Chemo Type＝ケモタイプ」として分類され、アロマセラピーで活用する精油として皆さんに届けられているのです。日照時間や高度、収穫時期によっても精油に違いが出ると言われています。

花をつける時期に収穫されるローズマリー

ローズマリーは比較的ごつごつした乾いた土を好み、よく陽の当たる山の傾斜でよく育ちます。スペインでは、3〜7月にかけて収穫が盛んですが、需要が多い精油でもあるため、冬にかけても収穫と抽出は続けられます。比較的強くて丈夫なため、1年中取り扱いできますが、農家による作業は期間が限定されることが多く、特にオーガニック栽培農家は数が大変少ないため、時期によって充分な容量が入手できない場合もあります。一時期はスペインだけでもローズマリーが年間150トン近く生産されてきたこともありました。

フランスでは、およそ秋までに農地を整え、春の3〜5月にかけて収穫します。種を植えて2年ほどすると、花をつける期間に収穫に入ります。このくらい育っていた方が、収量・質ともに良い精油が抽出できると言われています。実際、花が咲き終わった9月頃まで収穫や抽出が続けられることもあります。

抽出にはおよそ2〜3時間を費やします。また、ローズマリーのハイドロゾルは、想像以上に青く特徴のある香りです。私が目にした中で強く印象に残っているのは、農薬などを使用した通常栽培のローズマリーと、有機栽培のものとを比べた時、背丈や色などが全く違っていたことです。目の前でそれを感じてしまうと、植物自身が持つ力の違いを感じざるを得ませんでした。

また、スペインとフランス以外に歴史的に有名なローズマリーの産出国としては、チュニジアや

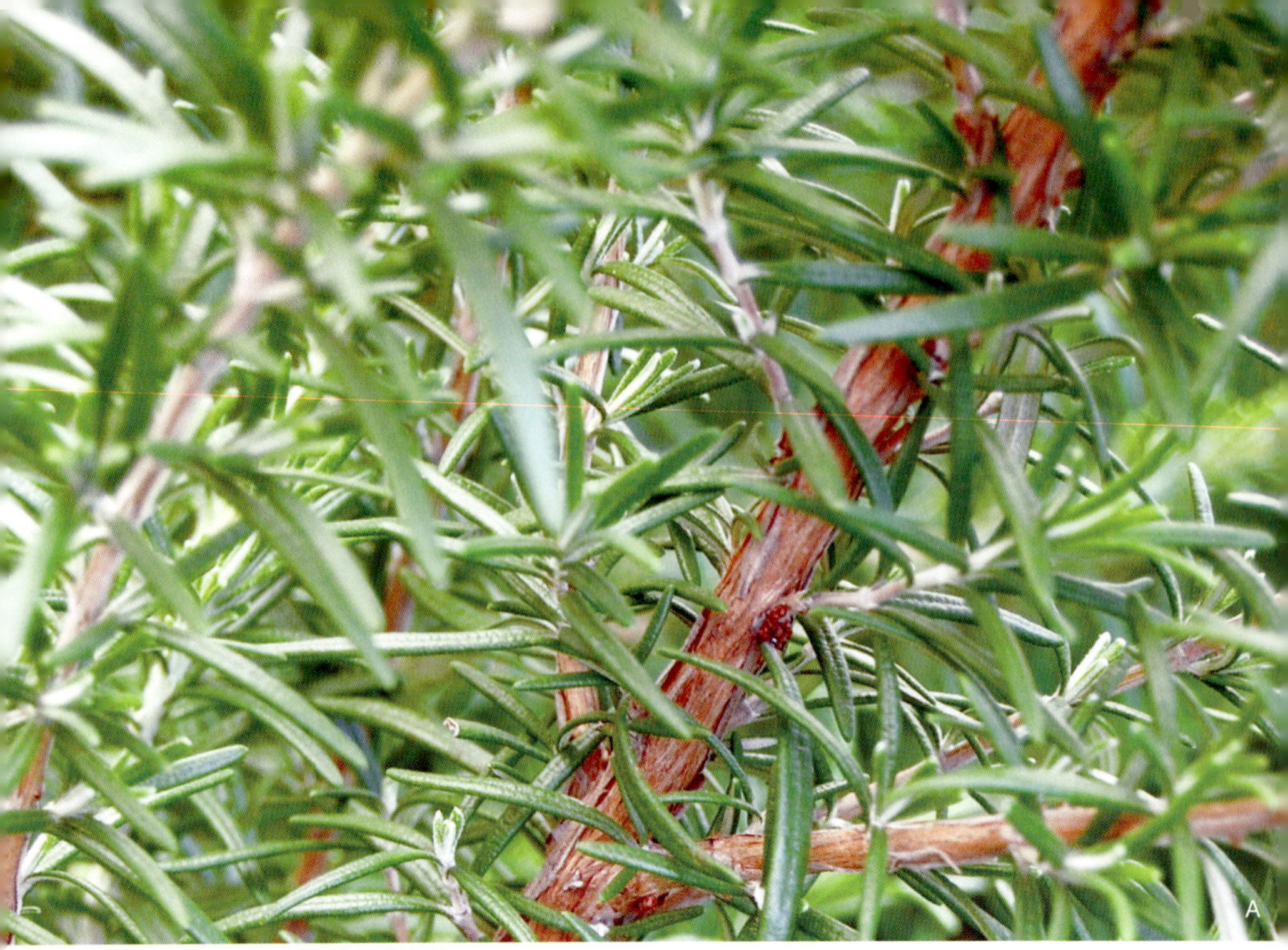

A

Rosemary

Rosmarinus officinalis

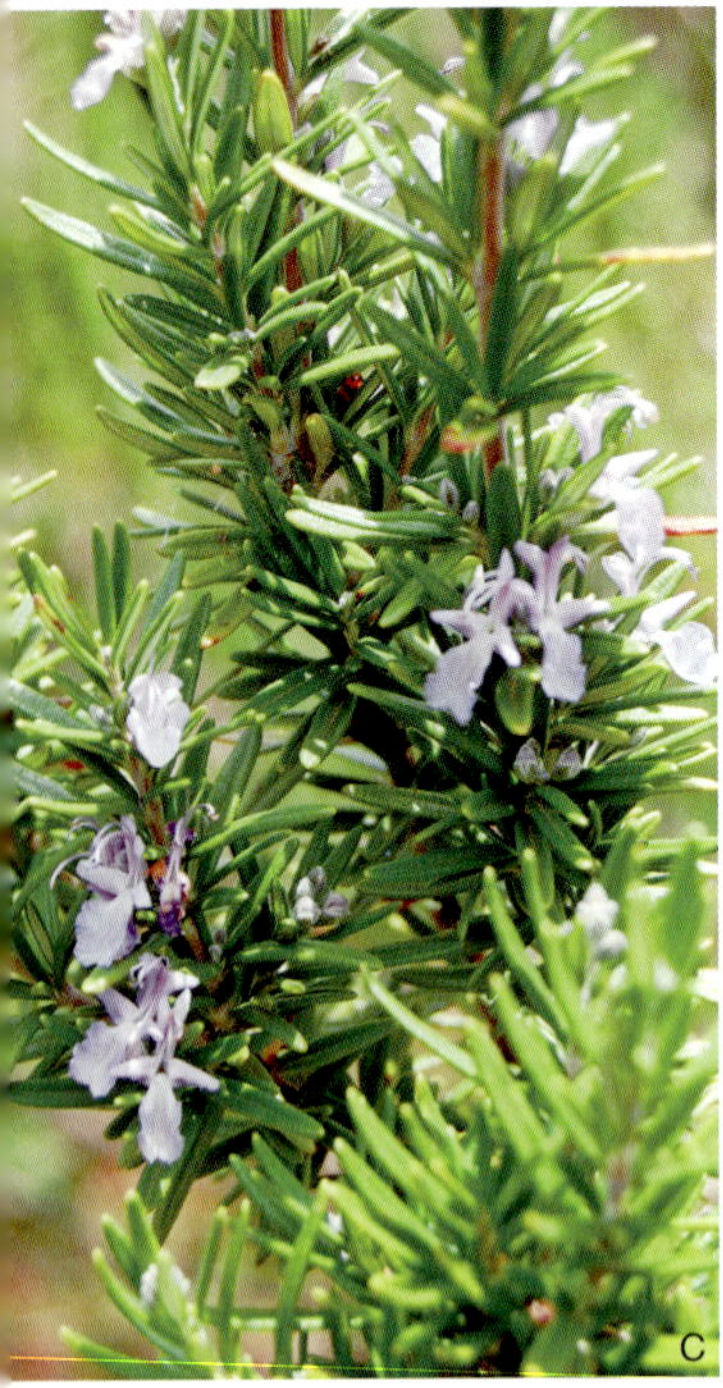

C

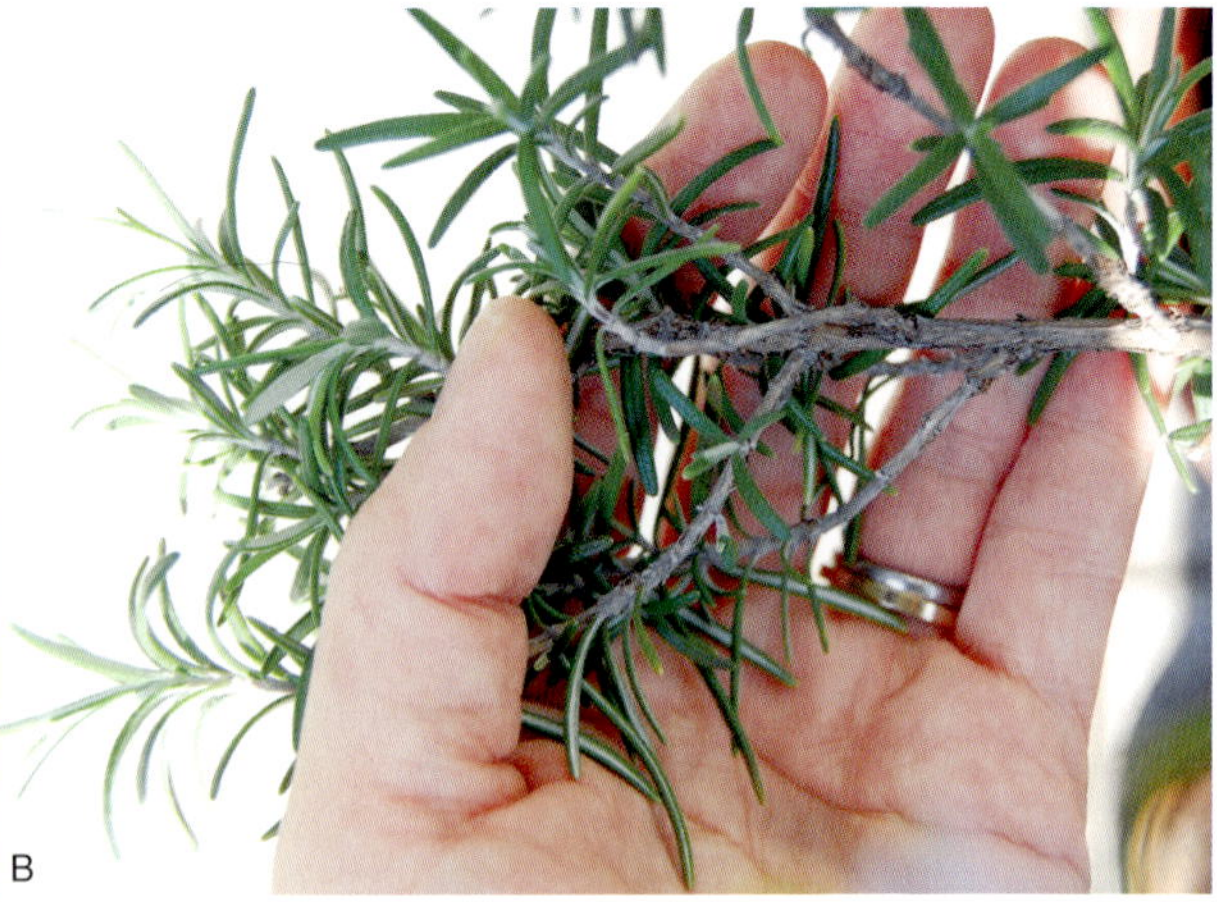

B

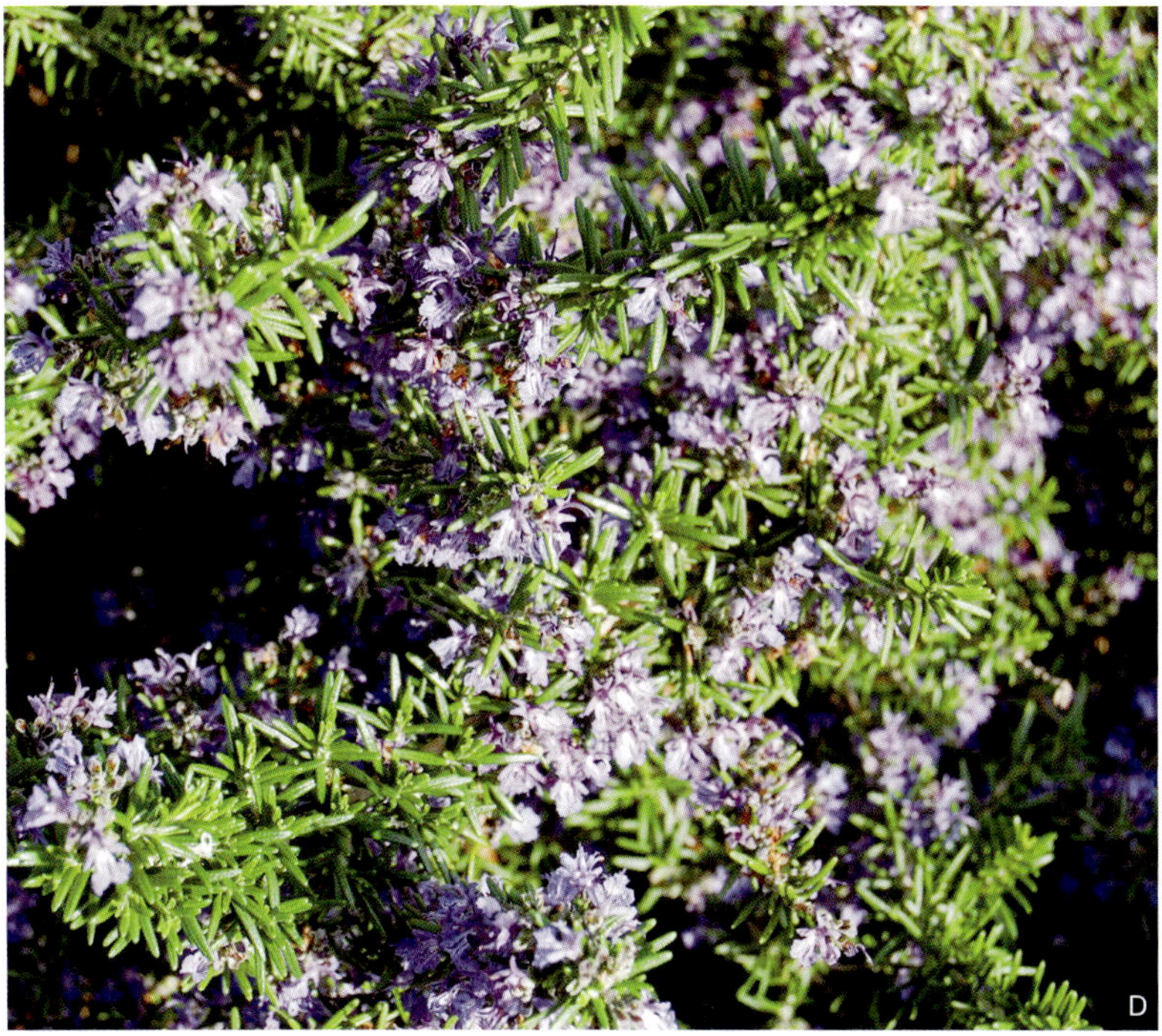

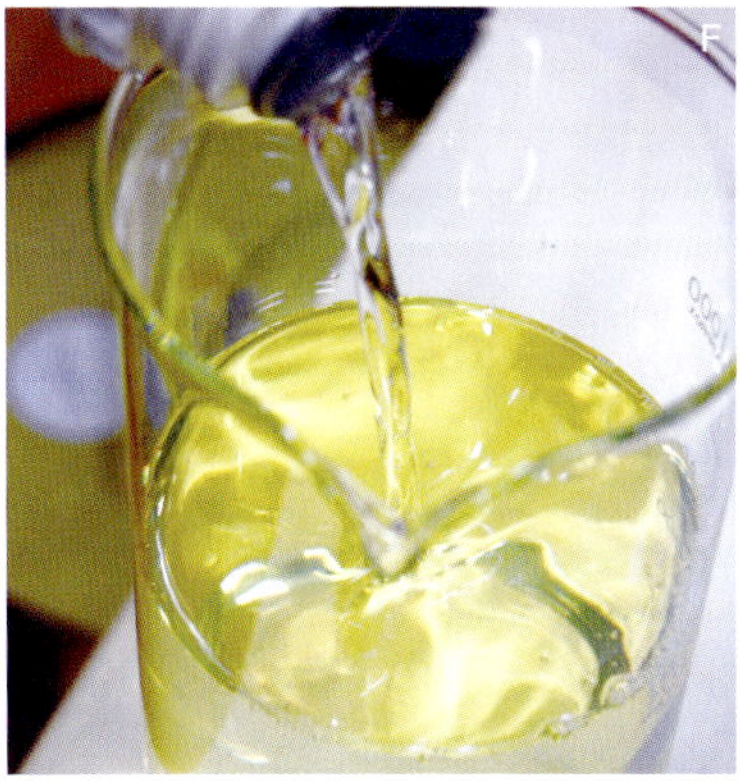

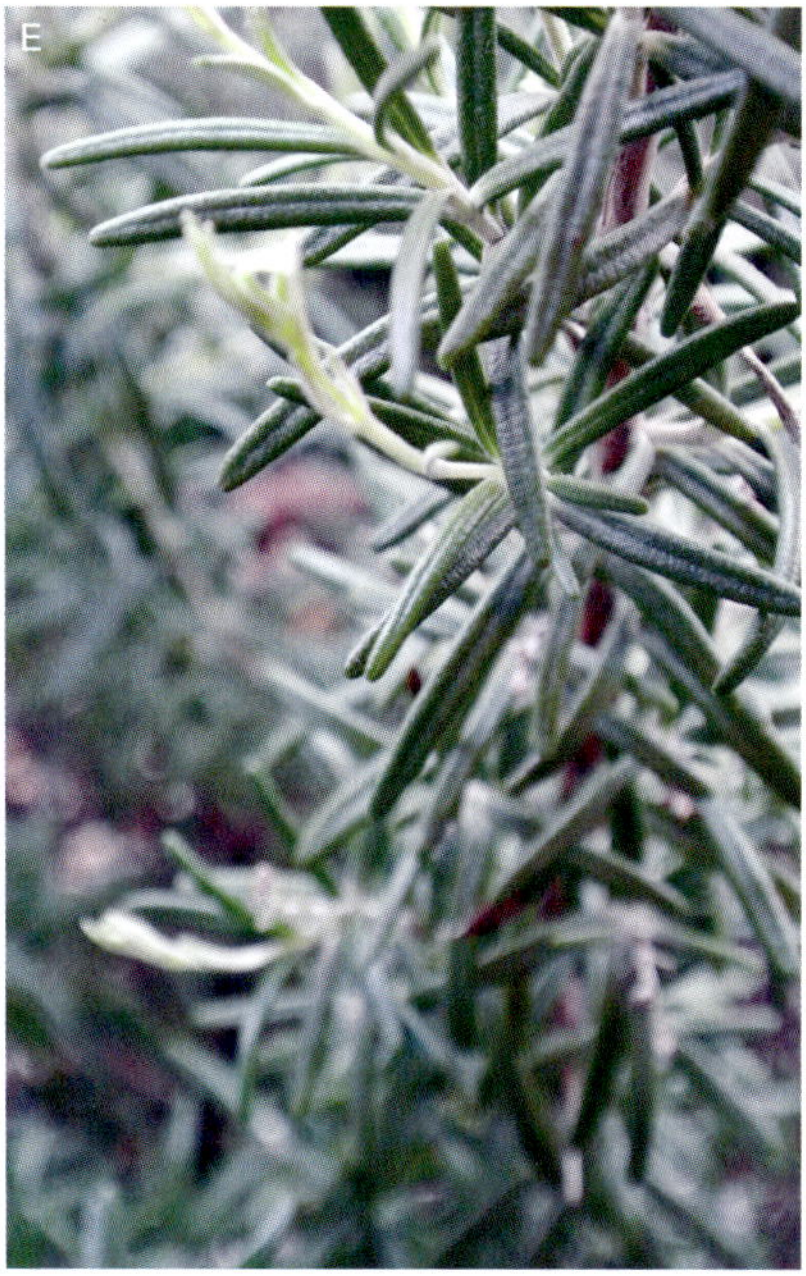

A：意気揚々と力強いローズマリーシネオールの枝葉
B：ローズマリーシネオールの枝は、普段は葉に隠れているので、じっくり見る機会は少ない
C：ローズマリーシネオールの薄紫の可愛い花
D：ローズマリーシネオールは、開花が終了した後に収穫に移る
E：近づいてよく目を凝らしてみると、脇からすくすく育っているローズマリーシネオールの若芽
F：黄色い透明なローズマリーシネオールの精油

モロッコがあります。いずれもこれまでの結果として、南地方に生息するローズマリーの方が、北地方に生息するものよりも精油の収量が多いということが分かっています。

3タイプのローズマリー

ローズマリーの精油は、長年活用されてきた歴史からもわかる通り、セラピー要素の深い精油です。たくさんの働きが多くの書物に明記され、「主に身体の循環の働きを助け、手足の冷えや消化不良のケアに有効であり、また高血圧の方には注意が必要である」といったことが記されています。

私たちが普段手に取ることができるローズマリーの精油のうち、主な3つのケモタイプとして、1,8シネオール(1,8-cineole)、カンファー(Camphor)、そしてベルベノン(Vervenone)があります。皆さんはこの3つの香りを試したことはありますか? その違いをはっきりと感じることができると、「同じローズマリーなのに……」と、その印象の違いに驚く方もいます。一般的にボトルやラベルに何も表示のないローズマリーは、香りを嗅ぐとほとんどが1,8シネオールタイプであることが多いのですが、このタイプは、オキサイド類に属する1,8シネオールが主に含有され、主に喘息や気管支炎などを含めた呼吸器系への働きを示します。

また、頭皮や髪のケアとして長年愛用されている精油でもあり、シャンプーなどにもよく配合されています。私の留学時代のクラスメイトに、長い美しい髪の友人がいました。彼女は、1,8シネオールタイプの精油をホホバオイルに加え、洗った後の髪に毎日丁寧に塗布しているというのです。髪のケアはそれだけとのことだったので、クラスメイトの誰もが彼女の髪のつややかさに驚き、この精油の活用法に納得させられました。特に、鼻から頭に真っすぐ抜けるスッとした爽快感もあるため、頭痛や目の疲れなども含め、頭部への活用は大変おすすめです。

次にケトン類に属するカンファータイプは、健康な成人に率先して活用でき、循環の促進や筋肉疲労、身体のコリなどをサポートします。また、スポーツを目的としたケアにも最適であるとされています。男性には特におすすめですが、使用前に血圧の状況を充分にヒアリングしてください。またカンファーは、ケトン類に属する成分の中でも、比較的強い働きを持つとされており、使用には注意が必要とされますので、妊娠しようとしている方、妊娠中の方、また産後すぐのお母さんへの使用は避けた方が良いということも覚えておいてください。

最後に、ケトン類に属するベルベノンタイプですが、この成分はケトン類の中でも比較的安全で活用しやすいとされる分類に入っています。ケトン類に含まれている成分は前述のカンファーも含め、使用する際に注意が必要な成分（カンファー・ピノカンフォン・ツヨン・プレゴンなど）と、比較的安全に使用できる成分（ベルベノン・ジャスモン・カルボンなど）で両方の分類のローズマリーが存在しますので、使用の際は、その点を充分に注意して判断する必要があります。

ベルベノンタイプのローズマリーは、私もよくスキンケアに活用し、以前は自社化粧品の成分にも加えていました。1,8シネオールやカンファータイプと違って、苦みのあるスッとした印象ではなく、ハーブ調のグリーンな柔らかさを持つしっとりとした落ち着いた香りで、優しいイメージです。香り立ちも他の2つに比べると弱く、刺激も感じにくいため、フェイシャルケアなどに活用しやすい精油です。まだベルベノンタイプを試したことがない方は、ぜひこの機会に、3つのそれぞれのローズマリーの香りと働きの違いを試し、自分がこれまで感じてきたローズマリーの印象が変わる体験をしてみてください。

料理への活用も、ブレンディングのヒント

ローズマリーは、トップノートとミドルノートが混在している精油で、その香りはとても印象深いものです。トップが優位で初めに香りが伝わってくるので、ブレンドする際には、他のどんなトップノートの精油と組み合わせるかによって、印象が随分変化します。私は、「スッとした印象をそのまま強調したブレンドにするか」「スッとした印象を生かしつつも、甘さのある柔らかいブレンドに仕上げるか」で使い分けています。もちろん、クライアントがどちらの方向性で仕上がることを期待しているかによっても変化させます。

ローズマリーは、料理に活用される際には「肉料理」のイメージが強いかもしれません。特に香草焼きとして、ラム肉や牛肉のグリルに使われるのが有名です。一方で、ポテトやサラダなどにも活用できますよね。その際には、もちろん使用する量や刻み具合が変化しますが、とても良い味つ

ローズマリーの歴史と産地

Origin and History of Rosemary

学名にある *Ros*=Dew（しずく）と、*marinus*=Sea（海）で「海のしずく」という名前の由来を持つローズマリーは、昔から厄払いや病気払いのために寺院などで焚かれ、死者への敬意を払う香りでもありました。また、「若さ」の象徴として、そして記憶のハーブとしても長年活用されています。

精油の生産は、もともと南フランスで始まりましたが、一時戦争などの影響もあり、生産体制が崩壊したこともあります。ローズマリーが生い茂る風景はスペイン、モロッコや南フランスの栽培農家などで見られます。かつてはダルマチアで多く生産されていましたが、第一次世界大戦中に労働力不足となり、スペインがその生産量を誇ることとなりました。

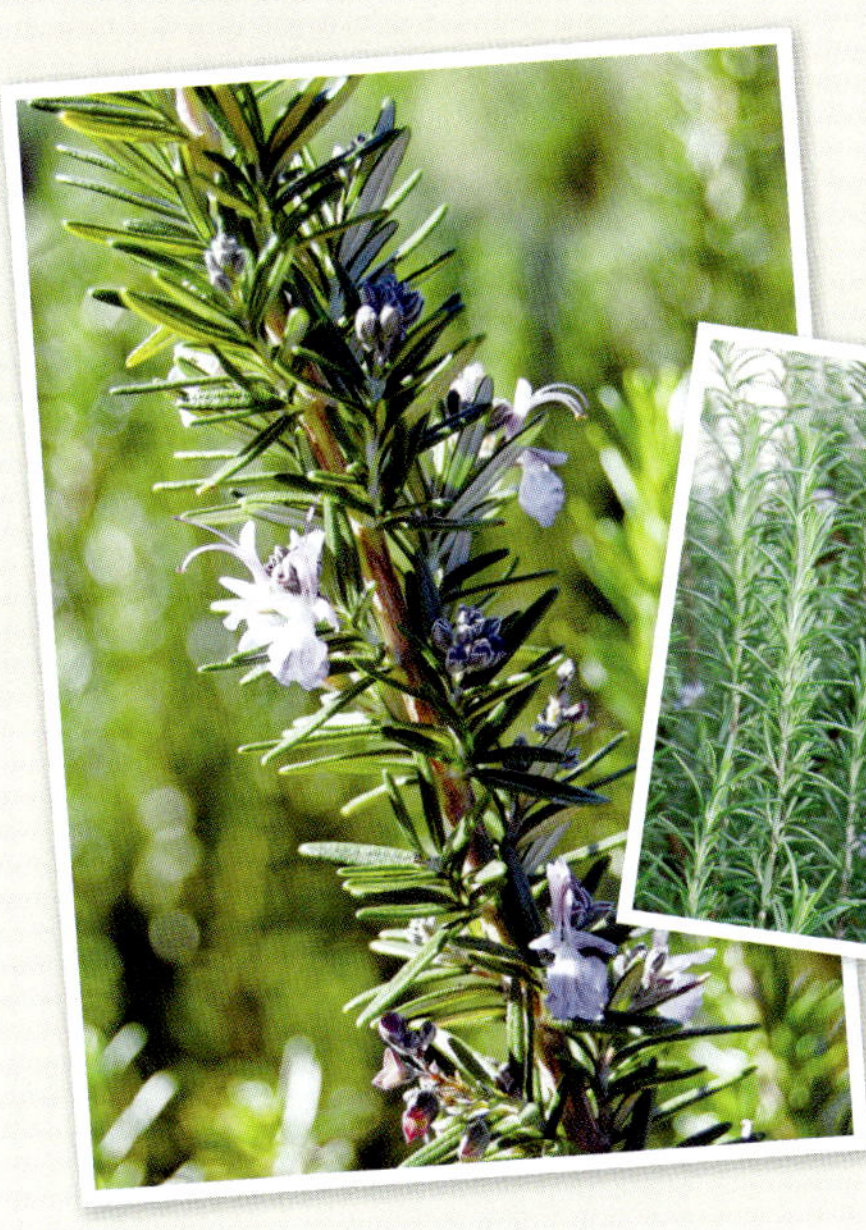

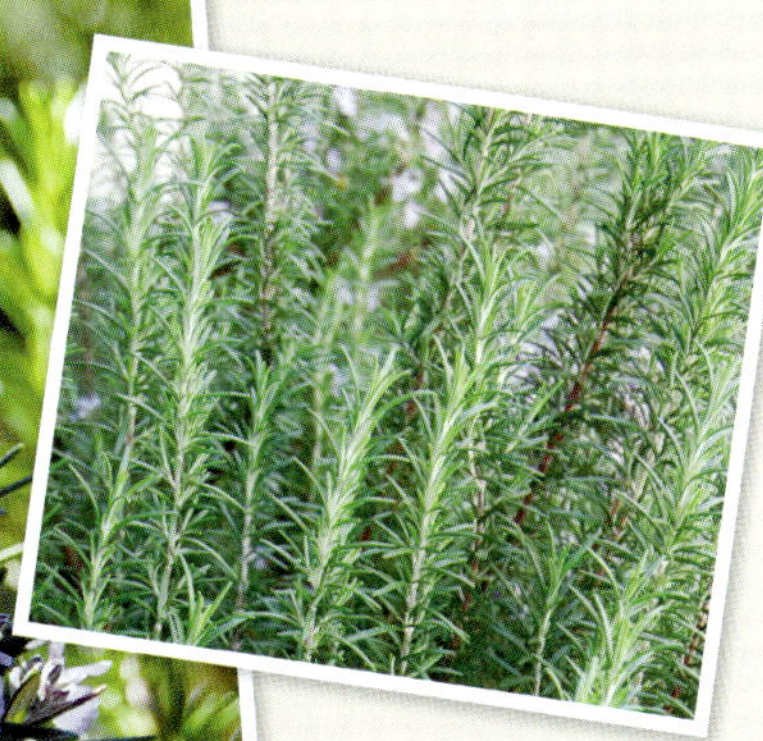

けとなります。精油も同じで、どう活用するかで、その容量や組み合わせる素材は変化します。鼻から感じる香りと、口にする際に感じる味の感覚が密接であることを考えると、いろいろな気づきが生まれます。

ローズマリーのブレンドを試行錯誤していくと、料理にローズマリーを活用する際の感覚も、気づかないうちに変化するかもしれません。料理のちょっとした引き立て役としてのローズマリーの存在は、とてもブレンドの参考になりますが、注意も必要です。ローズマリーが強く前に出すぎると、短時間では「フレッシュ感がある香り」と印象づけることができますが、一定時間同じ空間でその香りを嗅ぎ続けているクライアントやお客様には、本来意図していない不快感を感じさせてしまうことがありますので、分量のバランスは大変重要です。

いろいろな精油との相性にチャレンジしてみること

ローズマリーの精油は、基礎の段階で学ぶ精油として有名ですが、実際に使用する方法や組み合わせは、マンネリ化している人も多いのではないかと思います。一体どんな精油と相性が良いのか、またどんな組み合わせで「意外」な香りをみせてくれるのか、そしてどういった組み合わせが自分で自信をもってお客様へご提案できるか、今まで試したことのない精油を組み合わせて体感してみませんか？　そして、その感じ方は個人差があっていい事なのだと思います。

もしかして、香りの特性を活かそうとするあまりに、スッとする精油とばかり混ぜていたりしませんか？　もしくは、甘さのある香りに混ぜることによって香りのバランスが崩れてしまうようなイメージを持っていませんか？　私のこれまでの経験としては、自分の中でローズマリーに対して勝手に枠組みを決めずに、まずとにかく、幅広くさまざまな精油と組み合わせてみることをおすすめします。その時は、滴数を抑えめにすることもバランスのキーポイントです。

香りの組み合わせとしては、柑橘系以外にもハーブ調で少し甘さを感じる精油（マージョラムやタイムやジャーマンカモミールなど）、またジンジャーやカルダモン、ブラックペッパー、そしてシダーウッドやヒノキ、ヒバなども試していただきたいと思います。「想像していた以上に、この精油とは相性が良くないな……」ということや、「おっ！」と感じる組み合わせも必ず出てきます。このように、ローズマリーの働きばかりを気にするのではなく、組み合わせる精油の香りのバランスも考えながら、多くの発見をしてほしいと願っています。

Recipe ローズマリーを使ったおすすめブレンド

※（ ）内は学名、【 】内はノートを示す

＊ リラックス・ブレンド ＊

疲れを感じた時や、1日の終わりのリセットとして、疲労回復などに役立つ爽快感と甘さを感じるブレンドです。

オレンジスウィート Orange, Sweet (*Citrus sinensis*)	35%【TOP】
マンダリン Mandarin (*Citrus reticulate*)	20%【TOP】
ローズマリー1,8シネオール Rosemary, Cineole 1,8 (*Rosmarinus officinalis ct 1,8 cineole*)	10%【TOP／MIDDLE】
ローズマリーベルベノン Rosemary, Verbenone (*Rosmarinus officinalis ct verbenone*)	10%【TOP／MIDDLE】
タイムゲラニオール Thyme Geraniole (*Thymus vulgaris ct geraniol*)	15%【MIDDLE】
シダーウッド Cedarwood (*Cedrus atlantica*)	10%【BASE】

＊ リフレッシュ・ブレンド ＊

ローズマリーが持つスッとした爽快感を引き立たせるブレンド。1日の始まりや、仕事の途中でひと息つきたい時、深呼吸をサポートし、気分転換に役立ちます。

グレープフルーツ Grapefruit (*Citrus paradisi*)	50%【TOP】
ローズマリー1,8シネオール Rosemary, Cineole 1,8 (*Rosmarinus officinalis ct 1,8 cineole*)	15%【TOP／MIDDLE】
スペアミント Spearmint (*Mentha viridis*)	5%【TOP／MIDDLE】
ペティグレン Petitgrain (*Citrus aurantium subsp.amara*)	10%【MIDDLE】
フランキンセンス Frankincense (*Boswellia carterii*)	20%【BASE】

参考文献

The Essential Oils Vo.1-6（Ernest Guenther PhD ／ Krieger Publishing Company）
Essential Oil Crops（Edward A. Weiss ／ CAB International）
Essential Oils Analysis（Karl-Heins Kubeczka ／ WILEY）
Essential Oil Safty Data（Robert Tisserand, Tony Balacs ／ Churchill Livingstone）
The Chemistry of Aromatherapeutic Oils（E.Joy Bowles ／ Allen&Uniwin）
Essential Oils Desk Preference（Essetial Science Publishing）
A Concise Guide To Herbs（Jenny Linford ／ Parragon）
The Complete Guide to Aromatherapy（Salvatore Battaglia ／ The International Centre of Holistic Aromatherapy）
香り創りをデザインする（堀内哲嗣郎著／フレグランスジャーナル社）
アドバンスト・アロマテラピー（カート・シュナーベルト著／フレングランスジャーナル社）
「におい」の心理学（足立博著／弘文堂）
植物の香りと生物活性（谷田貝光克著／フレグランスジャーナル社）
嗅覚生理学（倉橋隆著／フレグランスジャーナル社）
aroma アローマ（C. クラッセン、D. ハウズ、A. シノット著／筑摩書房）
香りの愉しみ、匂いの秘密（ルカ・トゥリン著／河出書房新社）
フレグランス香りのデザイン（広山均著／フレグランスジャーナル社）
調香師の手帖（中村祥二著／朝日新聞出版）
エッセンシャルオイルの薬理と心（梅津豊司著／フレグランスジャーナル社）
エッセンシャルオイルの科学（亀岡弘著／フレグランスジャーナル社）
人はなぜ薔薇の香りが好きなのか（米山公啓著／徳間書店）
あなたはなぜあの人の「におい」に魅かれるのか（レイチェル・ハーツ著／原書房）
香りの薬効とその秘密（山本芳邦著／丸善）
匂いによるコミュニケーションの世界（小山幸子著／フレグランスジャーナル社）
香りの科学はどこまで解明されたか（青島均著／フレグランスジャーナル社）
においのはなし（荘司菊雄著／技報堂出版）
「におい」と「香り」の正体（外崎肇一著／青春出版社）
アロマセラピーサイエンス（マリア・リス・バルチン著／フレグランスジャーナル社）

おわりに

この書籍を手にとってくださって、本当にありがとうございます。そして、皆さんと一緒にいろいろなことを共有できたことをうれしく感じております。ぜひ何度も何度も繰り返し、本をめくっていただけると幸いです。

私がアロマセラピーに初めて出合ったのは、大学生の時でした。研究室の先輩が、「香りを使ってパフォーマンスを向上させる」というテーマを、修士課程の課題にしたのです。今思うと、1995年ですでに「香り」が研究テーマになっていたことは興味深いことです。正直、最初は理解できませんでしたが、その過程を聞く中で、なぜかどんどん引きこまれていってしまうのです。そして、まだこの分野はわからないことが多いという事実も同時に知ることになります。

卒業後、一度は社会人として働きましたが、どうしてもこの「香り」の不思議さが頭から離れず、リサーチも兼ねてイギリスのWarwick大学でロバートティスランドが主催した「AROMA97」というカンファレンスに参加しました。そこで、後の恩師となるガブリエル・モジェイ氏に出会いました。

語学力がないことは認識していましたが、どうしてもガブリエル氏のもとで基礎からしっかりと学んでアロマセラピーを探求したいと願い、メールで面接をお願いしました。その際、やはり「英語力が足りないので、授業についてくるのは大変だ」とはっきりと告げられました。そこで提案されたのが、アロマセラピーと同じぐらい、英語も勉強することでした。私はある意味、これが授業に参加する一つの「条件」であるように聞こえました。ここから私の試練の3年がスタートします。

留学中は、授業で何が進んでいるのかを把握したり、人の真似をするのが精一杯で、生活したり、その中で生じる問題を解決することで毎日が過ぎていきました。イギリス人の友人や日本人でネイティブの友人に助けてもらいながら、とにかく「言葉で伝えること」を中心に学びました。そしてこの頃に、言葉が不十分な部分を補うように、少しずつ精油の植物の写真を撮り始めました。

そして1年のコースを修了し、その後も何度も同じ授業を繰り返し受けたり、妊産婦に特化した授業や学校を選択しながら、アルバイトも行って3年を過ごしました。恩師からは、様々な視点で精油を捉えることも学びました。帰国時は、まだアロマセラピースキルと英語がきちんと自分に身についている実感がないまま、日本での活動をスタートすることになりました。

帰国後は、まず土台を作ることを目標に、3年ほどは産婦人科と店舗で、お客様への実際のケアや、アロマセラピーを伝える小さいクラスを設け、100%現場での実践に軸を置きました。その後、妊産婦ケアや精油に特化した活動を、さらに増やしていきました。学ぶことを通じて、次のステップに行くために、「今の自分に何が足りないのか」「何があればもう一歩前に進めるのか」を探りながら、現在も現場を第一の学びの場として活動しています。

2010年にガブリエル氏と日本でお会いし、同じカンファレンスの演者として同じ場所に立てた時、本当に感慨深かったのを覚えています。さらにその後、一緒にお食事をさせていただいた際、英語で自分の言葉を伝えられる喜びと共に、やっと自分のスタートラインに立ったと感じました。

アロマセラピストとして、現場で最も必要とされることの一つに、「目の前のお客様に精油を選んで混ぜる」というサービスがあります。混ぜる精油を選択してから、実際に「混ぜて心地よい良い香りを完成させる」まで、時間は短いですが大きな壁があります。「混ぜてみたら、たまたま良い香りになった」というように進めてきた方も多いと思います。私はその部分で、混ぜる前にあらかじめ出来上がりの香りを想像しながら精油を選択したり、配分を考えたりということができる「精油のスキル」が、1人でも多くのアロマセラピストの「強み」になればいいなと願っています。

私もさらにいろいろな視点を広げることができるように、これからも多くの農家に足を運び、その方たちの想いや植物そのものの姿を写真や画像として収めたいと想います。そして原料の買い付けや商品開発、クライアントのケアに携わりながら、一つでも多くのことを皆さんにお伝えできるように学んでいきたいと思います。

この書籍の刊行にあたって、何度も打合せを行ってくださり、多大なるサポートと助言をいただきましたBABジャパンの笹木靖司さん、毎日追いかけられるような文字校正や画像チェック、やりとりを、遅くまで時間をかけて丁寧に行ってくれた弊社の杉山久美子さん、また社員全員と支え続けてくれている家族に心から感謝を申し上げます。

And finally, my thanks to my husband Jonathan, for his advice, support and understanding, and my son Hyu and all my family.

中村あづさアネルズ

BOOK Collection

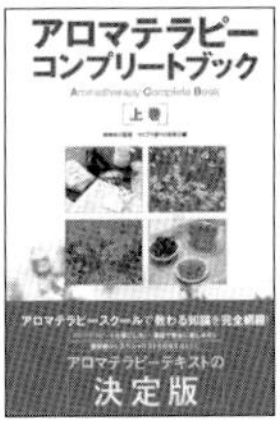

アロマテラピーコンプリートブック 上巻

アロマテラピースクールで教わる知識を完全網羅！　アロマテラピーを仕事にしたい、家庭で安全に楽しみたい、愛好家からスペシャリストを目指す方までアロマテラピーテキストの決定版。わかりやすい図版で難解な解剖生理学も克服！　カラーページが約 200 ページもの大ボリューム！

●林伸光 監修／ライブラ香りの学校 編　●B5判　●392頁　●本体5,000円+税

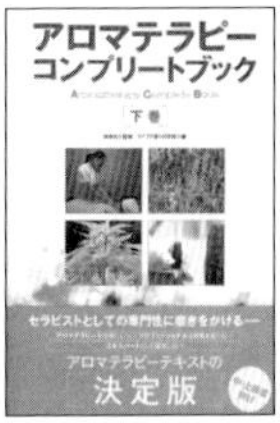

アロマテラピーコンプリートブック 下巻

26 種の精油について、学名や抽出法、特徴や香りにまつわるエピソード掲載／ボディトリートメントの理論で触れることを多角的に解説／知識に磨きをかける「病理学」と「衛生学」／その他

●林伸光 監修／ライブラ香りの学校 編　●B5判　●344頁　●本体5,000円+税

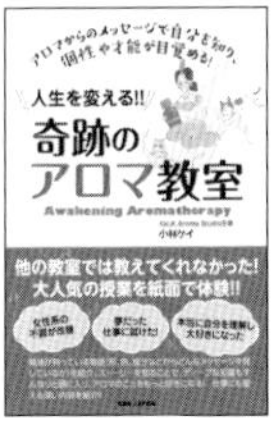

アロマからのメッセージで自分を知り、個性や才能が目覚める！

人生を変える！　奇跡のアロマ教室

セラピストやエステティシャンがサロンで調合する精油やハーブのブレンドレシピから、医師や看護師・アロマセラピストが提供するメディカルアロマとハーブのブレンド方法、さらに公共の場や家庭で活用できる精油の使い方まで、様々なシーンに対応した精油やハーブの選び方とレシピを、詳しく解説！

●小林ケイ 著　●四六判　●256頁　●本体1,400円+税

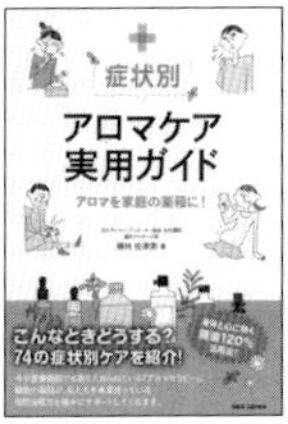

症状別アロマケア実用ガイド アロマを家庭の薬箱に！

今や医療機関でも取り入れられている「アロマセラピー」。植物の薬効が、私たちが本来持っている自然治癒力を確かにサポートしてくれます。症状例に 110 の臨床例を収録。治療家の資格を持つアロマセラピストが教える、実践的ケアです。身体と心に効く、精油120％活用法！

●楢林佳津美 著　●A5判　●232頁　●本体1,700円+税

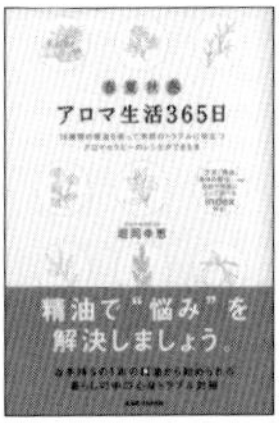

春夏秋冬 アロマ生活 365 日

「20種類の精油を使って季節のトラブルに役立つアロマセラピーのレシピができる本」　お手持ちの1本の精油から始められる暮らしの中の心身トラブル対策。「5つの方法」、「4グループ20種類の精油」、「5つの身体の部位」の組み合わせから生まれた365以上のアロマレシピを月のテーマ別に紹介します。

●堀岡幸恵 著　●四六判　●316頁　●本体1,600円+税

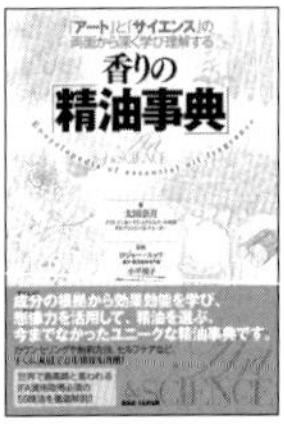

『アート』と『サイエンス』の両面から深く学び理解する

香りの「精油事典」

精油の特性を「アート&サイエンス」の両面から解説。精油を擬人化したストーリーで紹介し直感的に理解できることで、精油の化学がより理解しやすくなります。さらに、各精油ごとに現場で実践できる「身体的アプローチ」をイラストで掲載。IFA 資格取得必須の 55 精油を徹底的に解説します。カウンセリングや施術方法など、すぐに実践できる情報満載。

●太田奈月 著　●A5判　●242頁　●本体2,100円+税

プロフィール　アネルズあづさ（Azusa Annells）

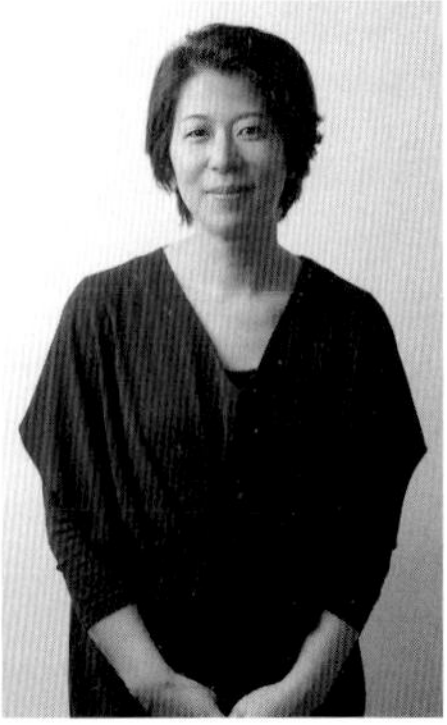

英国 IFPA（ITHMA.Dip）認定アロマセラピスト
株式会社 Blue ink 代表取締役
Jasmin Aromatique JAPAN 代表
Jasmin Aromatique Group/Global Executive Principal
アロマセラピー英国留学後、2000 年に会社を設立。妊産婦やベビーケアを専門とした店舗運営や施術に加え、クリニックなどと提携しアロマセラピーを導入、医療従事者及び一般向けの講座やセミナーを行う。また、ハリウッド映画や著名人の専属フォーミュレーターに選ばれ、精油のみを使ったオリジナルブレンドを数多く作成。日本における精油ブレンディングの第一人者として、商品開発やブランドのプロデュースに携わる。2013 年より、ジャスミンアロマティークグループ全体のグローバルエグゼクティブプリンシパルに就任。日本、香港、中国、ヨーロッパ、オーストラリアでの教育や商品開発に従事する。

Jasmin Aromatique Group
AUSTRALIA Address：197 Long Road,North Tamborine, QLD 4272, Australia
Contact：+61 7 5545 2006
HUNGARY Address：35. Szilva utca 2094,Nagykovácsi,Hungary
Contact：+36 30 827 6252
HONG KONG Address：Level 8, Two Exchange Square, 8 Connaught Road, Central, Hong Kong
Contact：+852 2297 2488
株式会社 Blue ink/Jasmin Aromatique JAPAN
住所：〒 153-0044　東京都目黒区大橋 2-16-41-102
電話：03-4285-8576
AnnellsAzusa.com

装丁：吉野晶子（Fast design office）
本文デザイン：japan style design
撮影（著者）：酒井俊春（SHAKE PHOTOGRAPHIC）
撮影（植物）：中村あづさアネルズ

中村あづさアネルズの
誰も教えてくれなかった 精油のブレンド学

2013年 6月 1日　初版第1刷発行
2016年11月10日　　　第5刷発行

著　　者　中村あづさアネルズ
発 行 者　東口敏郎
発 行 所　株式会社BABジャパン
〒151-0073　東京都渋谷区笹塚1-30-11 中村ビル
TEL 03-3469-0135
FAX 03-3469-0162
URL http://www.therapylife.jp/
E-mail shop@bab.co.jp
印刷・製本　大日本印刷株式会社
郵便振替　00140-7-116767
ISBN978-4-86220-757-9 C2077